高等职业学校"十四五"规划护理类专业书证融通特色教材

数字案例版

▶ 供护理、助产专业使用

基础护理技术

（数字案例版）

U0278842

主　编　邓叶青　王桂华

副主编　李　萍　闫　兰　柴喜春

编　者　（以姓氏笔画为序）

王金平　聊城职业技术学院

王桂华　荆门职业学院

邓叶青　广东岭南职业技术学院

冯晓丽　广东岭南职业技术学院

吕清巧　西安培华学院

闫　兰　甘肃中医药大学

李　萍　长治医学院附属和平医院

李少华　清远职业技术学院

李莉萍　甘肃卫生职业学院

吴嫩萍　泉州医学高等专科学校

何依宁　湖北省肿瘤医院

张彩凤　长治医学院附属和平医院

岳文靖　广东岭南职业技术学院

柴喜春　渭南职业技术学院

郭伊莉　肇庆医学高等专科学校

董国平　运城护理职业学院

华中科技大学出版社

http://www.hustp.com

中国·武汉

内 容 简 介

本书是高等职业学校"十四五"规划护理类专业书证融通特色教材（数字案例版）。本书体现了临床护理实用型人才培养的特点，与高等职业教育教材建设和改革精神契合。

本书结合专业培养目标和本课程的教学目标、内容与任务要求编写而成，共包含五个模块十八个项目，内容包括出入院护理技术、生活护理技术、基本治疗与护理技术、危重患者护理技术、临终患者护理技术五个模块。根据高职学生的认知特点，以高职护理类专业教学实际和岗位需要为导向，注重对学生实用知识和技能的培养，内容上紧扣护士执业资格考试大纲，引导学生学习和思考。

本书适合高职高专护理专业、助产专业学生及基层医疗卫生单位护理人员继续教育使用。

图书在版编目(CIP)数据

基础护理技术：数字案例版/邓叶青，王桂华主编. —武汉：华中科技大学出版社，2022.1（2023.8重印）
ISBN 978-7-5680-8012-5

Ⅰ．①基…　Ⅱ．①邓…　②王…　Ⅲ．①护理学-高等职业教育-教材　Ⅳ．①R47

中国版本图书馆 CIP 数据核字(2022)第 011218 号

基础护理技术(数字案例版)　　　　　　　　　　　邓叶青　　王桂华　主编
Jichu Huli Jishu(Shuzi Anli Ban)

策划编辑：蔡秀芳
责任编辑：余　雯
封面设计：原色设计
责任校对：李　弋
责任监印：周治超
出版发行：华中科技大学出版社（中国·武汉）　　电话：(027)81321913
　　　　　武汉市东湖新技术开发区华工科技园　　邮编：430223
录　　排：华中科技大学惠友文印中心
印　　刷：武汉科源印刷设计有限公司
开　　本：889mm×1194mm　1/16
印　　张：19.25
字　　数：486 千字
版　　次：2023 年 8 月第 1 版第 2 次印刷
定　　价：62.80 元

高等职业学校"十四五"规划护理类专业书证融通特色教材(数字案例版)

编委会

丛书学术顾问　文历阳　胡　野

委员(按姓氏笔画排序)

王　兵	湖南交通工程学院
王高峰	贵州工程职业学院
卢　兵	镇江高等专科学校
朱　红	山西同文职业技术学院
刘义成	汉中职业技术学院
孙凯华	广东岭南职业技术学院
杨美玲	宁夏医科大学继续教育学院
邹金梅	四川卫生康复职业学院
张　捷	上海中侨职业技术大学
陈小红	铜仁职业技术学院
陈丽霞	泉州医学高等专科学校
陈国富	泰州职业技术学院
陈晓霞	肇庆医学高等专科学校
武　江	镇江高等专科学校
林爱琴	郑州铁路职业技术学院
金庆跃	上海济光职业技术学院
郑纪宁	承德医学院
费素定	宁波卫生职业技术学院
唐忠辉	漳州卫生职业学院
桑未心	上海东海职业技术学院
黄　涛	黄河科技学院
黄岩松	长沙民政职业技术学院
黄绪山	安康职业技术学院
曹新妹	上海交通大学医学院附属精神卫生中心
程红萍	长治医学院
雷良蓉	随州职业技术学院
戴　波	聊城职业技术学院

网络增值服务使用说明

欢迎使用华中科技大学出版社医学资源网yixue.hustp.com

1.教师使用流程

（1）登录网址：<u>http://yixue.hustp.com</u> （注册时请选择教师用户）

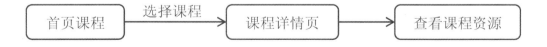

注册 → 登录 → 完善个人信息 → 等待审核

（2）审核通过后，您可以在网站使用以下功能：

管理学生

建立课程　　　　　　　　　　　布置作业

下载教学　　　　　　教师　　　　　　查询学生学习
资源　　　　　　　　　　　　　　　记录等

2.学员使用流程

建议学员在PC端完成注册、登录、完善个人信息的操作。

（1）PC端学员操作步骤

①登录网址：<u>http://yixue.hustp.com</u> （注册时请选择普通用户）

注册 → 登录 → 完善个人信息

②查看课程资源

如有学习码，请在个人中心-学习码验证中先验证，再进行操作。

首页课程 ──选择课程──→ 课程详情页 ──→ 查看课程资源

（2）手机端扫码操作步骤

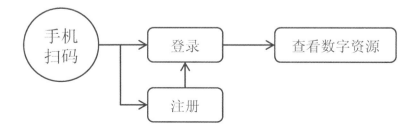

手机扫码 → 登录 → 查看数字资源

注册 → 登录

总　序

2019 年国务院正式印发《国家职业教育改革实施方案》（下文简称《方案》），对职业教育改革提出了全方位设想。《方案》明确指出，职业教育与普通教育是两种不同教育类型，具有同等重要地位，要将职业教育摆在教育改革创新和经济社会发展中更加突出的位置。职业教育被提高到了"没有职业教育现代化就没有教育现代化"的地位，作为高等职业教育重要组成部分的高等卫生职业教育，同样受到关注。

高等卫生职业教育既具有职业教育的普遍特性，又具有医学教育的特殊性。其中，护理专业的专科人才培养要求以职业技能的培养为根本，以促进就业和适应产业发展需求为导向，与护士执业资格考试紧密结合，突出职业教育的特色，着力培养高素质复合型技术技能人才，力求满足学科、教学和社会三方面的需求。

为了进一步贯彻落实文件精神，适应护理专业高职教育改革发展的需要，服务"健康中国"对高素质复合型技术技能人才培养的需求，充分发挥教材建设在提高人才培养质量中的基础性作用。经调研后，在全国卫生职业教育教学指导委员会专家和部分高职高专示范院校领导的指导下，华中科技大学出版社组织了全国近 50 所高职高专医药院校的 200 多位老师编写了这套高等职业学校"十四五"规划护理类专业书证融通特色教材（数字案例版）。

本套教材强调以就业为导向、以能力为本位、以岗位需求为标准的原则。按照人才培养目标，遵循"三基"（基本理论、基本知识、基本技能）、"五性"（思想性、科学性、先进性、启发性、适用性）、"三特定"（特定目标、特定对象、特定限制）的编写原则，充分反映各院校的教学改革成果和研究成果，教材编写体系和内容均有所创新，在编写过程中重点突出以下特点。

（1）紧跟教改，与"1＋X"证书制度接轨。紧跟高等卫生职业教育的改革步伐，引领职业教育教材发展趋势，注重体现"学历证书＋若干职业技能等级证书"制度（即"1＋X"证书制度），提升学生的就业竞争力。

（2）坚持知行合一、工学结合。教材融传授知识、培养能力、提高技能、提高素质为一体，注重职业教育人才德能并重、知行合一和崇高职业精神的培养。

（3）创新模式，提高效用。教材大量应用问题导入、案例教学、探究教学等编写理念，将"案例"作为基础与临床课程改革的逻辑起点，引导课程内容的优化与传授，适应当下短学制医学生的学习特点，提高教材的趣味性、可读性、简约性。

（4）纸质数字，融合发展。教材对接科技发展趋势和市场需求，将新的教学技术融入教材建设中，开发多媒体教材、数字教材等新媒体教材形式，推进教材的数字化建设。

（5）紧扣大纲，直通护考。紧扣教育部制定的高等卫生职业教育教学大纲和最新护士执业资格考试要求，随章节配套习题，全面覆盖知识点和考点，有效提高护士执业资格考试通过率。

本套教材得到了专家和领导的大力支持与高度关注，我们衷心希望这套教材能在相关课程的教学中发挥积极作用，并得到读者的青睐。我们也相信这套教材在使用过程中，通过教学实践的检验和实际问题的解决，能不断得到改进、完善和提高。

高等职业学校"十四五"规划护理类专业
书证融通特色教材（数字案例版）编写委员会

前　言

　　本书主要根据高等职业学校"十四五"规划护理类专业书证融通特色教材(数字案例版)的培养目标和职业教育发展规律,科学设计了框架和内容,在总结多年来的教学改革实践和教学经验的基础上编写而成。

　　本书共包含五个模块十八个项目,内容包括出入院护理技术、生活护理技术、基本治疗与护理技术、危重患者护理技术、临终患者护理技术五个模块。本书设有案例引导、项目导言,融合操作流程、插图,增设知识链接等,基础护理实训步骤形象直观,力求清晰地展示基础护理各项操作环节,突出体现本书的实用性和可操作性。本书同时与护士执业资格考试相衔接,直通护考涵盖了护士执业资格考试的知识点和技能点,与双证书制度接轨,引导学生学习和思考,以提高学生获取执业资格证书的能力,满足工作岗位需求。

　　本书在编写过程中,得到了各位编者所在学校领导的大力支持和帮助,在各位编者的共同努力、通力合作下完成,在此,对护理届同仁的鼓励和支持,表示诚挚的感谢。

　　由于编写时间紧迫及编者学识水平有限,书中难免有不足或疏漏之处,恳请使用本书的读者谅解并指正。

邓叶青

目　录

MULU

模块一　出入院护理技术

模块四　危重患者护理技术

模块五　临终患者护理技术

·模块一·

出入院护理技术

项目一 医院和住院环境

能力目标

1. 能说出门诊和急诊的护理工作内容,病区环境管理要求,医院的性质和任务,医院的种类及组织结构,病区的设置和布局。
2. 掌握三种常用铺床法的目的、要求。
3. 能运用铺床技术为患者准备整洁、舒适的床单位。

扫码看PPT

项目导言

医院是为患者提供医疗保健服务的机构,是护士提供护理服务的场所。护士应掌握医院环境和健康的相关知识,充分利用环境的有利因素,消除或改善环境中的不利因素,促进人们的健康。

案例引导

魏先生,45岁,外出游玩时不幸发生车祸,导致左下肢开放性骨折,由120急诊送入医院。

请问:

1. 急诊科护士首先应对患者做好哪些护理工作?
2. 此患者需要急诊手术,护士应如何准备床单位?目的是什么?

任务一 医 院

医院是社会系统中的一个组成部分,是人民群众防病治病的场所,具有相应的床位设施、必要的设备和相应的医护人员。在医院中,医护人员通过集体协作,达到为服务对象实施科学和正确的诊疗护理的目的。

Note

一、医院的性质和任务

（一）医院的性质

医院是防病治病、保障人民群众健康的卫生事业机构，必须贯彻国家卫生工作方针政策，遵守国家法律，为社会主义现代化建设服务。

（二）医院的任务

1. 医疗 诊疗和护理是医院的主要任务。在医疗技术部门密切配合下，形成一个服务整体，为患者提供医疗服务，促进患者恢复健康。

2. 教学 医学院校学生必须经历学校理论学习和临床实践两个阶段。在职医护人员也需要接受继续教育，更新知识和技术，适应医学的发展步伐，满足人民群众的医疗保健需求。因此，教学也是医院的一项重要任务。

3. 科学研究 医院是医学科学研究的重要实践场所，通过开展科学研究解决临床中的各种难题，不断创新，提高医疗护理水平。

4. 预防保健和社区卫生服务 随着医院职能的增多，各级医院要开展社区健康教育、健康咨询、家庭卫生保健指导工作，增强广大人民群众的自我保健意识，延长其寿命，提高其生活质量。

二、医院的种类

（一）按收治范围分类

1. 综合性医院 综合性医院收治各类患者，院内设内科、外科、儿科、五官科、妇产科等各专科，并有药剂、检验、影像等医疗技术部门及相应的人员和设备。

2. 专科医院 专科医院是指为专门疾病的诊治而设的医院。设立专科医院有利于集中人力、物力，发挥技术、设备优势，开展专科疾病的诊治和预防。如传染病医院、精神病防治院、妇产医院、肿瘤医院、口腔医院等。

（二）按特定任务分类

根据特定任务和特定服务对象可分为科研医院、企业医院、军队医院等。

（三）按所有制分类

根据所有制可分为全民所有制医院、个体所有制医院、中外合资医院等。

（四）按经营目的分类

按经营目的可分为非营利性医院和营利性医院。

（五）按医院分级管理办法分类

根据医院的功能和相应的规模、任务、性质、技术建设、设施条件、医疗服务以及科学管理的综合水平，将医院分为三级（一、二、三级）十等（每级设甲、乙、丙等，三级增设特等）。

1. 一级医院 一级医院指直接向一定人口的社区（其半径人口在 10 万人以下）提供医疗、预防、保健和康复服务的卫生机构，是我国基层卫生机构，如乡镇医院、职工医院、街道医院等。

2. 二级医院 二级医院指向多个社区（其半径人口在 10 万人以上）提供连续的医

疗、护理、预防、康复、保健服务的卫生机构,如市、县医院,直辖市的区级医院等。

3. 三级医院　三级医院指向多个地区提供高水平医疗卫生服务的卫生机构,是具有全面医疗、护理、预防、康复、保健、教学和科研能力的技术中心,指导一、二级医院的业务工作,如全国、省、市级大医院及医学院校附属医院等。

三、医院的组织结构

我国医院的组织结构由三大部门构成:医疗部门、医疗辅助部门和行政后勤部门(图1-1)。各部门之间既分工明确,各尽其责,又相互协调,相互合作。

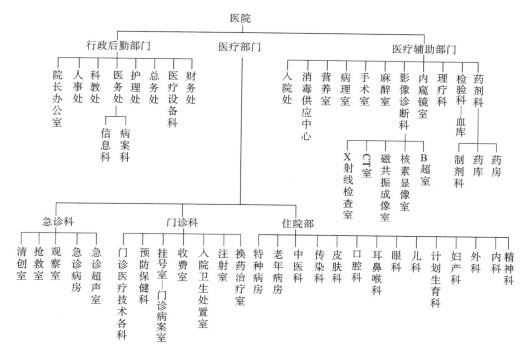

图 1-1　医院组织结构图

任务二　门、急诊护理技术

门、急诊是医院直接面向社会的窗口,是医院医疗工作的第一线,是直接对人民群众进行诊断、治疗和预防保健的场所。门、急诊的医疗护理质量直接反映医院的服务质量与水平。因此,门、急诊的医护人员应努力为患者提供优质的就诊环境和服务。

一、门诊

门诊具有患者分布不均,人员多、流动性大,病种复杂、季节性强,就诊时间短,对医疗技术需求高,患者要求多,投诉多,风险较大等特点。医院应以患者为中心,优化门诊流程,增加便民措施,设施安全,标志醒目,并保持环境的整洁和安静。

（一）门诊的设置和布局

门诊应做到布局合理,标志醒目,保持安静、整洁。应设置总服务台、导医处,使医疗服务项目清晰、透明,就诊程序简便、快捷,让患者感到亲切、安全,从而对医院产生信任感,利于其主动配合。

门诊设有和医院各科室相对应的诊室,并设有挂号室、收费室、化验室、药房、注射室、候诊区等。诊室内配备诊察床,床前设遮挡设备,室内设有洗手池。各种检查用具及化验单、检查单、处方单等放置有序。门诊还设有综合治疗室,治疗室内备有必需的急救设备,如氧气、电动吸引器、急救药品等。

（二）门诊的护理工作

1. 预检分诊　预检护士应由有丰富临床实践经验的护士担任。护士要热情、主动地接待患者并询问病史,观察病情后,做出初步判断,给予合理的分诊指导。对传染病患者或疑似传染病患者采取严格的隔离措施,防止传染病传播。

2. 安排候诊与就诊　患者挂号或预约挂号后,分别到各科候诊区依次候诊。为保证诊疗秩序,护士应做好候诊、就诊患者的相关护理工作。

（1）开诊前准备好各种检查器材和用物,检查诊疗环境和候诊环境。

（2）分别整理初诊和复诊病历,收集整理化验单及检查报告等。

（3）根据病情为患者测量体温、脉搏、呼吸、血压等,并记录于门诊病历上。

（4）按先后次序叫号就诊,必要时应协助医生进行诊察工作。

（5）随时注意观察候诊患者的病情,遇到高热、剧痛、呼吸困难、出血、休克等患者,应立即安排提前就诊或送急诊处理,对病情较重或年老体弱的患者,可适当调整就诊顺序。

（6）指导就诊患者正确留取标本,耐心解答患者和家属提出的问题。

（7）门诊结束后,做好用物整理及消毒工作。

3. 健康教育　门诊护士应充分利用候诊时间,进行形式多样的健康教育。可采用口头、图片、宣传小册子、录像、电子触摸屏等宣传疾病防治常识。

4. 治疗护理　需在门诊进行的治疗,如注射、换药、导尿、灌肠、穿刺等,应按医嘱执行,必须严格遵守查对制度及操作流程,确保治疗安全、有效。

5. 消毒隔离　门诊患者流量大且集中,易发生交叉感染,因此要认真做好消毒隔离工作,传染病或疑似传染病患者,应分诊到隔离门诊就诊,并做好疫情报告。门诊的空地面、墙壁、桌椅、诊察床、扶手、平车、轮椅等应定期进行清洁和消毒,各种治疗后物品应立即按要求处理。

6. 健康体检与预防接种　培训并考核合格的护士可直接参与各类保健门诊的咨询或诊疗工作,如健康体检、疾病普查、预防接种等,以满足人们日益增长的健康和卫生保健需求。

二、急诊

急诊是医院诊治急、危、重症患者的场所,是抢救患者生命的第一线。急诊科工作具有危重患者多、病情急、时间紧、周转快的特点。急诊科护士应责任心强,有一定的急诊抢救知识和经验,技术熟练,动作敏捷,心理素质稳定,对有生命危险的患者及意外灾害事件,能按照急救程序进行抢救。急诊科应合理配置急救设备和药品,急诊科的护理组织管理和技术管理要达到最优化、标准化、程序化、制度化。

（一）急诊的设置与布局

急诊一般设有预检处、诊室、抢救室、治疗室、监护室、观察室、清创室、药房、化验室、X射线室、心电图室、挂号及收费室等，形成一个相对独立的单元。

急诊科一般位于医院的一侧或前部，标志醒目，便于寻找。急诊科的布局以方便患者就诊为目的，最大限度地缩短候诊时间，争取抢救时机。环境应做到宽敞、明亮、通风、安静和整洁。要有专用通道和宽畅的出入口，路标清晰、指向明确，夜间有明显的灯光，设有专用电话、急救车、平车、轮椅等通信和运送工具。

（二）急诊护理工作

1. 预检分诊　应有专门人负责接待就诊患者、出迎救护车。预检护士要掌握急诊就诊标准，做到一问、二看、三检查、四分诊、五登记。

遇危重患者应立即通知值班医生及抢救室护士进行抢救；遇意外灾害事件，应立即通知护士长和相关部门组织抢救；对传染病或疑似传染病患者，应将其安排到隔离诊室就诊；遇法律纠纷、刑事案件、交通事故等，应尽快通知医院保卫部或直接与公安部门取得联系，并请家属或陪送者留下，以便协助相关部门了解情况。

2. 抢救工作　包括抢救物品准备和配合抢救。

（1）物品准备：抢救物品要求做到"五定一率"，即定数量品种、定点安置、定人保管、定期消毒灭菌和定期检查维修，抢救物品完好率应达100%。护士应熟悉抢救物品的性能和使用方法，并能排除一般故障，做好抢救物品的日常维护。急诊常见抢救物品见表1-1。

表1-1　急诊常见抢救物品

物 品 种 类	物 品 名 称
诊疗护理物品	血压计、听诊器、张口器、压舌板、舌钳、氧气导管、吸痰导管、胃管、输液架、止血带、电筒等
无菌物品及无菌急救包	各种注射器、输液器，各型号针头、输血器、无菌手套，各种无菌敷料、气管切开包、气管插管包、开胸包、导尿包、各种穿刺包等
抢救器械	中心供氧装置、电动吸引器、心电监护仪、电除颤器、心脏起搏器、呼吸机、洗胃机等
抢救药品	镇静剂、镇痛药、各种中枢兴奋剂、抗休克、抗心力衰竭、抗心律失常、抗过敏药及各种止血药；急救用解毒药、止喘药、激素；纠正水、电解质紊乱及酸碱平衡失调类药物，各种液体；局麻药及抗生素类药等
通信设备	自动传呼系统、电话、对讲机等

（2）配合抢救。

①严格按抢救程序、操作流程实施抢救措施，做到分秒必争。医生未到之前，护士应根据病情给予紧急处理，如测血压、吸氧、止血、吸痰、洗胃、建立静脉输液通道、配血，进行人工呼吸、胸外心脏按压、固定体位等；医生到达后，立即汇报处理情况，积极配合抢救，正确执行医嘱，密切观察病情变化，及时为医生提供有关资料。

②做好抢救记录和查对工作，记录要求字迹清晰、及时、准确。必须记录患者和医生到达时间、抢救措施落实和停止时间，急诊时间记录要求具体到分钟；详细记录医嘱执行的情况及患者病情动态变化情况；抢救过程中，凡医生下达口头医嘱，必须大声向医生复

述一遍,双方确认无误后方可执行;抢救完毕后,请医生及时据实补记医嘱和处方。各种急救药品的空安瓿经两人核对后方可弃去。输血空袋、输液空瓶等应集中放置,输血空袋送回输血科保存 24 h,以便进行查对和统计。

3. 观察室 急诊观察室设有一定数量的床位,收治暂时未确诊的患者,或已确诊但因各种原因暂时不能住院的患者,或只需短时观察即可回家休养的患者。留观时间一般为 3~7 天。急诊观察护理工作具体如下。

（1）做好入室登记、建立病历,填写各项记录,书写观察室病情报告。

（2）加强患者观察,主动巡视,及时处理医嘱,做好晨间、晚间护理和心理护理。

（3）做好出入室患者及家属的管理工作,保持观察室良好的环境和秩序。

任务三 病区设置与管理

病区是医院的重要部分,是患者住院接受诊断、治疗和护理的场所,也是医护人员全面开展医疗、预防、教学和科研工作的重要基地。因此,护士应为患者创造一个安全舒适的病区环境,保证医院工作的顺利进行,促进患者早日康复。

一、病区的设置和布局

病区设有病室、危重病室、抢救室、治疗室、医生办公室、护士办公室、配餐室、盥洗室、浴室、库房、医护值班室、示教室等。有条件的还可设置学习室、娱乐室、会客室等。

病区的布局应科学、合理,以便开展治疗和护理工作。根据医院条件,每个病区最好设 30~40 张床位,每间病室设 1~3 张病床,并配置相应数量的床旁桌椅,床间距至少 1 m,两床之间设遮挡设备,保护患者的隐私。设中心供氧及中心负压吸引装置、呼叫系统、电视、电话、壁柜、卫生间等。

二、病区环境的管理

病区环境是影响患者精神心理状态的因素之一,包括社会环境和物理环境。医护人员应创造一个安全、舒适、安静、整洁的休养环境,以满足患者生理、心理及治疗的需要,促进患者康复。

（一）物理环境

1. 整洁 病区的护理单元和医疗护理操作环境应整洁。应避免污垢积存,防止微生物滋生。保持病区环境整洁的措施如下。

（1）病区陈设齐全,规格统一,布局合理,摆放整齐,方便取用。

（2）所有用物定位放置,用后归位。

（3）及时清理环境,病区内墙、地面和所有物品均采用湿式清扫。

（4）及时清除治疗护理后的废物及患者的排泄物。

（5）保持患者病床单位清洁,床单、被套及衣裤应及时更换。

（6）工作人员的仪表应端庄,服装应整洁、大方。

2. 安静 安静的住院环境能减轻患者焦虑情绪,保证患者充分休息有利于患者康复。衡量声音强度的单位是分贝(dB)。根据世界卫生组织规定的噪声标准,白天病区较理想的噪声强度是 35～40 dB。人对噪声的主观性较强,个体差异大,与患者的病情、心理状态、性格、职业、既往经验及个体敏感性密切相关。患病时,患者对噪声的适应能力减弱,少许噪声就会影响患者情绪,影响其休息。为给患者创造安静的休养环境,护士应做到以下几点。

（1）"四轻",即走路轻、说话轻、操作轻、关门轻。

（2）电话、手机、呼叫系统等有声响的设备应使用消音设置或将音量调至最低。

（3）向患者及其家属宣教保持安静的重要性,共同保持病室安静。

（4）病室的座椅应钉上橡胶垫,推车的轮轴应定期滴注润滑油。

3. 舒适 影响患者舒适的因素主要包括病室的温度、湿度、通风、采光、装饰和绿化等。

（1）温度:适宜的温度有利于患者休息、治疗及护理工作的进行。在适宜的温度下,患者感到舒适、安宁。一般病室内的适宜温度是 18～22 ℃,新生儿室、产房、手术室、老年病室温度以 22～24 ℃为宜。室温过高可导致神经系统受到抑制,呼吸和消化功能受到干扰,不利于散热,使人烦躁,影响体力恢复;室温过低则会使患者畏缩,缺乏动力,肌肉紧张而产生不安,在诊疗护理时易导致患者受凉。

为满足患者舒适的需要,病室内应备有温度计,以便随时观察和调节室内温度。夏季一般采用开窗通风、空调调节室温,冬季采用暖气或其他取暖设备保持合适的室温。在实施护理操作时,应注意尽量减少不必要的暴露,防止患者着凉。

（2）湿度:湿度为空气中含水分的程度。病室湿度一般指相对湿度,即在一定温度条件下,单位体积的空气中所含水蒸气的量与其达到饱和时含量的百分比。湿度的高低会影响皮肤蒸发水分和散热的速度,从而导致患者的舒适感发生变化。人体对湿度的要求随温度高低而不同,温度越高,对湿度的要求越低。病室相对湿度以 50%～60%为宜。湿度过高,蒸发作用减弱,汗液排出受到抑制,患者感到潮湿、气闷,尿液排出增加,对心脏病、肾脏病患者尤其不利;湿度过低,空气干燥,人体蒸发大量的水分,出现口干舌燥、咽痛烦渴等不适,对气管切开或呼吸系统疾病的患者尤其不利。

病室内应设有湿度计,便于评估和调节室内湿度。当室内湿度过低时,可以用加湿器,冬天可在暖气片上放水槽、水壶或湿毛巾等蒸发水分。当湿度过高时,适当开窗通风,或使用除湿器等。做好皮肤护理,当患者皮肤潮湿、出汗多时,应及时进行清洁并更换衣物。皮肤干燥时,可以涂抹润肤品等增加患者皮肤湿度。

（3）通风:通风可以使室内空气流通,保持空气新鲜,提高氧含量;通风能降低室内二氧化碳浓度和微生物密度,是减少呼吸道疾病传播的有效措施;通风能调节室内温度、湿度,降低室内空气污染,提升患者舒适感。通风效果与通风面积、室内外温差、气流速度、通风时间有关。通风时间应根据温差大小适当调整,室内外温差较大时,通风时间相对较短,一般每次开窗通风 30 min 左右即能达到通风的目的。通风时,应注意避免对流风,冬季注意为患者保暖。

（4）采光:病室采光有自然光和人工光两种。日光是人类维持健康的要素之一,适当的日光照射可使局部皮肤温度升高,血管扩张,血液循环增加,改善皮肤营养状况,使人愉悦、舒适。护士应经常打开窗帘让日光能照射进病室内,但要避免日光直接照射患者眼睛,以防患者不适。

为了满足夜间照明和诊疗护理的需要,病室应备有人工光源。人工光源的设置可依其作用进行调节,楼梯间、治疗室、抢救室、监护室内的灯光要明亮;普通病室除一般顶灯外,还应配有地灯或调节型床头灯。此外,病室还应备有一定数量的移动光源,以适用于不同角度的照明，为特殊诊疗提供方便。

（5）装饰：优美的环境使人舒适愉快。病室是患者在住院期间主要的活动和休息空间，布置应以简洁、美观为主。

医院装饰应根据不同病室的不同需求来设计和配备不同颜色，如儿科病室可选用暖色系及卡通图片装饰，以减轻患儿的恐惧感；手术室选用绿色或蓝色装饰，使患者安静、产生信任感；绿色的环境让人有清凉感觉，适用于发热患者；灰色与蓝色有安抚、镇静的作用；蓝绿色会令人注意力集中，使工作有条不紊。

（6）绿化：病室走廊适当摆放一些绿色植物、盆景花卉等以美化环境，医院公共区域可栽种植物、修建花圃、摆放桌椅等，供患者休息、散步和观赏，提升其舒适感。

（二）社会环境

患者住院后对病室环境、医院规章制度、接触的人员等都会感到陌生，导致其产生紧张、焦虑、恐惧等不良的心理反应。护士应帮助患者熟悉环境，满足其基本需要，尽快转变角色，建立和维持良好的人际关系，以利于疾病康复。

1. 人际关系　人际关系在医院环境中具有重要的作用，它可以直接或间接影响患者的康复。对住院患者来说，影响身心康复的重要人际关系有护患关系、病友关系和患者与家属的关系。

（1）护患关系：护患关系是一种特殊的人际关系，是服务者与服务对象的关系，是一种工作性、专业性和帮助性的人际关系。相互信任与尊重是建立良好的护患关系的前提，要建立良好护患关系护士应做到：①尊重患者，一视同仁；②技术熟练，动作稳、准、轻、快，提升患者的安全感、信任感；③善于发挥语言的积极作用，鼓励患者树立战胜疾病的信心；④注意控制自己的情绪，以开朗、乐观的积极情绪感染患者。

（2）病友关系：病室中的每个病友都是社会环境中的一员，在共同的治疗、康复和生活中相互影响。护士应引导患者互相关心、互相帮助、互相鼓励，协助病友间建立良好的情感交流，消除不良情绪，使病室呈现愉快、和谐的氛围。

（3）患者与家属的关系：家属是患者重要的社会支持系统，家属对患者的理解、关心都是对患者的重要心理支持，可增强患者战胜疾病的信心和勇气。因此，护士应主动与患者家属沟通，取得他们的信任和理解，共同做好患者的身心护理。

2. 规章制度　医院规章制度是依据国家相关部门的有关医院管理的规定，结合医院特点制定的。如入院须知、陪住制度、探视制度等。医院规章制度既是对患者的指导，又是对患者的一种约束，会对患者产生一定的影响。为了协助患者和家属理解、熟悉、遵守规章制度，护士应根据患者情况和需求，主动给予帮助和指导，使其尽快适应医院环境，促进疾病康复。

三、病床单位及设备

病床单位是指在住院期间医疗机构提供给患者使用的家具和设备，是患者休息、饮食、治疗与护理活动的最基本生活单位。患者病床单位的固定设备有床、床垫、床褥、大单、棉胎或毛毯、被套、枕芯、枕套、橡胶单和中单（需要时备）、过床小桌、床旁桌、床旁椅，墙上有照明灯、呼叫装置、中心供氧和负压吸引装置等设施（图1-2）。

1. 病床　病床是提供给患者休息的设备，应该耐用、舒适、安全。普通病床一般长2 m、宽0.9 m、高0.5 m，床头床尾可支起或摇起，以方便患者更换卧位。床的升降方式有手动和电动两种，床的两侧有床挡。也可选用电动多功能病床，患者可根据需要，用按钮

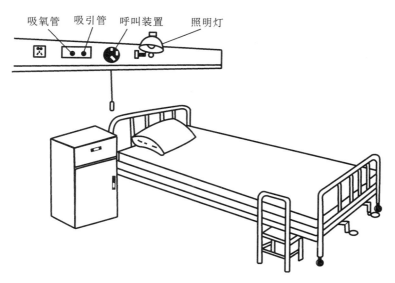

图 1-2　病床单位及设备

控制床的高度,变换体位。病床床脚最好有脚轮,便于移动。

2．床上用品

(1)床垫长、宽与床的规格相同,厚 10 cm。垫芯多选择棕丝、棉花、木棉或海绵等材料,包布多选用牢固的布料制作。患者大多数时间卧于床上,床垫宜较硬,以免承受重力较多的部位凹陷。

(2)床褥长、宽与床垫的规格相同,铺于床垫上,一般选用棉花作褥芯,吸水性强,并可防止床单滑动。

(3)枕芯长 0.6 m,宽 0.4 m,内装木棉、人造棉、荞麦皮、蒲绒等。

(4)棉胎长 2.3 m,宽 1.6 m,胎芯选用棉花或人造棉等。

(5)大单长 2.5 m,宽 1.6 m,选用棉布制成。

(6)被套长 2.5 m,宽 1.8 m,选用棉布制作,开口在尾端,有系带或拉链。

(7)枕套长 0.65 m,宽 0.45 m,选用棉布制作。

(8)橡胶单长 0.85 m,宽 0.65 m,两端与棉布缝制在一起,棉布长 0.4 m。

(9)中单长 1.7 m,宽 0.85 m,选用棉布制作。

3．其他设施　配有床旁桌、床旁椅、过床小桌,床头墙壁上配有照明灯、呼叫装置、中心供氧和负压吸引装置、输液轨道、隔帘等。

四、铺床法

临床上常用的铺床法分备用床、暂空床和麻醉床。病床单位应保持清洁,床上用物需定期更换。

(一)备用床(图 1-3)

1．目的　保持病室整洁、美观,准备接收新患者。

2．操作程序

(1)评估:①病床单位设施及性能是否完好。②床上用物是否洁净、齐全,床单、被套是否符合季节的需要。③环境是否影响周围患者的治疗、进餐或休息。

(2)计划:①护士准备,衣帽整洁,修剪指甲,洗手,戴口罩。②用物准备,床、床垫、床

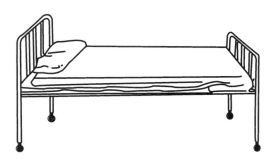

图 1-3　备用床

褥、棉胎或毛毯、枕芯、大单、被套、枕套。③环境准备,病室内无患者进行治疗、进餐,清洁,通风。

（3）实施:如表 1-2 所示。

表 1-2　铺备用床(被套式)操作流程

操作流程	流程说明	操作要点
1. 备物检查	（1）洗手,备齐用物,按取用顺序放置(自下而上依次为枕芯、枕套、棉胎或毛毯、被套、大单),携至床边 （2）检查床、床垫的功能是否完好,调节好床的高度	• 节时省力
2. 移开桌椅	（1）移开床旁桌,离床约 20 cm （2）移床旁椅至床尾正中,离床约 15 cm,用物放置在床旁椅或推车上	• 便于操作
3. 翻转床垫	（1）检查床垫或根据需求翻转床垫 （2）将床褥齐床头平放于床垫上	• 避免局部经常受压凹陷
4. 铺大单	（1）将大单中缝对齐床中线,分别向床头、床尾散开 （2）铺近侧床头,一手将床头的床垫托起,另一手伸过床中线,将大单塞入床垫下 （3）铺床角:在距床头约 30 cm 处,向上提起大单边缘,使其与床边垂直,呈一等边三角形,以床沿为界将三角形分为两半,上半三角形覆盖于床上,下半三角形平整地塞入床垫下,再将上半三角形拉下,平整地塞入床垫下(图 1-4) （4）同法铺近侧床尾床角 （5）两手将中部边缘大单拉紧,向内塞入平铺于床垫下(双手掌心向上展开) （6）从床尾转至对侧同法铺好大单	• 操作者靠近床头站立,减少走动 • 正确运用节力原则,使用肘部力量操作,双脚分开,上身保持直立,两膝稍弯曲降低重心,使身体平稳 • 包折床角,使之整齐、美观、不易松散,平紧的床角不易产生褶皱 • 铺大单顺序:先床头,后床尾;先近侧,后对侧 • 大单平整,美观,不易产生褶皱

Note

操 作 流 程	流 程 说 明	操 作 要 点
5. 套被套	"S"式被套法(图1-5)： （1）被套齐放于床头，分别向床尾、床两侧打开，开口端朝向床尾，中缝与床中线对齐 （2）被套开口端上层打开至1/3处，将折好的"S"形棉胎放于开口处 （3）拉棉胎上缘至被套封口处，分别套好两上角，使棉胎两侧与被套两侧平齐 （4）移至床尾中间处，拉平棉胎及被套，系好带子 卷筒式被套法(图1-6)： （1）将被套正面向内，平铺于床上，开口端朝向床尾 （2）将棉胎铺在被套上，上缘与被套封口平齐 （3）将棉胎与被套一并自床头卷至床尾，在开口处翻转至床头，拉平被套、系带	·被套铺平整，有利于棉胎放入被套 ·棉胎上端与被套封口紧贴避免头端空虚 ·棉胎角与被套角吻合、平整、充实
6. 折被筒	（1）盖被上缘与床头对齐 （2）将盖被两侧边缘向内折与床沿平齐，折成被筒 （3）将盖被尾端向内折叠与床尾平齐	·盖被中线与床中线对齐，平整、美观
7. 套枕套	于床尾处将枕套套于枕芯外，开口背门，平放于床头盖被上	·枕头平整、四角充实，使病室整齐、美观
8. 桌椅归位	（1）将床旁桌、椅移回原位 （2）洗手	·保持病室整齐、美观 ·防止交叉感染

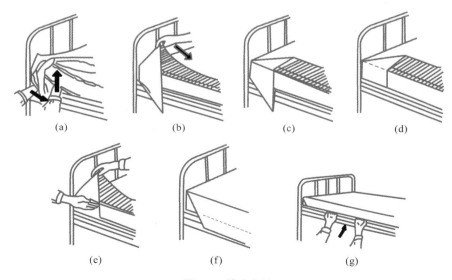

图 1-4　铺床角法

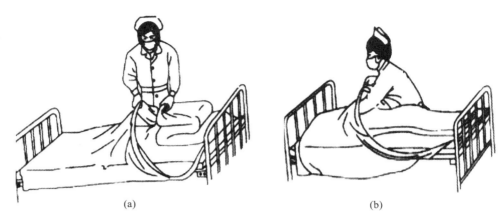

(a)　　　　　　　　　　　　(b)

图 1-5　"S"式被套法

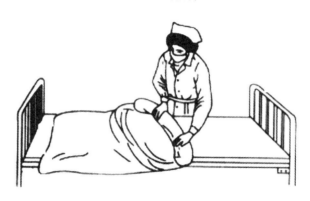

图 1-6　卷筒式被套法

（4）评价：①护士操作时遵循节力原则。②操作熟练，方法正确，未影响其他患者休息、治疗和护理活动。③病室及病床单位整洁、美观。

3．注意事项

（1）铺床时避开患者进餐或治疗时间。

（2）铺床动作轻稳，避免抖动或拍打等动作，避免灰尘飞扬和微生物传播。

（3）操作中注意省时、节力原则：①铺床时，身体靠近床，两脚前后或左右分开，扩大支撑面，降低重心，增加身体稳定性。②先铺床头，后铺床尾，再铺床中部，铺好一侧再转至对侧，避免多余动作。

（二）暂空床（图 1-7）

1．目的

（1）供新入院患者或暂时离床患者使用。

（2）保持病室整洁、美观。

2．操作程序

（1）评估：①患者的病情、自理能力及合作程度等。②病床单位及设施功能是否完好。③病床上用品是否干净、齐全，符合季节需要。

（2）计划：①护士准备，衣帽整洁，修剪指甲，洗手，戴口罩。②用物准备，按备用床准备用物，必要时，备橡胶单、中单。③环境准备，周围无患者进餐或治疗，病室清洁、通风。

（3）实施：如表 1-3 所示。

Note

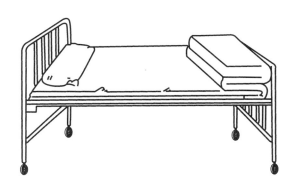

图 1-7 暂空床

表 1-3 铺暂空床(被套式)操作流程

操 作 流 程	流 程 说 明	操 作 要 点
1. 折叠盖被	将备用床的盖被向上内折 1/4,再扇形三折于床尾,使之与床尾平齐	·方便患者下床
2. 铺橡胶单及中单	(1) 根据病情需要铺橡胶单、中单,中线与床中线对齐,上缘距床头 45～50 cm,两侧边缘一起平整地塞入床垫下 (2) 转至对侧,同法铺好	·使床褥免受污染 ·在橡胶单上铺中单可避免橡胶单直接接触患者皮肤引起不适
3. 整理归位	将枕头放回床头,移回床旁桌、椅,洗手	

(4)评价:①同备用床。②病床实用、舒适、安全、方便。③用物符合患者病情需要。

3. 注意事项

(1)同备用床。

(2)用物符合患者病情需要。

(3)方便患者上下床。

(三)麻醉床(图 1-8)

1. 目的

(1)便于接收和护理麻醉手术后患者。

(2)使患者安全、舒适,预防并发症。

(3)保护被褥不被血液、呕吐物、排泄物等污染。

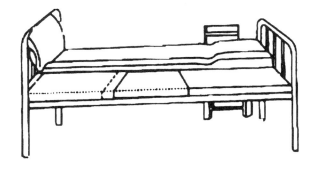

图 1-8 麻醉床

2. 操作程序

(1)评估:①评估患者的诊断、病情、手术部位和麻醉方式。②患者术后可能需要的

15

抢救、治疗和护理物品等。③病床单位及设施如呼叫装置、供氧装置、吸引装置的性能是否完好。

（2）计划：①护士准备，衣帽整洁，修剪指甲，洗手，戴口罩。②用物准备，同备用床，另备橡胶单、中单各两条。麻醉护理盘，无菌巾内放张口器、压舌板、舌钳、牙垫、治疗碗、镊子、输氧管、吸痰管和纱布数块；无菌巾外放血压计、听诊器、护理记录单及笔、弯盘、棉签、胶布和电筒等。其他用物，如输液架或输液挂钩，必要时备负压吸引器、氧气筒、胃肠减压器，冬天按需要备热水袋及布套、毛毯等。③环境准备，周围无患者进行治疗或就餐，病室清洁、通风。

（3）实施：如表1-4所示。

表1-4 铺麻醉床操作流程

操作流程	流程说明	操作要点
1. 拆除原物	拆除原有枕套、被褥、大单等物，放于污物袋内	·避免交叉感染
2. 备物检查	同被套式备用床	
3. 移开桌椅	同被套式备用床	
4. 翻转床垫	同被套式备用床	
5. 铺好各单	（1）铺好一侧大单（同被套式备用床） （2）铺好一侧橡胶单及中单（同暂空床） （3）根据手术部位将另一条橡胶单及中单对好中线，铺于床头或床尾。铺床头时，上端对齐床头，下端压在床中部橡胶中单及中单上，将边缘下垂部分一并塞入床垫下；铺床尾时，下端齐床尾，上端压在床中部橡胶单及中单上，将边缘下垂部分一起塞入床垫下 （4）同法铺好对侧各单	·颈、胸部手术或全麻术后铺于床头；下肢手术时铺于床尾；非全麻患者铺手术部位即可
6. 折叠盖被	（1）同备用床。将盖被两侧向内折叠，与床沿平齐，尾端向内折，与床尾平齐 （2）盖被扇形三折于一侧床边，开口朝向门	·盖被平整、美观 ·便于将患者从平车移至床上
7. 套枕套	于床尾处将枕套套于枕芯外，开口背门，枕头横立于床头	·枕头平整、四角充实 ·防止患者躁动时头部撞伤
8. 桌椅归位	将床旁桌移回原位，床旁椅置于盖被折叠侧	·便于将患者从平车移至床上
9. 置盘整理	将麻醉护理盘放床旁桌上，其他用物放于合适位置，洗手	·便于急救和护理时使用

（4）评价：①操作过程中遵循节力原则，熟练，无多余动作。②用物准备能满足术后患者抢救、治疗及护理需要。

3. 注意事项

（1）同备用床注意事项。

（2）病床单位整洁、美观，患者舒适、安全。

（3）护理术后患者物品应准备齐全，便于及时抢救和护理患者。

直通护考
在线答题

（吴嫩萍）

项目二　患者入院和出院护理

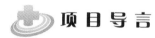能 力 目 标

1. 能说出患者入院与出院护理工作的内容、分级护理流程。
2. 掌握入院程序。
3. 能运用轮椅、平车和担架的运送技术,安全运送患者。

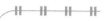

扫码看PPT

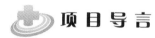项 目 导 言

在患者的入院与出院护理中,护士应全面掌握入院、出院的程序,根据整体护理的要求,评估并满足患者的身心需要,使其尽快适应新环境,配合治疗和护理工作,建立愉快和良好的人际关系。对出院的患者,护士应按照出院护理程序,协助患者或家属办理出院手续,并做好出院指导。

案 例 引 导

王某,男,34岁,建筑工人。在工地工作时不慎从高处坠落,导致颈椎、胸椎等多处骨折,120急诊送入医院。

请问:
1. 护士如何为患者做好入院护理?
2. 如何安全地用平车将患者送入手术室?
3. 术后应对患者实施几级护理?有何护理要点?

任务一　入院护理

入院护理是指患者经门诊或急诊医生诊察后因病情需要确定住院治疗,由护士为其提供一系列护理的过程。入院护理的目的包括协助患者了解和熟悉环境,尽快适应医院生活,消除紧张等不良情绪;满足患者的各种合理需求,使患者配合治疗和护理;做好健康指导,满足患者对疾病知识的需求。

Note

一、入院程序

（一）办理住院手续

患者或其亲属持医生签发的住院证到住院处办理住院手续，如填写入院登记表格并缴纳住院保证金等。对于急危重症患者，则应先收入病房或先手术再补办入院手续。

住院处接收患者后，随即通知病区值班护士做好接收新患者的准备。

（二）进行卫生处置

根据患者的病情及身体状况，协助其在卫生处置室进行卫生处理，如理发、沐浴、更衣、修剪指甲等。对急危重症患者、即将分娩的产妇或体质虚弱者可酌情免浴。对有虱蚤者，应先灭虱蚤，再进行卫生处置；对传染病患者或疑似传染病患者，应送隔离室进行卫生处置。患者换下的衣服和不需要的物品，可交家属带回或办理手续暂时存放于住院处。

（三）护送患者入病区

住院处护士携门（急）诊病历，根据患者的病情选择恰当的运送方式，如患者步行或轮椅、平车等护送患者入病区。护送中应注意患者的安全，注意保暖，并安置合适卧位，不中断吸氧、输液等必要的治疗。护送入病区后，与病区值班护士就患者的病情、治疗和护理措施、个人卫生以及物品等进行交接。

二、患者入病区后的初步护理

（一）一般患者的入院护理

1. 准备病床单位 病区护士接住院处通知后，应立即根据患者病情需要安排床位。将备用床改为暂空床，备齐患者面盆、热水瓶、痰杯等所需用品；根据病情可在床上加中单、橡胶单或气垫。

2. 迎接新患者 患者进入病区后，护士应热情迎接患者至指定床位，协助患者上床休息，妥善安置好日常用品。向患者作自我介绍并介绍主管医生、病区环境、邻床病友等，消除患者的不安情绪，增强患者的安全感和对护士的信任。

3. 通知医生 通知主管医生诊察患者，必要时协助医生检查。

4. 测量生命体征 为新入院患者测量体温、脉搏、呼吸、血压，对能站立的患者还应测量身高、体重，并在提问单上做好记录。

5. 建立住院病历和填写相关护理表格

（1）排列住院病历，按体温单、医嘱单、入院记录、病史及体格检查、病程记录、各种检验及检查报告单、护理病历、住院病历首页、门诊病历顺序排列，并用蓝黑或碳素墨水钢笔逐页填写住院病历。

（2）用蓝黑或碳素墨水笔在体温单 40～42 ℃之间的相应时间栏内，竖写入院时间，并在体温单上按要求记录首次体温、脉搏、呼吸、血压、身高及体重值。

（3）填写入院登记本、诊断卡（一览表）、床头（尾）卡。

6. 介绍与指导 发放入院告知书，向患者或家属介绍相关的医生、护士；介绍病区环境、医院规章制度；病床单位及其他设备的使用方法；指导常规标本的留取方法；耐心听取并解答患者的咨询。

7. 进行入院护理评估 护士依据护理程序对患者的健康状况进行评估，了解其基本情况和身心需要,填写患者入院护理评估单。

8.执行入院医嘱　通知营养室准备膳食,并认真处理医嘱,执行各项治疗和护理措施,对患者实施整体护理。

(二)急诊患者的入院护理

1.准备病床单位　危重患者应安置于危重病室或抢救室,床上加铺中单和橡胶单。对急诊手术患者,需铺好麻醉床。

2.通知医生　接到住院处通知后,病区护士应马上通知医生做好抢救准备。

3.准备急救药品和设备　准备急救车、氧气、吸引器、输液器具等。

4.配合抢救　护士应密切观察患者病情变化,积极配合医生进行抢救,做好护理记录。

5.暂留陪送人员　对意识不清、语言障碍的患者或婴幼儿,应暂留陪送人员,以便询问病史。

三、分级护理

分级护理是根据患者病情的轻重缓急及患者自理能力,给予的不同级别护理。通常将护理级别分为四个等级,即特级护理、一级护理、二级护理和三级护理,其适用对象及护理要点如表 2-1 所示。

表 2-1　分级护理

护理级别	适用对象	护理要点
特级护理	病情危重,需随时观察,以便进行抢救的患者,如严重创伤、各种复杂疑难的大手术后、器官移植、大面积烧伤和严重内科疾病等患者	安排专人 24 h 护理,严密观察病情及生命体征; 制订护理计划,严格执行各项诊疗和护理措施,及时、准确地填写特别护理记录单; 备齐所需的急救药品和器材; 认真、细致地做好各项基础护理,严防并发症,确保患者的安全
一级护理	病情危重,需绝对卧床休息的患者,如各种大手术后、昏迷、休克、瘫痪、高热、大出血、肝肾衰竭患者和早产儿等	每小时巡视患者 1 次,观察病情及生命体征; 制订护理计划,严格执行各项诊疗和护理措施,及时、准确填写特别护理记录单; 按需准备急救药品和器材; 认真、细致地做好各项基础护理,严防并发症,满足患者身心需要
二级护理	病情较重、生活不能自理的患者,如大手术后病情稳定者、年老体弱者、幼儿、慢性病不宜多活动者等	每 2 h 巡视患者 1 次,观察病情; 按护理常规护理; 给予必要的生活及心理协助,满足患者身心需要
三级护理	病情较轻,生活基本能自理的患者,如一般慢性病患者、疾病恢复期及择期手术前准备阶段的患者等	每 3 h 巡视患者 1 次,观察病情; 按护理常规进行护理; 进行健康教育,督促患者遵守院规,了解患者病情及心理状态,满足其身心需要

任务二　出院护理

出院护理是指患者经过住院期间的治疗与护理,病情好转、稳定、痊愈需出院或转院(科),或不愿接受医生的建议而要求自动出院,由护士所进行的一系列护理工作。出院护理的目的为对患者进行出院指导,协助其尽快适应原工作和生活,能遵医嘱按时接受治疗或复查;指导患者办理出院手续;对病房和用物进行终末处理。

一、出院前护理

1. 通知患者和家属　医生根据患者康复情况决定出院日期,开具出院医嘱,护士根据出院医嘱将出院日期通知患者及家属,协助其做好出院准备。

2. 做好心理护理　注意患者的情绪变化,适当给予其鼓励和安慰,以增强患者的信心,减轻因离开医院而产生的焦虑和恐惧。自动出院的患者应在出院医嘱上注明"自动出院",并要求患者或家属签名。

3. 进行健康教育　护士应根据患者的现状,帮助患者了解自己所患疾病的防治知识;指导出院后的注意事项,如饮食、用药、休息、功能锻炼、心理调适和定期复查等,必要时可为患者或其家属提供有关的出院指导书面资料;协助患者制订治疗休养计划,指导患者学会自我护理、患者家属学会家庭护理。

4. 征求患者意见　虚心征求患者及其家属对医院各项工作的意见和建议,以改进工作,不断提高医疗护理工作质量。

二、出院时护理

1. 执行出院医嘱

(1)停止一切医嘱。

(2)填写出院通知单,通知患者或家属到住院处结账、办理出院手续。

(3)患者出院后需继续服药时,护士凭出院处方到药房领取药物交给患者,并告知用药方法和注意事项。

(4)用蓝黑或碳素墨水(或红色)笔在体温单 40～42 ℃之间的相应时间栏内竖行填写出院时间。

2. 填写患者出院护理评估单　略。

3. 协助患者整理用物　护士收到出院证明后协助患者整理个人用物,归还患者所寄存的物品,并收回住院期间借用的衣物。

4. 护送患者出院　患者办完所有出院手续后,护士根据情况使用轮椅、平车护送患者或患者步行至病区门口或医院门口。

三、出院后护理

1. 相关文件的处理

(1)填写出院患者登记本。

(2)注销各种执行单及卡片,如诊断卡、床头(尾)卡、输液卡、注射单、服药单等。

（3）整理出院病历并交病案室保管，按住院病历首页、出院记录或死亡记录、入院记录、病史及体格检查、病程记录、会诊记录、各种检验及检查报告单、护理病历、医嘱单、体温单顺序排列出院病历。

2．病室及病床单位的处理

（1）撤下床上的污被服，放入污衣袋，送洗衣房处理。床垫、床褥、棉胎、枕芯用紫外线照射消毒或日光下暴晒 6 h。

（2）病床、床旁桌椅用消毒溶液擦拭，非一次性的面盆、痰杯等用消毒液浸泡。

（3）病室开窗通风。

（4）铺好备用床，准备迎接新患者。

（5）传染病患者离院后，其病室及病床单位按传染病终末消毒法处理。

任务三　运送患者的护理技术

不能自行行动的患者在入院、出院、接受检查、治疗、手术或到室外活动时，均需护士根据患者病情选用轮椅、平车或担架等工具运送。在运送患者过程中，护士应正确应用人体力学原理，以避免发生损伤，减轻双方疲劳，减少患者痛苦并保证患者安全与舒适。

一、轮椅运送

1．目的

（1）运送能坐起但不能行走的患者。

（2）帮助患者进行适当的活动，以促进其血液循环及体力的恢复。

2．评估

（1）患者病情、意识状态、体重、躯体活动能力及肢体损伤部位。

（2）地面情况，室外的温度情况。

（3）轮椅各部件的性能是否良好。

3．计划

（1）患者准备：了解轮椅运送的方法和目的，能主动配合。

（2）护士准备：着装整洁，洗手，熟悉轮椅运送的操作方法，向患者解释轮椅运送中的注意事项。

（3）用物准备：轮椅，根据季节备外衣或毛毯、别针，需要时备软枕。

（4）环境准备：移开障碍物，保证环境宽敞、安全，以便轮椅通行。

4．实施　如表 2-2 所示。

表 2-2　轮椅运送方法操作流程

操 作 流 程	流 程 说 明	操 作 要 点
◆ 上轮椅		
1．核对解释	推轮椅及用物至床旁，认真核对患者并做好解释工作	·确认患者理解，取得配合

续表

操作流程	流程说明	操作要点
2. 安置轮椅	(1) 将轮椅椅背与床尾平齐,面向床头,拉起车闸固定车轮并翻起脚踏板。如无车闸,则护士站在轮椅后面固定轮椅 (2) 如需要用毛毯,将毛毯铺于轮椅上,两侧对等,使毛毯上端高于患者颈部 15 cm 左右	• 缩短距离,方便患者入座,防止轮椅滑脱 • 寒冷季节注意保暖
3. 扶助起床	护士协助患者坐于床边,并嘱其用手掌撑住床面以维持坐姿;协助患者穿袜、鞋,根据天气穿外衣	• 观察和询问患者有无眩晕和不适
4. 协助坐轮椅	(1) 护士面对患者,双脚分开站稳,双手环抱患者腰部,请患者双手置于护士肩上,协助患者下床(图 2-1(a)) (2) 嘱患者用近轮椅侧之手,扶住轮椅外侧把手,转身坐入轮椅中;或由护士环抱患者,协助其坐入轮椅中(图 2-1(b)) (3) 翻下脚踏板,让患者双脚置于踏板上,双手扶住两侧扶手,嘱患者身体尽量向后靠,坐稳 (4) 用毛毯者,将毛毯上端向外翻折 10 cm,围住患者颈部,用别针固定;两侧围着两臂做成两个袖筒,分别用别针在腕部固定;再用毛毯将患者上身、腰部、两下肢及脚包裹,露出双手(图 2-2)	• 支撑面大,稳定性高,确保患者安全 • 病情允许时,护士可站在轮椅背后固定轮椅,患者自行坐入轮椅 • 确保安全。如患者下肢水肿、溃疡或关节疼痛,应在脚踏板上垫软枕,以抬高双脚
5. 整理病床	整理床单位,铺暂空床	
6. 运送患者	询问患者有无不适后,松开车闸,嘱患者抬头,不可前倾、自行站起或下轮椅,推轮椅送患者至目的地	• 运送过程中,应观察、询问患者 • 下坡应减速,并嘱患者抓紧扶手 • 过门槛时翘起前轮,避免过大振动

◆ 下轮椅

操作流程	流程说明	操作要点
1. 固定轮椅	将轮椅推至床尾,轮椅椅背与床尾平齐,固定车闸,翻起脚踏板	
2. 扶助回床	护士面对患者,双脚前后分开,屈膝屈髋,双手环抱患者腰部,患者双手置于护士肩上,协助患者站立,慢慢坐回床沿,脱鞋,协助患者移至床正中	• 患者能自行下轮椅时,护士可固定轮椅,协助患者坐于床边
3. 安置患者	协助患者取舒适卧位,盖好盖被	• 观察患者病情
4. 整理	整理床单位,轮椅放回原处	

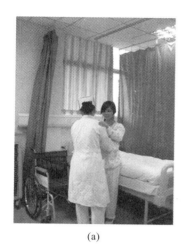
(a)

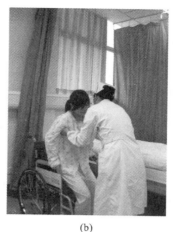
(b)

图 2-1 协助患者上轮椅法

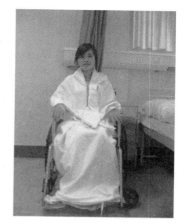
图 2-2 患者毛毯保暖法

5．评价

（1）搬运安全、顺利,患者无病情改变。

（2）患者舒适,无疲劳、不适,能配合。

6．注意事项

（1）使用前认真检查轮椅各部件功能是否完好,确保患者安全。

（2）推轮椅时,应控制速度,避免患者产生不适或发生意外。

（3）运送过程中应随时观察患者病情变化,询问患者感觉。如有不适及时处理。

（4）寒冷季节注意保暖,防止患者着凉。

二、平车运送

1．目的 运送不能起床的患者入院、检查、治疗、手术。

2．评估

（1）患者病情、意识状态、体重、躯体活动能力及肢体损伤部位。

（2）地面情况,室外的温度情况。

（3）平车各部件的性能是否良好。

3．计划

（1）患者准备:了解平车运送的方法和目的,并愿意配合。

（2）护士准备:着装整洁,根据患者情况决定搬运人数,熟悉搬运和平车运送的操作。

（3）用物准备:平车,根据季节备棉被或毛毯;颈椎、腰椎骨折或病情较重的患者,应备帆布兜或中单;骨折患者,车上应垫木板。

（4）环境准备:清洁宽敞,便于操作。

4．实施 如表 2-3 所示。

表 2-3 平车运送方法操作流程

操 作 流 程	流 程 说 明	操 作 要 点
1．核对解释	将平车及用物推至床旁,核对患者信息并做好解释工作	·确认患者,取得配合
2．安置导管	妥善安置患者身上的导管,如引流管、输液管等	·保持导管通畅,避免导管脱落、受压或液体逆流

续表

操 作 流 程	流 程 说 明	操 作 要 点
	根据患者体重和病情,采用不同的搬运方法	
	◆ 挪动法 (1)移开床旁桌椅,松开盖被,协助患者移至床边 (2)将平车推至紧靠床边,其头端靠床头,调整平车或病床高度,车闸制动 (3)协助患者将上半身、臀部、下肢依次向平车挪动,让患者头部睡大轮端 (4)下车回床时,应先协助其移动下肢再移上半身	·适用于病情允许、能在床上配合的患者 ·便于患者靠近平车 ·以平车大轮端为头端,因大轮转动次数少,可减轻患者在运送过程中的不适;小轮转弯灵活,推动时应在前 ·搬运者应固定平车,防止平车移动
3.搬运患者	◆ 一人搬运法 (1)将平车推至床尾,使平车头端与床尾呈钝角,车闸制动 (2)移床旁椅至对侧床尾,松开盖被,协助患者穿好衣服 (3)护士立于床边,两脚前后分开,稍屈膝,一手臂自患者腋下伸至其对侧肩外侧,另一手臂伸至患者大腿下,嘱患者双臂交叉依附于护士颈部(图 2-3) (4)抱起患者,移步转身将患者轻放于平车中央	·适用于体重较轻,且病情允许的患者 ·缩短搬运距离 ·两脚分开并屈膝,扩大支撑面,降低重心,增加稳定性 ·确保患者安全
	◆ 二人或三人搬运法 (1)将平车推至床尾,使平车头端与床尾呈钝角,拉起车闸 (2)移床旁椅至对侧床尾,松开盖被,协助患者穿好衣服 (3)护士依次站在患者床边,将患者双手交叉置于胸腹部,协助移至床边 (4)二人搬运时,护士甲一手臂托住患者头、颈、肩部,另一手臂托住腰部;护士乙一手臂托住患者臀部,另一手臂托住腘窝处;三人搬运时,护士甲一手臂托住患者头、颈、肩部,另一手臂置于其胸背部,护士乙一手臂托住其腰部,另一手臂置于其臀部,护士丙一手臂托住其膝部,另一手置于其小腿处(图 2-4) (5)一人喊口令,二人或三人同时抬起患者并使患者的身体向护士倾斜,移步向平车,同时屈膝,将患者轻放于平车中央	·适用于病情较轻,不能活动且体重又较重的患者 ·缩短搬运距离,省力 ·护士从床头按身高排列,个高者托患者的上半身,使患者头处于高位,减轻不适 ·喊口令同时用力,保持平稳,减少意外损伤的发生

续表

操 作 流 程	流 程 说 明	操 作 要 点
	◆ 四人搬运法 　（1）移开床旁桌椅,松开盖被 　（2）在患者腰、臀下铺帆布兜或中单,使患者双手交叉置于胸腹部 　（3）将平车紧靠床边,其头端靠床头,车闸制动 　（4）护士甲站在床头托住患者头、颈、肩部;护士乙站在床尾托住患者双小腿;护士丙和丁分别站在病床和平车两侧,分别紧抓住帆布兜或中单四角 　（5）由一人喊口令,四人同时用力将患者抬起,轻稳放置于平车中央(图 2-5) 　（6）患者仰卧位时,在颈下垫小枕或衣物,头颈两侧用小枕或沙袋加以固定,保持头颈中立位 　（7）安置患者舒适卧位,用盖被包裹患者,先盖足部,然后两侧,上层边缘向内(图 2-6)	· 适用于颈、腰椎骨折或病情较重的患者 · 搬运骨折的患者,平车上应放置木板,骨折部位固定好 · 对颈椎损伤或怀疑颈椎损伤的患者,搬运时应保持患者头部处于中立位,并沿身体纵轴向上略加牵引颈部或由患者自己用双手托起头部,缓慢移至平车中间
4. 整理病床	整理床单位,铺暂空床	· 保持病室整齐
5. 运送患者	松闸,运送患者至指定地点	

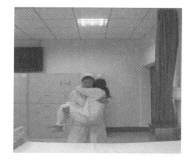

图 2-3　一人搬运法

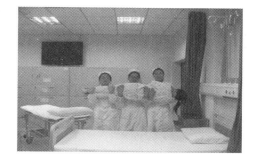

图 2-4　三人搬运法

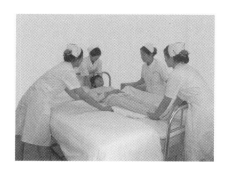

图 2-5　四人搬运法

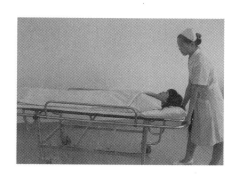

图 2-6　平车运送患者包盖法

5．评价

（1）患者感觉舒适、平稳、安全。

（2）护士动作正确、轻稳、节力，配合协调，持续性治疗不受影响。

（3）护患沟通有效，患者有效配合。

6．注意事项

（1）使用前应检查平车各部件性能，确保安全。

（2）搬运时动作应轻稳、协调一致，使患者身体尽量靠近搬运者，达到节力目的。

（3）运送过程速度要适宜，护士应站在患者头侧，以便观察病情，注意患者面色、呼吸、脉搏的变化。

（4）上下坡时，始终保持患者头部位于高处，以免引起不适；搬运骨折患者时，平车上应垫木板并固定好骨折部位；搬运有输液管及引流管的患者时，需保持其管道通畅；推平车进出门时，应先将门打开，不可用车撞门，避免震动患者及损坏设施。

三、担架运送

在急救中，担架是运送患者最基本、最常用的工具，其特点是运送患者舒适平稳，各种交通工具上下时比较方便，对体位影响小。

担架运送的目的同平车运送。上下交通工具或上下楼时，患者头部处于高处，以免不适。搬运时，动作轻稳，确保患者安全。

（吴嫩萍）

直通护考
在线答题

Note

项目三　生命体征的评估及测量技术

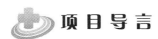

能力目标

1. 能说出生命体征的定义,学会为不同患者测量生命体征。
2. 能正确记录生命体征,并给予相应的护理措施。
3. 能及时识别异常生命体征,能够运用护理程序为生命体征异常患者提供正确的护理。
4. 能对生命体征异常患者进行正确、有效的健康教育。

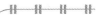

扫码看 PPT

项目导言

　　生命体征是体温、脉搏、呼吸、血压的总称,测量生命体征,可以帮助我们了解机体重要脏器功能活动情况和了解疾病的发生、发展及转归,可以为预防、诊断、治疗及护理提供客观的依据,及时准确地对患者进行评估与护理,对患者的疾病康复有着重要的意义,是临床护理工作的重要内容之一,也是护士应熟练掌握的基本技能。

任务一　体温的评估及测量技术

案例引导

　　患者,女,30 岁,主因间断发热 3 个月,体温波动在 36.5～38.2 ℃,于 2018 年 6 月 9 日入住风湿免疫科,查体:T 38.2 ℃,P 90 次/分,R 22 次/分,BP 115/85 mmHg,诊断:发热待诊。

　　请问:

　　1. 患者热型属于哪种?

　　2. 如何护理该患者?

一、体温的概念及意义

　　体温分为体表温度和体核温度,接近体表部分的温度称为表层温度,其中最外层皮肤表面的温度为体表温度,表层温度易受环境温度等因素的影响而变动,特别是皮肤和

Note

四肢末端的温度波动更大；机体深部的温度，称为体核温度，比较稳定，各部位之间的差异也较小。人体在新陈代谢和骨骼肌运动过程中不断产生热，相对恒定的体温是机体进行生命活动的重要条件。

（一）体温的概念

体温一般是指体核温度，是指机体内部的温度。正常人腋下温度为 36～37 ℃，口腔温度为 36.3～37.2 ℃，比腋下高 0.2～0.4 ℃，直肠温度又比口腔温度高 0.3～0.5 ℃，直肠温度为 36.5～37.7 ℃。

【护考提示】
　腋下温度、口腔温度、直肠温度正常值各是多少？

（二）体温的特点及意义

1. 生理性特点

（1）年龄：儿童高于成人，老年人偏低。

（2）昼夜：清晨 2—6 时最低，午后 1—6 时最高。

（3）性别：女性较男性高 0.3 ℃，月经前期、妊娠期体温升高。

2. 病理性特点

（1）弛张热：体温在 39 ℃以上，但波动幅度大，24 h 温差在 1 ℃以上，但最低体温仍高于正常水平。常见于败血症、化脓性疾病患者。

（2）稽留热：体温持续在 39～40 ℃，达数日或数周，24 h 体温波动范围不超过 1 ℃。常见于伤寒、大叶性肺炎患者。

（3）不规则热：体温在 24 h 内变化不规律，持续时间不定。常见于感冒、肿瘤性发热患者。

（4）间歇热：体温骤然升至 39 ℃以上，持续数小时、数日，然后下降至正常水平，经过一个间隙，又骤然升高，如此反复发作。常见于疟疾患者。

（5）体温过低：体温在 35 ℃以下，又称体温不升。常见于早产儿、休克患者、全身衰竭的患者。

二、体温的测量

（一）目的

（1）判断患者体温有无异常。

（2）动态监测患者体温变化，分析热型。

（3）为疾病分析、诊断、治疗和护理提供依据。

（二）操作前准备

1. 评估患者情况并解释

（1）评估：评估患者年龄、病情、意识、心理状态和合作程度等情况。

（2）解释：告知患者入院测量体温的目的、意义。

2. 患者准备

（1）体位：患者处于舒适体位，积极配合，了解测量体温的目的及注意事项。

（2）情绪：平静。

（3）其他：运动、进食、冷热敷、洗澡、坐浴、灌肠等，应休息 30 min 后测量。

3. 环境准备　安静、清洁、舒适。

4. 护士准备　着装规范、修剪指甲、洗手、戴口罩。

5. 用物准备

（1）体温计：在水银体温计（腋表、口表、肛表）、电子体温计、红外线体温计、可弃式体温计中任选一种。

（2）护士将体温计水银甩至 35 ℃以下（以水银体温计为准）。

（三）操作流程（表 3-1）

表 3-1　体温测量操作流程

操作流程	流程说明	操作要点
1. 护士准备	着装规范、洗手，戴口罩	
2. 用物准备	体温计盘（内置体温计、纱布、记录本、笔）	体温计水银甩至 35 ℃以下（以水银体温计为准）
3. 环境准备	安静、清洁、舒适	室内温度恒定
4. 监测体温	口腔测温法：部位为舌系带两侧的舌下热窝	时间 3 min
	腋下测温法：部位为腋窝深处	时间 10 min
	直肠测温法：部位为肛门内 3～4 cm。	时间 3 min
5. 患者体位	协助患者取舒适体位	

（四）评价

（1）护士操作规范、正确。

（2）体温值准确。

（3）患者及其家属满意。

（五）注意事项

（1）检查、清点体温计，正确甩表，切忌放入热水中。

（2）口温测量注意在进食、吸烟 30 min 后再测量；腋温测量注意擦干汗液、夹紧；肛温测量注意坐浴 30 min 后测量。

（3）婴幼儿、危重患者测体温时，护士应守候在旁。

（4）避免影响体温的各种因素。

（5）若不慎咬碎水银体温计，应及时处理。①立即清除玻璃碎片，以免损伤口腔黏膜；②口服蛋清或牛奶，以保护消化道黏膜并延缓水银的吸收。③病情允许者，可摄入粗纤维食物，以加快水银的排出。

知识拓展
3-1

直通护考
在线答题

任务二　脉搏的评估及测量技术

案例引导

　　患者，男，50岁，主因心慌、气短 2 日，于 2018 年 5 月 10 日入住心内科，查体：T 37.1 ℃，P 90 次/分，R 20 次/分，BP 128/89 mmHg。

请问：

1. 患者脉搏是否正常？

2. 如何护理该患者？

一、脉搏的概念及意义

脉搏指动脉的搏动。心脏搏动所引起的压力变化使主动脉管壁发生振动，沿着动脉管壁向外周传递，即成脉搏。通常所称的脉搏是指在手腕桡侧扪到的脉搏。脉搏亦可用脉搏仪描记。脉搏反映血液循环系统的功能状态。脉搏检查的内容包括脉搏的速率（脉率）、节律（脉律）、紧张度、强弱、波形和动脉壁的情况。通过此项检查可以判断病变部位及相对应的病症。

（一）脉搏的定义

心室的收缩和舒张可使全身各处的动脉管壁产生相应的扩张和收缩，动脉这种有节律的搏动称为脉搏。

【护考提示】

1. 脉搏正常值是多少？

2. 异常脉搏的种类有哪些？

（二）脉搏的特点及意义

1. 生理性脉搏

正常成人脉率在安静、清醒的情况下为 60～100 次/分，老年人偏慢，女性稍快，儿童较快，年龄＜3 岁的儿童多在 100 次/分以上。正常人脉搏规律均匀。

2. 病理性脉搏

（1）脉率异常：①速脉，即成人 P＞100 次/分；②缓脉，即成人 P＜60 次/分。

（2）脉律异常：①间歇脉，在一系列正常的脉搏中，出现一次提前而较弱的脉搏，其后有一较正常延长的间歇（代偿性间歇），称间歇脉或过早搏动（早搏）。②脱落脉，表现为在正常脉搏之后出现一个长间歇，脉搏可在 2 次、3 次、4 次、5 次、6 次中脱落 1 次，成为有规则的不整脉。③细脉，在同一单位时间内，脉率小于心率，称细脉，亦可称短细脉。触诊时，可感知脉搏快慢不一，强弱不等，听诊时，心率快慢不一，心音强弱不等。

（3）脉搏强弱异常：①洪脉，当心输出量增加，动脉充盈度大，脉压较大时，脉搏强大有力。②丝脉，当心输出量减少，动脉充盈度降低时，脉搏细弱无力，扪之如细丝，称丝脉，也可称细脉。③水冲脉，脉搏骤起骤落，急促而有力，有如洪水冲涌。这主要是由收缩压偏高，舒张压偏低，脉压增大所致。④交替脉，是一种节律正常，而强弱交替出现的脉搏。主要由心室的收缩强弱交替出现而引起，为心肌损害的一种表现。⑤奇脉，当平静吸气时，脉搏明显减弱甚至消失的现象，称奇脉。常见于心包积液和缩窄性心包炎，是心包填塞的重要体征之一。⑥脉搏消失，见于严重休克及多发性大动脉炎时。⑦脉搏紧张度和动脉管壁异常，早期硬化仅可触及动脉管壁弹性消失，呈条索状；严重时动脉管壁不仅硬，且有迂曲，呈结节状。

二、脉搏的测量

（一）目的

（1）判断患者脉搏有无异常。

（2）动态监测患者脉搏，分析异常脉搏类型。

（3）为疾病分析、诊断、治疗和护理提供依据。

（二）操作前准备

1. 评估患者情况并解释

（1）评估：评估患者年龄、病情、意识、心理状态和合作程度等情况。

（2）解释：告知患者入院测量脉搏的目的、意义。

2. 患者准备

（1）体位：取舒适体位，积极配合，了解测量脉搏的目的及注意事项。

（2）情绪：平静，保持自然呼吸状态。

（3）其他：运动、洗澡、坐浴、灌肠等，应休息 30 min 后测量。

3. 环境准备　安静整洁、光线充足。

4. 护士准备　着装规范、修剪指甲、洗手、戴口罩。

5. 用物准备

（1）秒针表、记录本和笔。

（2）听诊器（必要时）。

（三）操作流程（表 3-2）

表 3-2　脉搏测量操作流程

操 作 流 程	流 程 说 明	操 作 要 点
1. 护士准备	着装规范、洗手，戴口罩	
2. 用物准备	秒针表、记录本和笔	
3. 环境准备	安静整洁、光线充足	室内温度恒定
4. 监测脉搏	（1）选择部位：靠近骨骼的浅表大动脉可用于测量脉搏，最常用、最方便的部位为桡动脉，其次为颞动脉、颈动脉、股动脉、肱动脉、腘动脉、胫后动脉、足背动脉 （2）触诊法：用食指、中指触及动脉，计时 30～60 s （3）记录	一般患者每次监测时间为 30 s×2 脉搏不规则者测 1 min 重症患者测 1 min
5. 患者体位	协助患者取舒适体位	

（四）评价

（1）护士操作规范、正确。

（2）测量值准确。

（3）沟通有效，患者主动配合。

（五）注意事项

（1）在患者安静状态下测量脉搏，测量前，若患者有剧烈活动或情绪激动，应休息 20 min 后再测。

31

知识拓展
3-2

直通护考
在线答题

（2）脉搏不规则者、心血管疾病患者应测量 1 min。

（3）不可用拇指测脉搏，以防拇指小动脉搏动与患者脉搏相混淆。

（4）对有短细脉的患者，应由两人测量。以分数形式记录，如心率 96 次，脉率 76 次，记录为 96/76/min（心率/脉率/分钟）。

（5）为偏瘫患者测脉搏，应选择健侧肢体。

（6）测脉搏时思维要集中，要细心，注意脉搏的频率、节律、强弱。发现异常脉搏，应及时与医生联系。

（7）脉搏细弱触摸不清时，应用听诊器测心率 1 min，代替触诊。

（8）记录脉搏值（××次/分）。

任务三　呼吸的评估及测量技术

案例引导

患者，女，56 岁，因咳嗽、咳痰 1 周入院，诊断：肺炎。查体：T 37.9 ℃，P 89 次/分，R 26 次/分，BP 120/89 mmHg。

请问：

1. 如何测量患者的呼吸？

2. 如何评估该患者的呼吸？

一、呼吸的概念及意义

机体在新陈代谢过程中，通过不断地从外界摄取氧气，排出二氧化碳，与环境之间进行气体交换。完整的呼吸过程由三个相互关联且同时进行的环节构成，即外呼吸（又称肺呼吸，包括肺通气和肺换气）、气体在血液中的运输和内呼吸（也称组织呼吸）。通常所说的呼吸指外呼吸。正常呼吸受神经和体液等多重因素的调节，如呼吸中枢的调节、反射性调节和化学性调节。

呼吸中枢分布于脊髓、延髓、脑桥、间脑、大脑皮质等部位，在呼吸运动调节过程中，各级中枢发挥各自不同的作用，相互协调和制约。延髓和脑桥是产生基本呼吸节律的部位，大脑皮质可随意控制呼吸运动。

（一）呼吸的定义

呼吸是指外界环境与血液之间在肺部进行气体交换的过程，包括肺通气和肺换气两个过程。

【护考提示】

　1. 简述呼吸的定义。

　2. 简述呼吸的意义。

（二）呼吸的特点及意义

呼吸是人体生命活动的基本能力，为人体提供能量。呼吸释放出来的能量，一部分转变为热能而散失，另一部分储存在 ATP 中。当 ATP 在酶的作用下分解时，就把储存的能量释放出来，用于生物体的各项生命活动，如细胞的分裂、矿物质元素的吸收、肌肉的收缩、神经冲动的传导等。同时呼吸过程能为体内一些化合物的合成提供原料。在呼吸过程中所产生的一些中间产物，可以成为体内一些重要化合物的合成原料。如葡萄糖分解时产生的丙酮酸是氨基酸的合成原料等。

1. 正常呼吸　正常成人安静状态下呼吸频率为 16～20 次/分，节律规则，呼吸运动均匀、无声且不费力。呼吸与脉搏的比例为 1∶4。成年男性和儿童以腹式呼吸为主，女性以胸式呼吸为主。

2. 生理变化

（1）年龄越小，呼吸频率越快，新生儿可达 44 次/分。

（2）同龄女性呼吸频率稍快于男性。

（3）剧烈运动后呼吸明显增快，休息和睡眠时减慢。

（4）紧张、恐惧、愤怒、悲伤、害怕等强烈的情绪变化可刺激呼吸中枢，引起呼吸加快或屏气。

（5）疼痛、环境温度升高、海拔增高等因素也可使呼吸加快。

3. 异常呼吸

（1）频率异常：①呼吸增快：成人在安静状态下呼吸频率超过 24 次/分，又称呼吸过速或气促。多见于发热、贫血、疼痛、缺氧、甲状腺功能亢进等患者。一般体温每升高 1 ℃，呼吸频率约增加 4 次/分。②呼吸减慢：成人呼吸频率低于 10 次/分，又称呼吸过缓。多见于颅内压增高、巴比妥类药物中毒等患者。

（2）节律异常：①潮式呼吸：又称陈-施呼吸，是一种呼吸由浅慢逐渐变为深快，然后再由深快转为浅慢，再经历一段呼吸暂停（5～20 s）后，又开始重复以上过程的周期性变化，其形态如潮水涨落。其周期可长达 30 s 至 2.0 min，常见于脑炎、脑膜炎、尿毒症、巴比妥类药物中毒者。其发生机制是由于呼吸中枢的兴奋性降低，血液中正常浓度的二氧化碳不能引起呼吸兴奋。只有当缺氧严重，二氧化碳积聚到一定程度，才能通过颈动脉体和主动脉弓的化学感受器反射性地刺激呼吸中枢引起呼吸深快。当积聚的二氧化碳呼出后，呼吸中枢又失去有效的兴奋，呼吸再次减弱而暂停，从而形成周期性变化。②间断呼吸：又称比奥呼吸，表现为呼吸和呼吸暂停交替出现。其特点是有规律地呼吸几次后，突然呼吸停止，间隔 10～60 s 又开始呼吸，如此反复进行。其产生机制同潮式呼吸，但比潮式呼吸更为严重，常在临终前发生。

（3）深浅度异常：①深度呼吸：又称库斯莫尔呼吸，是一种深而规则的大呼吸。常见于糖尿病酮症酸中毒及尿毒症酸中毒等患者。②浅快呼吸：呼吸浅而不规则，有时呈叹息样。常见于呼吸肌麻痹患者，也可见于濒死的患者。

（4）声音异常：①鼾声呼吸：呼吸时发出粗大的鼾声，常因气管或支气管内有较多分泌物蓄积所致。多见于昏迷患者。②蝉鸣样呼吸：吸气时产生的一种高调似蝉鸣的音响。多见于喉头异物、喉头水肿及喉痉挛患者。

（5）呼吸困难：患者自感空气不足、呼吸费力，可出现发绀、鼻翼扇动、端坐呼吸、辅助呼吸肌参与呼吸活动，造成呼吸频率、节律和深浅度的改变。临床上可分为以下几种。

①吸气性呼吸困难:其特点是吸气困难、吸气时间明显长于呼气,出现三凹征(胸骨上窝、锁骨上窝和肋间隙在吸气时凹陷)。由上呼吸道部分梗阻、气体进入不畅,吸气时呼吸肌收缩,肺内负压极度增高所致。常见于气管、喉头异物或喉头水肿等患者。②呼气性呼吸困难:其特点是呼气费力,呼气时间延长。由下呼吸道部分梗阻,气体呼出不畅所致,常见于哮喘患者。③混合性呼吸困难:其特点是呼气和吸气都感费力,呼吸浅而快。常由广泛性肺部病变使呼吸面积减少,影响换气功能所致。常见于肺部感染、大量胸腔积液和气胸患者。

二、呼吸的测量

(一) 目的

(1) 判断患者呼吸有无异常。

(2) 评估呼吸状况,了解患者呼吸功能。

(3) 动态监测患者呼吸变化,分析异常呼吸类型。

(4) 为疾病分析、诊断、治疗和护理提供依据。

(二) 操作前准备

1. 评估患者情况并解释

(1) 评估:评估患者年龄、病情、意识、心理状态和合作程度等情况。

(2) 解释:告知患者入院测量呼吸的目的、意义。

2. 患者准备

(1) 体位:取舒适体位,积极配合,了解测量呼吸的目的及注意事项。

(2) 情绪:平静,保持自然呼吸状态。

(3) 其他:运动、洗澡、坐浴、灌肠等,应休息 30 min 后测量。

3. 环境准备　安静整洁、光线充足。

4. 护士准备　着装规范、修剪指甲、洗手、戴口罩。

5. 用物准备

(1) 秒针表、记录本和笔。

(2) 少许棉花(必要时)。

(三) 操作流程(表 3-3)

表 3-3　呼吸测量操作流程

操 作 流 程	流 程 说 明	操 作 要 点
1. 护士准备	着装规范、洗手,戴口罩	
2. 用物准备	秒针表、记录本和笔	
3. 环境准备	安静整洁、光线充足	室内温度恒定
4. 监测呼吸	患者腹部和胸部的起伏	一般患者监测时间为 30 s×2 呼吸不规则者及婴幼儿测 1 min 呼吸微弱不易观察者,放少许棉花于鼻孔前,测 1 min 成年男性和儿童多为腹式呼吸,女性多为胸式呼吸
5. 患者体位	协助患者取舒适体位	

知识拓展
3-3

直通护考
在线答题

（四）评价

（1）护士操作规范、正确。

（2）测量值准确。

（3）患者及其家属满意。

（五）注意事项

（1）患者保持自然呼吸状态。

（2）急危重症患者应测量 1 min。

（3）记录呼吸值(××次/分)。

任务四　血压的评估及测量技术

案例引导

患者,男,60 岁,有高血压病史 10 年,主因头晕、头疼 1 周入院,查体：T 37.1 ℃,P 86 次/分,R 18 次/分,BP 160/100 mmHg,神志清楚,面色潮红,诊断：原发性高血压。

请问：

1. 如何测量患者血压？

2. 如何护理该患者？

一、血压的概念及意义

一般所说的血压指动脉血压,如无特别注明,均指肱动脉血压。在一个心动周期中,动脉血压随着心室的收缩和舒张而发生规律性的波动。在心室舒张末期,动脉血压下降达最低值称舒张压;当心室收缩时,动脉血压上升达最高值称收缩压;收缩压和舒张压之差为脉压;在一个心动周期中,动脉血压的平均值为平均动脉压,约等于舒张压＋1/3 脉压或 1/3 收缩压＋2/3 舒张压。

（一）血压的定义

血压是指血液在血管内流动时对血管壁的侧压力。

【护考提示】

　1. 简述血压的定义。

　2. 简述血压的意义。

（二）血压的意义

正常的血压是血液循环流动的前提,血压在多种因素调节下保持正常,从而提供各组织器官以足够的血量，以维持正常的新陈代谢。在循环系统中，足够的血液充盈是形成血压的前提，心脏射血和外周阻力是形成血压的基本因素，同时大动脉的弹性作用对血压的形成具有重要作用。动脉血压受每搏输出量、心率、外周阻力、主动脉和大动脉管壁的弹性、循环血量和血管容积比例等因素的影响。

1. 正常血压及其生理变化

（1）正常血压的范围（成人，安静时）：

①收缩压 90～140 mmHg（12.0～18.6 kPa）；

②舒张压 60～90 mmHg（8.0～12.0 kPa）；

③脉压 30～40 mmHg（4.0～5.3 kPa）；

④平均动脉压 100 mmHg（13.3 kPa）左右。

（2）生理变化：①年龄和性别：血压随年龄的增加而增高，新生儿血压最低，儿童血压比成人低，中年以前女性血压略低于男性，中年以后差别较小。②昼夜和睡眠：一般白天血压高于夜间，过度劳累或睡眠不足时，血压稍增高。③环境：在寒冷环境中血压可升高，高温环境中血压可略下降。④部位：一般右上肢高于左上肢 10～20 mmHg，因右侧肱动脉来自主动脉弓的第一大分支无名动脉，而左侧肱动脉来自主动脉的第三大分支左锁骨下动脉，能量消耗所致。下肢血压比上肢高 20～40 mmHg（如用上肢袖带测量），因股动脉的管径大于肱动脉，血流量较大所致。⑤其他：紧张、恐惧、兴奋及疼痛均可导致血压升高，舒张压一般无变化。劳动、饮食、吸烟和饮酒也可影响血压值。

2. 异常血压

（1）高血压：①临界高血压：收缩压在 141～159 mmHg（18.8～21.2 kPa），或舒张压在 91～94 mmHg（12.1～12.5 kPa）。②高血压：收缩压≥160 mmHg（21.3 kPa）和（或）舒张压≥95 mmHg（12.6 kPa），多见于原发性高血压、动脉硬化、肾炎、颅内压增高等患者。

（2）低血压：收缩压＜90 mmHg（12.0 kPa）和（或）舒张压＜60 mmHg（8.0 kPa），多见于休克、心肌梗死等患者。

（3）脉压的变化：①脉压增大：脉压＞40 mmHg（5.3 kPa），常见于主动脉硬化、主动脉瓣关闭不全、动静脉瘘、甲状腺功能亢进患者。②脉压减小：脉压＜30 mmHg（3.9 kPa），常见于心包积液、缩窄性心包炎、末梢循环衰竭患者。

二、血压测量

（一）目的

（1）判断患者血压有无异常。

（2）动态监测患者血压变化，间接了解患者循环系统功能。

（3）为疾病分析、诊断、治疗和护理提供依据。

（二）操作前准备

1. 评估患者情况并解释

（1）评估：评估患者年龄、病情、意识、体位、心理状态和合作程度等情况；评估被测量肢体有无偏瘫、功能障碍，测量部位皮肤有无损伤。

（2）解释：告知患者入院测量血压的目的、意义。

2. 患者准备

（1）体位：取舒适体位，积极配合，了解测量血压的目的及注意事项。

（2）情绪：稳定，自然状态。

（3）其他：运动、洗澡、坐浴、灌肠等，应休息 30 min 后测量。

3. 环境准备　安静整洁、光线充足。

4. 护士准备　着装规范、修剪指甲、洗手、戴口罩。

5. 用物准备

（1）血压计、听诊器、记录本和笔。

（2）检查血压计。

（三）操作流程（表 3-4）

表 3-4　血压测量操作流程

操作流程	流程说明	操作要点
1. 护士准备	着装规范、洗手、戴口罩	
2. 用物准备	血压计、听诊器、记录本和笔	
3. 环境准备	安静、清洁、舒适	室内温度恒定
4. 监测血压	（1）放置血压计，保持血压计"0"点与肱动脉、心脏在同一水平	
	（2）卷袖露臂，手掌向上，肘部伸直	
	（3）打开血压计，开启水银槽开关，驱尽袖带内空气，平整地缠于患者上臂中部，下缘距肘窝上 2～3 cm 处，松紧以能插入一指为宜	
	（4）听诊器置于肱动脉搏动最明显处，护士一手固定，另一手握加压气球，关气门，匀速向袖带内充气至动脉搏动消失后，再升高 20～30 mmHg	
	（5）匀速缓慢放气，速度以水银柱每秒下降 4 mmHg 为宜，注意水银柱刻度和肱动脉声音变化	取卧位时平腋线 坐位时平第 4 肋
	（6）在听诊器听到第一声搏动时，水银柱所指的刻度即为收缩压，当搏动音突然变弱或消失，此时水银柱所指刻度即为舒张压。如果血压未听清或异常，需要重测时，应当先将袖带内气体驱尽，使水银柱降至"0"点后再行测量	
	（7）测量完毕，松袖带，还原听诊器，帮助患者整理衣袖	
	（8）驱尽血压计袖带内余气，整理后放入盒内。将血压计盒盖倾斜 45°，使水银全部流入槽内，关闭水银开关，盖上盒盖，平稳放置	
	（9）告知患者血压的测量结果，并记录	
5. 患者体位	协助患者取舒适卧位	

（四）评价

（1）护士操作规范、正确。

（2）测量值准确。

（3）患者及其家属满意。

（4）沟通有效，患者积极配合。

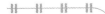

（五）注意事项

（1）读数时保持测量者视线与血压计刻度平行。

（2）需长期测量血压的患者，做到"四定"（定时间、定部位、定体位、定血压计）。

（3）按照要求选择合适袖带，排除影响血压的外界因素：①袖带过窄，测得的血压值会偏高，因需加大力量阻断动脉血流。②袖带过宽，测得的血压值偏低，因袖带过宽会使大段血管受压，以致搏动音在到达袖带下缘之前已消失。③袖带过松，测得的血压值会偏高，因橡胶袋呈球状，有效测量面积变窄。④袖带过紧，测得的血压值会偏低，因血管在未充气前已受压。

（4）若衣袖过紧或太多，应当脱掉衣服，以免影响测量结果。

（5）偏瘫患者选择健侧上臂测量血压。

（6）测得血压异常或血压搏动音听不清时，应重复测量。先将袖带内气体驱尽，使水银柱降到"0"点，稍等片刻再测，一般连测2～3次，取其最低值。

（李　萍）

知识拓展
3-4

直通护考
在线答题

项目四　医疗与护理文件记录

扫码看PPT

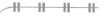

能力目标

1. 能说出医疗与护理文件记录的原则、要求及管理要求。
2. 能正确陈述入院病历和出院病历的排列顺序、病区交班报告书写顺序及要求。
3. 掌握体温单的绘制方法、医嘱的种类和处理方法。
4. 根据所学知识,正确绘制体温单;正确处理医嘱;准确记录出入液量和危重患者护理记录单。

项目导言

医疗与护理文件,又称病历,是医院和患者重要的档案资料,记录了患者疾病发生、发展、诊断、治疗、护理及转归的全过程,由医生和护士共同完成。医疗与护理文件的记录是护士每天工作的一项重要内容,是护士对患者进行病情观察和实施护理措施的原始文字记载,为医疗、护理、科研、教学和有关法律事务提供重要资料。因此,医疗与护理文件必须书写规范、妥善保管,以保证其正确性、完整性和原始性。目前全国各医院医疗与护理文件记录的方式不尽相同,但遵循的原则是一致的。

任务一　医疗与护理文件的管理

案例引导

患者赵某,女,68岁,因左侧肢体无力5 h入院,诊断为脑梗死。经抗血小板、改善循环、营养神经治疗后,病情好转,于15天后出院。

工作任务:护士整理病历送病案室。

医疗与护理文件包括病历、体温单、医嘱单、护理记录单、特别护理记录单、病室交班报告等。护士在医疗与护理文件的记录和管理中,必须充分认识到准确记录的重要意义,做到认真、细致、负责,并遵守专业技术规范。

Note

（一）记录的意义

1. 提供患者信息资料　医疗与护理文件是对患者病情变化、诊疗、护理和疾病转归全过程客观、及时、动态的记录，是医护人员正确诊疗、护理患者的依据，也是各级医护人员交流合作的载体。

2. 为教学科研提供资料　完整、客观的医疗护理记录是很好的临床教学资料，一些特殊病历还可以为个案教学提供素材，是开展医学科研工作的重要资料，也为流行病学研究、传染病管理、防病调查等提供统计学方面的资料，是卫生管理机构制定和调整政策的重要依据。

3. 为医院管理提供质量评价依据　医疗与护理文件书写质量是衡量医院医疗护理质量和医疗管理水平的关键指标之一。完整的医疗与护理文件在一定程度上反映了医院的医疗护理质量，也可作为医院等级评定和医护人员考评的重要资料。

4. 为医疗纠纷提供法律依据　医疗与护理文件是法律认可的证据性文件，可作为医疗纠纷、人身伤害、保险索赔、刑事犯罪案件及遗嘱查验的法律证明，可以有效维护医护人员和患者的合法权益。

【护考提示】

1. 医疗和护理文件概述。
2. 护理文件的书写。

（二）记录的原则

1. 及时　医疗与护理文件的记录必须及时完成，不能提早或拖延，更不能漏记、错记，确保提供患者的最新资料。因抢救危重患者未能及时记录时，有关护士应在抢救结束后 6 h 内据实补齐，并注明抢救时间和补记时间。

2. 准确　记录的内容必须在时间、内容及可靠度上真实无误，尤其是对患者的主诉和行为应进行详细、真实、客观的描述，不应是护士的主观解释和偏见，而应是临床患者病情进展的科学记录。

3. 完整　医疗与护理文件应项目齐全，眉栏、页码填写要完整，各项记录按要求逐项填写，避免遗漏。每项记录后不留空白，记录者必须签全名。如果患者出现病情变化、拒绝治疗、有自杀倾向、发生意外、请假外出等特殊情况，应详细记录事件，注明时间，及时汇报并做好交接。

4. 简要　记录内容应尽量简洁、流畅、重点突出，避免笼统、含糊不清或过多修辞，以便其他医护人员快速获取所需信息。

5. 规范　书写时按要求使用规定颜色的笔，使用确切的医学术语、通用的中文和外文缩写、符号及计量单位；字迹清晰，字体端正，表达准确，语句通顺，标点符号正确，不得写非正式简体字或自造字；不得涂改、刮擦、剪贴或使用修正液。

（三）医疗与护理文件的管理

1. 管理要求

（1）各种医疗与护理文件按规定放置，记录或使用后必须放回原处。

（2）必须保持医疗与护理文件的清洁、整齐、完整。严禁任何人涂改、伪造、隐匿、销毁、抢夺、窃取医疗与护理文件。

（3）除涉及对患者实施医疗护理活动的专业人员及医疗服务监控人员外,其他任何机构和个人不得擅自查阅患者病历。患者及其家属不得随意翻阅医疗与护理文件,不得擅自将医疗与护理文件带出病区。因教学、科研需要查阅医疗与护理文件时,必须经医疗机构相关部门同意,查阅后立即归还,不得泄露患者隐私。

（4）患者及其代理人有权要求借阅或复印病历,但必须按规定履行申请手续,批准后按照医疗与护理文件复印规定流程办理。因医疗活动或复印等需要带离病区时,应由病区指定专人负责携带与保管。

（5）医疗与护理文件应妥善保存。体温单、医嘱单、危重患者护理记录单作为病历的一部分随病历放置,患者出院后送病案室长期保存。门（急）诊病历档案的保存时间不少于 15 年,住院病历的保存时间不少于 30 年,病区交班报告本由病区保存 1 年。

（6）发生医疗事故纠纷时,应于医患双方同时在场的情况下封存或启封病历,封存的病历资料可以是复印件,封存的病历由负责医疗服务质量监控的部门或专（兼）职人员保管。

2. 病历排列顺序

（1）住院期间病历排列顺序:①体温单（按时间先后倒排）;②医嘱单（按时间先后倒排）;③入院记录;④病史及体格检查;⑤病程记录（查房记录、病情记录、手术记录或分娩记录单等）;⑥会诊记录;⑦各种检验和检查报告单;⑧知情同意书;⑨护理记录单;⑩住院病历首页;⑪入院证;⑫门诊病历。

（2）出院（转院、死亡）病历排列顺序:①住院病历首页;②死亡报告单（死亡者）;③出院或死亡记录;④入院记录;⑤病史及体格检查;⑥病程记录;⑦会诊记录;⑧各种检验和检查报告单;⑨知情同意书;⑩护理记录单;⑪医嘱单（按时间先后顺排）;⑫体温单（按时间先后顺排）。

3. 门诊病历　一般由患者自行保管。

任务二　医疗与护理文件的书写

案例引导

患者刘某,男,35 岁,因咳嗽、高热 3 日,于 2018 年 10 月 27 日上午 9 时 10 分入院。查体:T 38.8 ℃,P 88 次/分,R 20 次/分,BP 124/86 mmHg,身高 172 cm,体重 62 kg。初步诊断为支气管炎。医嘱:二级护理,半流质饮食,查血常规,胸部 X 线片,心电图,青霉素皮试,青霉素 800 万 U＋0.9％氯化钠注射液 250 mL 静脉滴注,每日 2 次。

工作任务:

1. 正确绘制患者的体温单。

2. 正确处理医嘱。

　　医疗与护理文件，包括体温单、医嘱单、出入液量记录单、危重患者护理记录单、病区交班报告和护理病历等。医疗与护理文件是护士交接班时核对工作的依据，认真、客观地填写各类护理文件，是护士必须掌握的基本技能。

一、体温单

　　体温单是由护士填写的重要护理文件，用于记录患者的生命体征及其他情况，排列在住院病历的首页，以便医务人员查阅（见插页）。

　　（一）眉栏

　　1. 眉栏　用蓝（黑）色墨水笔填写患者姓名、性别、年龄、科别、病室、床号、入院日期、住院病历号等项目。

　　2. "日期"栏　用蓝（黑）色墨水笔填写。每页第 1 日填写年、月、日，其余 6 日只填日。若在 6 日内有新的年度或月份开始，则填写年、月、日或月、日。

　　3. "住院日数"栏　用蓝（黑）色墨水笔填写。从入院当天开始填写，连续写至出院日，用阿拉伯数字"1、2、3、4……"表示。

　　4. "手术（分娩）后日数"栏　用红色墨水笔填写。以手术（分娩）次日为第 1 日，用阿拉伯数字"1、2、3……"连续写至 14 日止。若在 14 日内行第二次手术，则以第一次手术后日数作为分母，第二次手术后日数作为分子填写，依次填写至第二次手术后 14 日为止。如 2/3 表示第一次手术后第三日，第二次手术后第二日。

　　（二）体温单 40～42 ℃之间填写

　　用红色墨水笔填写，在体温单 40～42 ℃之间相应时间栏内纵行填写入院、转入、手术、分娩、出院、死亡等项目，后写"于"或划一竖线，竖线占 2 个小格，接着写明具体时间，按 24 小时制，精确到分钟。手术不写具体时间，转入时间由转入病区填写。

　　（三）体温、脉搏曲线的绘制和呼吸的记录

　　1. 体温曲线的绘制

　　（1）体温符号：用蓝笔绘制于体温单 35～42 ℃之间，每小格为 0.2 ℃，口温以蓝点（·）表示；腋温以蓝叉（×）表示；肛温以蓝圈（○）表示。相邻温度用蓝线相连。

　　（2）体温低于 35 ℃时，为体温不升，应在 35 ℃线以下相应时间纵格内用红色墨水笔写"不升"，不再与相邻温度相连。

　　（3）物理或药物降温 30 min 后，需要重新测量体温，测得体温以红圈（○）表示，画在物理降温前温度的同一纵格内，并用红虚线与降温前温度相连，下次测得体温与降温前的温度相连。

　　（4）若患者体温与上次温度差异较大或与病情不符时，应重新测量，重测相符者在原体温符号上方用蓝笔写上一小写英文字母"v"。

　　（5）若患者拒测、外出或请假，在体温单 40～42 ℃之间用红色墨水笔在相应时间纵格内填写"拒测""外出""请假"，前后两次体温断开不相连。

　　2. 脉搏曲线的绘制

　　（1）脉搏符号：脉率以红点（·）表示，心率以红圈（○）表示。

　　（2）每小格为 4 次/分，用红笔绘于体温单上，相邻脉率（心率）用红线相连。

　　（3）脉搏短绌时，相邻脉率或心率用红线相连，脉率和心率两曲线之间用红线填满。

　　（4）脉搏与体温重叠时，先绘制蓝色体温符号，再用红笔在外画（○）表示脉搏；如是肛温，则先以蓝圈（○）表示体温，其内以红笔画（·）表示脉搏。

（5）若患者拒测、外出或请假，在体温单 40～42 ℃ 之间用红色墨水笔在相应时间纵格内填写"拒测""外出""请假"。前后两次脉率（心率）断开不相连。

（6）安装心脏起搏器患者，心率以红色"Ⓗ"表示。

3．呼吸的记录

（1）将实际测量的呼吸次数，用阿拉伯数字表示，不写计量单位，用红色墨水笔填写在相应的呼吸栏内，相邻两次呼吸上下错开记录，每页首记呼吸从上开始写。

（2）使用呼吸机患者的呼吸在体温单相应时间栏内顶格用黑笔写"Ⓡ"。

（四）底栏填写

底栏数据以阿拉伯数字记录，不写单位，用蓝（黑）色墨水笔填写在相应栏内。

1．血压　以 mmHg 为单位填入。新入院患者当日应测量血压并记录。住院患者应根据病情及医嘱测量并记录。记录方式为收缩压/舒张压。一日内连续多次测量血压时，则上午血压写在前半格内，下午血压写在后半格内。术前血压写在前面，术后血压写在后面，如为下肢血压则应当标注。

2．出入量　以 mL 为单位，记录前一日 24 h 的出入总量，每日记录一次。

3．大便次数　记录前一日的大便次数，24 h 记录 1 次。未解大便以"0"表示；大便失禁以"※"表示；人工肛门以"☆"表示；灌肠以"E"表示，灌肠后排便以分数形式记录，E 作分母，排便次数作分子，如"1/E"表示灌肠后排便一次；"$1\frac{1}{E}$"表示自行排便一次，灌肠后又排便 1 次；"3/2E"表示灌肠 2 次后排便 3 次。

4．小便　以次或 mL 为单位，记录前一日 24 h 的小便次数或总尿量，每日记录一次，导尿以"C"表示，尿失禁以"※"表示，如"1600/C"表示导尿患者 24 h 排尿 1600 mL。

5．体重　以 kg 为单位，患者入院时护士测量体重并记录在相应时间栏内。住院期间，每周测量 1 次并记录。病情危重或不能走动者，可不测量，体重栏内注明"卧床"。

6．身高　以 cm 为单位，一般新入院患者当日应测量身高并记录。

7．过敏药物　用红色墨水笔写出。患者自诉有药物过敏史者，写明药物名称；药物过敏试验阳性者，注明药物名称和皮试结果（＋）。

8．页码　按页数用蓝（黑）色墨水笔连续逐页填写。

二、医嘱单

医嘱单是医生根据患者病情需要，为达到诊治目的而拟订的书面嘱咐，由医护人员共同执行。医嘱的内容包括日期、时间、床号、姓名、护理常规、护理级别、饮食、体位、药物（注明名称、剂量、用法、时间等），各种检查及治疗，术前准备和医生、护士的签名。一般由医生填写医嘱单，护士负责执行。目前，各医院医嘱单的书写方法不尽一致。

（一）医嘱单的种类

1．长期医嘱单　自医生开写医嘱起，至医嘱停止，有效时间在 24 h 以上。医生注明停止时间后方失效。如二级护理，低盐饮食，护理常规等（见插页）。

2．临时医嘱单　有效时间在 24 h 以内，一般只执行一次。有的需要在限定时间内执行，如会诊、手术、实验室检查及特殊检查等；有的需要立即执行（st），如：苯海拉明 20 mg 肌注 st。另外，出院、转科、死亡等也列入临时医嘱单（见插页）。

3．备用医嘱单　根据病情需要分为长期备用医嘱单和临时备用医嘱单两种。

（1）长期备用医嘱单（prn）：有效时间在 24 h 以上，必要时使用，医生注明停止时间

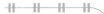

后失效。每执行一次应在临时医嘱栏内记录一次,两次执行之间必须有间隔时间。如:哌替啶 50 mg 肌注,每 6 h 一次 prn。

（2）临时备用医嘱单（sos）:仅在 12 h 内有效,必要时使用,只执行一次,过期未执行则失效。如地西泮 5 mg 口服 sos。

（二）医嘱单的处理原则

1. 先急后缓 判断需要执行医嘱的轻、重、缓、急,合理、及时地安排执行顺序。

2. 先临时后长期 临时医嘱单中需要即刻执行的医嘱,应立即安排执行。

（三）医嘱的处理方法

1. 长期医嘱 医生开写在长期医嘱单上,注明日期和时间,并签全名。护士将长期医嘱单上的医嘱分别抄录至各种执行单（如服药卡、注射卡、治疗卡、输液卡、饮食卡等）上,抄录时须注明执行的具体时间并签全名。定期执行的长期医嘱应在执行卡上注明具体的执行时间。如硝苯地平 10 mg tid,在服药卡上则应注明硝苯地平 10 mg 8 am,12 n,4 pm。护士执行长期医嘱后应在长期医嘱执行单上注明执行的时间,并签全名（见插页）。

2. 临时医嘱 医生开写临时医嘱于临时医嘱单上,注明日期和时间,并签全名。需立即执行的临时医嘱,护士执行后,必须注明执行时间并签上全名。有限定执行时间的临时医嘱,护士应及时抄录至临时治疗本或交接班记录本上。会诊、手术、检查等各种申请单应及时送到相应科室。

3. 备用医嘱

（1）长期备用医嘱处理:由医生开写在长期医嘱单上,必须注明执行时间,如哌替啶 50 mg 肌注（im）,q6h prn。护士每次执行后,在临时医嘱单记录执行时间并签全名,供下一班参考。

（2）临时备用医嘱:医生开写在临时医嘱单上,可暂不处理,待患者需要时执行。执行后按临时医嘱处理,过期未执行,护士应用红色墨水笔在该项医嘱栏内写"未用"两字,并签全名。

4. 停止医嘱 停止医嘱时,应把相应执行单上的有关项目注销,同时注明停止日期和时间,并在医嘱单原医嘱后,填写停止日期、时间,最后在执行者栏内签全名。

5. 重整医嘱 凡长期医嘱单超过 3 页或医嘱调整项目较多时,应重整医嘱。重整医嘱时,在原医嘱最后一行下面用红色墨水笔画一横线,在红线下正中用蓝（黑）色墨水笔写"重整医嘱"（红线上下不得有空行）,再将红线以上有效的长期医嘱,按原日期、时间顺序抄于红线下。抄录完毕必须两人核对无误,并填写重整者的姓名。当患者手术、分娩或转科后,也需要重整医嘱,即在原医嘱最后一行下面画一红色横线,在红线下正中用蓝（黑）色墨水笔写上"术后医嘱""分娩医嘱"或"转入医嘱",然后由医生开写新医嘱,红线以上医嘱自行停止。

6. 医嘱处理的注意事项

（1）处理医嘱时如有疑问,必须询问或核对清楚后执行。

（2）处理医嘱时,先处理临时医嘱,再处理长期医嘱。

（3）医嘱必须经医生签名后方为有效。一般情况下不执行口头医嘱,在抢救或手术过程中医生下达口头医嘱时,执行护士应先复述一遍,双方确认无误后方可执行;抢救或手术结束后,医生应及时补写医嘱。

（4）医嘱必须每班、每日核对,每周总查对,并在查对登记本上由查对者签全名和记录查对时间。

（5）凡需下一班执行的临时医嘱要交接班，并在护士交接班记录上注明。

（6）凡写在医嘱单上而又不需要执行的医嘱，不得贴盖、涂改，应由医生在该项医嘱栏内用红笔写"取消"，并在医嘱后用蓝笔签全名。

（7）医嘱执行者必须在医嘱单上签全名。

三、出入液量记录

正常人体每日液体的摄入量和排出量之间保持着动态的平衡。当摄入水分减少或由疾病导致水分排出过多时，都可引起机体不同程度的脱水；相反，如果水分过多积聚在体内，则会出现水肿，应限制水分摄入。当患者因休克、大面积烧伤、肝硬化腹腔积液等原因使摄入量和排出量不能保持动态平衡时，就会发生脱水或水肿。因此，护士必须正确地测量和记录患者每日液体的摄入量和排出量，以作为了解患者病情转归、做出诊断、决定治疗方案的重要依据。

（一）记录内容

1. 摄入量 包括每日的饮水量、食物含水量、输液量、输血量等。患者饮水或进食时，应使用已测量过体积的容器，以便准确记录。凡固体食物或水果，除记录其单位数量外，还需要根据医院常用食物含水量（表 4-1）及各种水果含水量（表 4-2）换算其含水量。

表 4-1 医院常用食物含水量

食物	单位	原料重量/g	含水量/mL	食物	单位	原料重量/g	含水量/mL
米饭	1 中碗	100	240	藕粉	1 大碗	50	210
大米粥	1 大碗	50	400	鸭蛋	1 个	100	72
大米粥	1 小碗	25	200	馄饨	1 大碗	100	350
面条	1 中碗	100	250	牛奶	1 大杯	250	217
馒头	1 个	50	25	豆浆	1 大杯	250	230
花卷	1 个	50	25	蒸鸡蛋	1 大碗	60	260
烧饼	1 个	50	20	牛肉		100	69
油饼	1 个	100	25	猪肉		100	29
豆沙包	1 个	50	34	羊肉		100	59
菜包	1 个	150	80	青菜		100	92
水饺	1 个	10	20	大白菜		100	96
蛋糕	1 块	50	25	冬瓜		100	97
饼干	1 块	7	2	豆腐		100	90
煮鸡蛋	1 个	40	30	带鱼		100	50

表 4-2 各种水果含水量

水果	重量/g	含水量/mL	水果	重量/g	含水量/mL
西瓜	100	79	桃子	100	82
甜瓜	100	66	杏	100	80
西红柿	100	90	柿子	100	58

续表

水果	重量/g	含水量/mL	水果	重量/g	含水量/mL
李子	100	68	香蕉	100	60
樱桃	100	67	橘子	100	54
黄瓜	100	83	菠萝	100	86
苹果	100	68	柚子	100	85
梨	100	71	广柑	100	88
葡萄	100	65			

2．每日排出量　主要为尿量。此外还有其他途径的排出量，如大便量、呕吐量、呕血量、咯血量、咳痰量、伤口引流量、胃肠减压量、胸腔引流量、创面渗液量等也应作为排出量加以记录。除大便记录次数外，液体以毫升（mL）为单位记录。为了准确记录昏迷患者、尿失禁患者或需密切观察尿量的患者，最好留置导尿管；婴幼儿测量尿量可先测量干尿布的重量，再测量湿尿布的重量，两者之差即为尿量；对于不易收集的排出量，可依据定量液体浸润织物的情况进行估算。

（二）记录方法

1．眉栏填写　用蓝（黑）色墨水笔填写记录单的眉栏项目和页码。

2．出入液量记录　晨7时到晚7时用蓝（黑）色墨水笔，晚7时到次晨7时用红色墨水笔，均以"mL"为单位记录。对于同一时间的摄入量和排出量，在同一横格上开始记录；对于不同时间的摄入量和排出量，应另起一行记录。

3．出入液量总结　一般于每日晚7时做12 h的小结一次，用蓝（黑）色墨水笔在晚7时记录的下面画一横线，将12 h小结的出入液量记录在横线下，然后在小结的下方再画一横线；次晨7时做24 h总结，用红色墨水笔在次晨7时记录的下面画一横线，将24 h总结的出入液量记录在横线下，然后在总结的下方再画一横线，并将24 h总出入液量填写在体温单的相应栏内。

4．记录应及时、准确　略。

四、特别护理记录单

凡危重、抢救、大手术后、特殊治疗和需要严密观察病情者，必须做好护理记录，以便及时观察、全面掌握患者情况。

（一）记录内容

患者的生命体征、意识、瞳孔、体位、基础护理、皮肤情况、出入液量、护理措施等。

（二）记录方法和要求

1．眉栏填写　用蓝（黑）色墨水笔填写眉栏项目，包括科别、病区、床号、姓名、性别、年龄、诊断、住院号等。

2．生命体征　及时准确地记录患者的体温、脉搏、呼吸、血压、出入液量。记录出入液量时，除填写出入液量外，还应将颜色、性状记录于病情栏内，并将24 h总量填写在体温单的相应栏内。

3．病情观察、治疗和护理措施　"病情观察及处理"栏内要详细记录患者的病情变化、治疗、护理措施以及效果，如果患者有危急值汇报，应及时记录处置和观察结果并签全名。

4. 小结和总结　日间(晨 7 时至晚 7 时)用蓝(黑)色墨水笔记录,夜间(晚 7 时至次晨 7 时)用红色墨水笔记录。分别于每班结束时就患者的总入量、总出量、病情、治疗、护理等做一次小结或者总结,以便于下一班快速、全面地掌握患者情况。

5. 保存记录　患者出院或死亡后,特别护理记录单应送病案室长期保存。

五、病区交班报告

病区交班报告是由值班护士将值班期间病区情况以及患者病情动态变化书写而成的交班报告。通过阅读病区交班报告,接班护士可以了解病区全天工作情况与重点,接班护士可全面掌握整个病区的患者情况,明确需继续观察的问题和实施的护理。

（一）书写内容

1. 出院、转出、死亡的患者　出院者写明出院时间,转出者注明转出时间,死亡者简明扼要记录抢救过程和死亡时间。

2. 新入院或转入的患者　应写明入院(转入)时间,方式(步行,平车,轮椅),主要症状和体征,给予的治疗、护理措施及效果。

3. 危重、有异常情况或行特殊检查的患者　写明生命体征,意识,病情动态,特殊的抢救、治疗、护理措施及效果等。

4. 手术或分娩的患者　当日手术后的患者需要写明麻醉种类,手术名称及过程,清醒时间,回病室后生命体征、伤口、引流、排尿及镇痛药使用情况等。产妇写明胎次、产式、产程、分娩时间、会阴切口、恶露及自行排尿时间,新生儿性别及评分。

5. 其他　病区存在护理安全高风险患者人数,如压疮、跌倒、坠床、管路脱出患者等,应提醒接班护士。

此外,还要报告上述患者的心理状态和需要接班者重点观察及完成的事项。夜间记录还应注明患者睡眠情况。

（二）书写要求

书写内容全面、真实、简明扼要、重点突出;书写字迹清楚,不得涂改;日间用蓝(黑)色墨水笔书写,夜间用红色墨水笔书写。

1. 眉栏填写　用蓝(黑)色墨水笔填写眉栏项目,如病区、日期、时间,患者总数和入院、出院、转出、分娩、死亡人数等。

2. 交班报告书写顺序　先写离开病区的患者(出院、转出、死亡),再写进入病区的患者(入院、转入),最后写病区内需要重点观察以及护理的患者(手术、分娩、危重以及有异常情况者)。同一栏内的内容,按床号先后顺序书写报告。

3. 新入院、转入、手术、分娩的患者　在诊断下方分别用红色墨水笔注明"新""转入""手术""分娩",危重患者用红色黑水笔做标记"※"。每个患者情况之间应留有适当空格。

4. 书写时间　应在了解病情的基础上于交班前 1 h 书写,写完后签全名。

5. 检查　护士长应对每班的病区交班报告进行检查,符合质量后签全名。

六、护理病历

在临床应用护理程序过程中,有关患者健康资料、护理问题、护理计划、护理措施和效果评价等,均应有书面记录,这些记录构成了护理病历。主要包括患者入院评估单、住

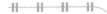

知识拓展
4

直通护考
在线答题

院评估单、护理计划单、护理记录单、健康教育和出院指导等。

1. 患者入院评估单　对新入院患者进行初步评估，找出存在的健康问题，确定护理诊断。

2. 患者住院记录单

（1）护理计划单是护士对患者实施整体护理的具体方案，包括护理问题、护理目标、护理措施和效果评价等。

（2）护理记录单是护士运用护理程序为患者解决问题的记录，内容包括患者的护理诊断、护士所采取的护理措施以及执行后的效果。常采用的记录格式有 PIO 格式。

3. 健康教育　健康教育是为恢复和促进患者健康、保证患者出院后能获得有效自我护理能力而制订和实施的帮助患者掌握健康知识的学习计划与技能训练计划。

4. 出院指导　出院指导是对患者出院后的活动、饮食、服药、复诊等方面进行指导。

（董国平）

项目五　休息与活动

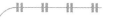

能力目标

1. 能说出患者不舒适的原因,患者活动受限的原因及对机体的影响。
2. 能说出疼痛患者的评估内容和护理措施。
3. 能阐述影响患者睡眠的因素,睡眠障碍分类;促进患者休息的护理措施。
4. 能运用舒适卧位的基本方法,协助和指导患者采取正确的舒适卧位。
5. 能运用肌力训练的方法指导患者进行肌力训练。

扫码看PPT

项目导言

　　休息与活动是人类生存和发展的基本需要之一。适当的休息与活动是必要的,对正常人而言,可以消除疲劳,促进身心健康;对患者来说,可减轻病痛,促进康复。因此,护士应为患者创造一个良好的休息环境,并在实际工作中根据患者的具体情况,发现和解决患者休息与活动方面存在的问题,满足患者需要,促进其疾病康复。

任务一　卧位与舒适

案例引导

　　张女士,55岁,因车祸急诊入院,诊断为"脾破裂"。准备急行手术。目前患者烦躁不安,面色苍白,四肢厥冷,查体:P 120次/分,BP 60/45 mmHg。
　　请问:
　　1. 根据患者目前的状况,患者应采取何种卧位?
　　2. 正确安置患者的卧位。

　　卧位是指患者休息、检查和治疗时所采取的卧床姿势。临床上为患者安置适当的卧位,不仅可以使患者感到舒适,还能预防因长期卧床而引起的并发症。护士在临床护理工作中应熟悉各种卧位,掌握维持舒适卧位的基本要求和方法,协助和指导患者采取正

Note

确、舒适、安全的卧位。

一、卧位概述

卧位的分类如下。

1. 按照卧位的自主性,分为主动卧位、被动卧位和被迫卧位三种

(1)主动卧位:患者根据自己的意愿采取的最舒适、最随意的卧位。常见于病情较轻的患者。

(2)被动卧位:患者自身没有变换卧位的能力,由他人帮助安置的卧位。常见于昏迷、瘫痪、极度衰弱的患者。

(3)被迫卧位:患者为了减轻疾病所致的痛苦或因治疗所需而被迫采取的卧位,患者意识清楚,也有变换卧位的能力。哮喘急性发作的患者被迫采取端坐位。

2. 根据卧位的平衡稳定性,分为稳定性卧位和不稳定性卧位

(1)稳定性卧位:支撑面大,重心低,平衡稳定,患者感到舒适轻松的卧位,如仰卧位。

(2)不稳定性卧位:支撑面小,重心高,难以平衡,患者感到不舒适、肌肉紧张,容易疲劳的卧位。应尽量避免患者采取不稳定性卧位。

【护考提示】

九种卧位的姿势和适用范围是护考的重点。

二、常用卧位

(一) 仰卧位

仰卧位又称平卧位,是一种自然的休息姿势,患者仰卧,头下放一枕头,两臂放于身体两侧,两腿自然放平。仰卧位可分为以下三种。

1. 去枕仰卧位

(1)姿势:患者去枕仰卧,头偏向一侧,两臂放于身体两侧,两腿自然平放,枕头横立于床头(图 5-1)。

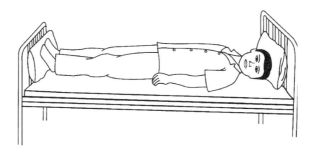

图 5-1　去枕仰卧位

(2)适用范围:①昏迷或全身麻醉未清醒患者,采取此卧位可防止呕吐物流入气管而引起患者窒息或肺部并发症。②腰椎穿刺术或椎管内麻醉后 6～8 h 的患者,采取此卧位可预防因颅内压降低而引起的头痛。因为穿刺后脑脊液可自穿刺点漏出至脊膜腔外,造成颅内压降低,牵张颅内静脉窦和脑膜等组织而引起头痛。

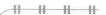

2. 中凹卧位(又称休克卧位)

(1)姿势:患者仰卧,两臂置于身体两侧,抬高头胸部 10°~20°,抬高下肢 20°~30°
(图 5-2)。

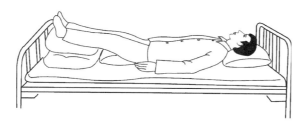

图 5-2　中凹卧位

(2)适用范围:休克患者。抬高头胸部有利于保持呼吸道通畅,改善通气状况,从而
改善缺氧症状;抬高下肢可促进静脉血液回流,增加心输出量,从而缓解休克症状。

3. 屈膝仰卧位

(1)姿势:患者仰卧,头下垫枕,两臂置于身体两侧,两膝屈起并稍向外分开(图 5-3)。

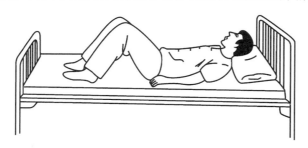

图 5-3　屈膝仰卧位

(2)适用范围:①腹部检查的患者,有利于腹部肌肉放松,便于检查。②女性患者行
导尿和会阴冲洗时,暴露操作部位,便于操作。使用该体位时应注意保暖和保护患者
隐私。

(二)侧卧位

1. 姿势　患者侧卧,臀部稍向后移,两臂屈肘,一手放在胸前,另一手放在枕边,下腿
稍伸直,上腿弯曲,必要时可在两膝之间、胸腹部、背部放置软枕,以扩大支撑面,增加稳
定性,促进患者的舒适和安全(图 5-4)。

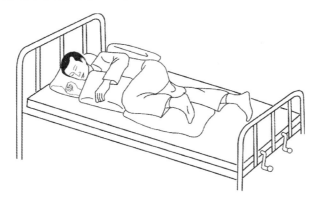

图 5-4　侧卧位

2. 适用范围

（1）灌肠、肛门检查及配合胃镜、肠镜检查等。

（2）臀部肌内注射采用侧卧位时患者应上腿伸直，下腿弯曲，以便充分放松注射侧臀部的肌肉。

（3）预防压疮，与平卧位交替，可以避免局部组织长期受压，预防压疮的发生。

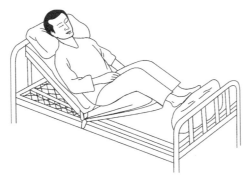

图 5-5　半坐卧位

（三）半坐卧位

1. 姿势　患者仰卧，摇起床头支架抬高上半身，与床的水平成 30°～50°，再摇起膝下支架 15°～20°，防止患者身体下滑。必要时床尾放一软枕，垫于患者足底，支撑患者，增加舒适感。放平时，先摇平膝下支架，再摇平床头支架（图 5-5）。

2. 适用范围

（1）颜面部及颈部手术后的患者：采取半坐卧位可减少局部出血。

（2）心肺疾病引起呼吸困难的患者：采取半坐卧位时由于重力作用，部分血液滞留于下肢和盆腔脏器内，回心血量减少，从而减轻肺部淤血和心脏负担；同时，半坐卧位可使膈肌下降，胸腔容积扩大，从而减轻腹腔内脏器对心肺的压迫，使肺活量增加，有利于气体交换，改善呼吸困难。

（3）胸腔、腹腔、盆腔手术后或有炎症的患者：采取半坐卧位，可使腹腔渗出液流入盆腔，盆腔腹膜抗感染能力较强，而吸收性较差，因而可以减少炎症的扩散和毒素的吸收，促使感染局限和减少中毒反应，同时可以防止感染向上蔓延引起膈下脓肿。此外，腹部手术后的患者采取半坐卧位可以松弛腹肌，减轻腹部切口缝合处的张力，缓解疼痛，有利于切口愈合。

（4）疾病恢复期体质虚弱的患者：采取半坐卧位，可使患者逐渐适应体位的改变，有利于向站立位过渡。

（四）端坐位

1. 姿势　患者坐起，在半坐卧位的基础上用床头支架或靠背架将床头抬高 70°～80°，使患者能向后倚靠。若患者虚弱，可在床上放一过床小桌，桌上放软枕，让患者伏桌休息。同时，膝下支架抬高 15°～20°，必要时加床挡，以确保患者安全（图 5-6）。

2. 适用范围　左心衰竭、心包积液、支气管哮喘发作的患者。患者由于极度呼吸困难被迫采取端坐位。

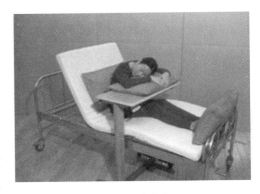

图 5-6　端坐位

（五）俯卧位

1. 姿势　患者俯卧，头偏向一侧，两臂屈曲置于头部两侧，两腿伸直，胸部、髋部及踝部各放一软枕支撑（图 5-7）。

2. 适用范围

（1）腰背部检查或配合胰胆管造影检查时。

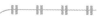

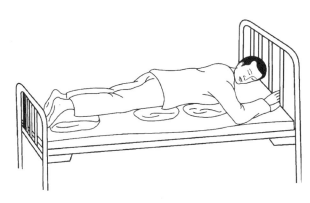

图 5-7　俯卧位

（2）脊椎手术后或腰背部有伤口，不能平卧或侧卧的患者。

（3）胃肠胀气导致腹痛时，患者采取该体位可使腹腔容积增大，从而缓解因胃肠胀气所致的疼痛。

（六）头低足高位

1．姿势　患者仰卧，头偏向一侧，床尾的床脚用支托物垫高 15～30 cm，将枕头横立于床头，以防碰伤头部。由于采取此体位的患者会感到不适，因此不宜长时间使用，孕妇、高血压患者、心肺疾病患者慎用，颅内高压患者禁用（图 5-8）。

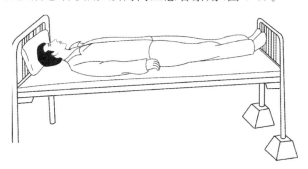

图 5-8　头低足高位

2．适用范围

（1）肺部分泌物引流，使痰液易于咳出。

（2）十二指肠引流术，利于胆汁引流。

（3）妊娠时胎膜早破，可预防脐带脱垂。

（4）跟骨牵引或胫骨结节牵引时，该体位可利用人体重力作为反牵引力。

（七）头高足低位

1．姿势　患者仰卧，床头的床脚用支托物垫高 15～30 cm 或根据病情需要而定，将软枕横立于床尾，以防足部触碰床尾而引起不适（图 5-9）。

2．适用范围

（1）颅脑疾病或颅脑手术后患者可减轻颅内压，预防脑水肿。

（2）颈椎骨折进行颅骨牵引时采取该体位，可以利用人体重力作为反牵引力。

（八）膝胸卧位

1．姿势　患者跪卧，两小腿平放于床上，稍分开，大腿与床面垂直，胸部尽量贴近床面，腹部悬空，背部伸直，臀部抬起，头转向一侧，两臂屈肘置于头部两侧（图 5-10）。

53

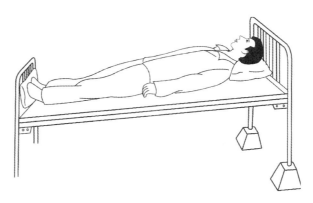

图 5-9　头高足低位

2. 适用范围

（1）肛门、直肠、乙状结肠检查及相应的治疗。

（2）矫正胎位不正或子宫后倾。

（3）促进产后子宫复原。

（九）截石位

1. 姿势　患者仰卧于检查床上，两腿分别放于架上，臀部向前尽量靠近床沿，两手放于身体两侧或胸前。采取该体位时应注意患者的遮挡和保暖（图 5-11）。

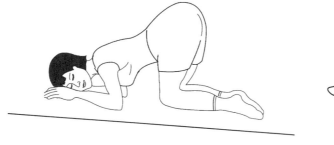

图 5-10　膝胸卧位

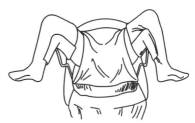

图 5-11　截石位

2. 适用范围

（1）会阴、肛门部位的检查，以及治疗手术，如膀胱镜、妇产科检查、阴道灌洗等。

（2）产妇分娩时。

三、卧位的变换

长期卧床的患者容易发生压疮、坠积性肺炎、深静脉血栓形成、消化不良、便秘、肌肉萎缩等并发症。因此，护士应指导长期卧床的患者经常变换体位，对于活动能力较弱或无自主活动能力者，护士应协助其定时变换卧位，促进舒适，预防并发症的发生。

（一）协助患者移向床头

1. 目的　协助滑向床尾而不能自行移动的患者移向床头。

2. 操作程序

（1）评估：①核对患者信息。②患者的年龄，体重，目前的健康状况，需要变换体位的原因。③患者的神志状况，生命体征，躯体和四肢的活动度，手术部位，伤口及引流情况等。④患者的心理状态及合作程度。

（2）计划：①患者准备：患者及其家属了解移向床头的目的、过程及配合要点，配合操作。②护士准备：着装整洁，剪指甲，洗手。③用物准备：视情况准备软枕。④环境准备：整洁、安静，室温适宜，光线充足，必要时进行遮挡。

（3）具体实施流程（表 5-1、图 5-12）。

表 5-1　卧位变换操作流程

操作流程	操作步骤	要点说明
1. 核对解释	核对患者信息（床头卡、腕带），做好解释工作	建立安全感，取得配合
2. 安置管路	（1）固定床的脚轮 （2）将各种管路等安置妥当 （3）将盖被折叠于床尾或一侧 （4）根据病情放平床头及床位支架，枕头横立于床头	保持管路通畅，翻身时，应先检查导管是否脱落、移位、扭曲、受压、折叠等 避免碰伤患者的头部
3. 协助移位	◆ 一人协助患者移向床头 （1）嘱患者仰卧屈膝，双手握住床头栏杆，双脚蹬床面 （2）护士一手托住患者肩背部，另一手托住患者臀部，抬起的同时，让患者两臂用力，双脚蹬床面 （3）放回枕头，协助患者取舒适卧位，整理床单位 ◆ 二人协助患者移向床头 （1）嘱患者仰卧屈膝 （2）两位护士分别站在床的两侧，交叉托住患者的肩部和臀部；或者两位护士站在床的同侧，一人托住患者颈肩部和腰部，另一人托住患者臀部及腘窝部，两人同时抬起患者移向床头 （3）放回枕头，协助患者取舒适卧位	适用于体重比较轻的患者 适用体重比较重或者病情较重的患者
4. 整理、洗手	（1）整理床单位 （2）洗手	

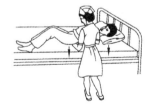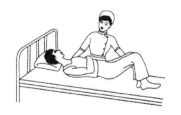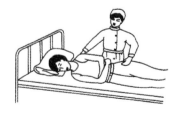

图 5-12　卧位变换实施过程

（二）协助患者翻身侧卧

1. 目的

（1）变换姿势，增进舒适。

（2）满足治疗护理需要，如背部皮肤护理，更换床单。

（3）预防并发症，如压疮、坠积性肺炎等。

2. 操作程序

（1）评估：①辨识患者。②患者的体重、年龄、健康状况,需要更换卧位的原因。③患者的生命体征、意识状况、躯体活动能力、局部皮肤受压情况;手术部位伤口及引流、有无骨折牵引等情况。④患者及其家属对变换卧位的操作方法及目的了解程度,配合情况等。

（2）计划：①患者准备：患者及其家属了解变换卧位的目的、过程及配合要点,情绪稳定,愿意配合。②护士准备：着装整洁,剪指甲,洗手。③用物准备：根据病情准备枕头、床挡等物品。④环境准备：整洁、安静,室温适宜,光线充足,必要时进行遮挡。

（3）具体实施过程（表 5-2）。

表 5-2　协助患者翻身侧卧操作流程

操作流程	操作步骤	要点说明
1. 核对解释,安置管路	（1）核对患者信息（床头卡,腕带） （2）将各种管路等安置妥当	保持管路通畅,翻身时,应先检查导管是否脱落、移位、扭曲、受压、折叠等
2. 安置患者	患者仰卧,两手放于腹部,两腿屈曲	
3. 协助翻身	◆ 一人协助翻身法 （1）先将枕头移向近侧,然后将患者的肩部、臀部移向近侧,再将患者的双下肢移近并屈曲 （2）一手扶肩部、另一手扶膝轻推患者转向对侧,使患者背向护士,将软枕垫于患者背部、胸前和两膝之间,以患者感到舒适、安全为宜 ◆ 二人协助翻身法 （1）甲、乙两位护士站在患者的同一侧,先将枕头移向近侧,甲护士托住患者的颈、肩部和腰部,乙护士托住患者臀部和腘窝部,二人同时将患者抬起移向近侧 （2）两位护士分别扶住患者肩、腰、臀部和膝部。轻推使患者转向对侧,将软枕垫于患者背部、胸前和两膝之间 ◆ 轴线翻身 （1）患者仰卧,将大单铺于患者身体下 （2）两位护士站在患者的同侧,抓紧靠近患者肩、腰背、髋、大腿等处的大单,将患者拉至近侧,拉起床挡 （3）护士转至另一侧,将患者近侧手臂放到头侧,另一手臂放于胸前,两膝之间放软枕 （4）两位护士分别抓紧患者肩、腰背、髋、大腿等处的大单,一人发出口令,两人同时将患者整个身体以圆滚轴式翻转至侧卧,面向护士	不可拖、拉、拽,以免擦伤皮肤 适用于体重较轻的患者 适用于体重较重或病情较重的患者;注意节力原则 适用于脊椎手术或者脊椎损伤的患者 翻转时,勿使患者身体屈曲,以免脊椎错位
4. 检查安置	（1）检查并安置患者肢体各关节处于功能位,观察患者受压皮肤情况 （2）各种管道保持通畅	
5. 洗手、记录	整理床单位,洗手,记录	记录翻身时间及皮肤情况

（三）注意事项

（1）协助患者移向床头时,注意保护头部,防止头部碰撞床头栏杆而受伤。

（2）根据患者的病情和皮肤受压情况确定翻身间隔时间,如发现患者皮肤有红肿或破损,应及时处理,并酌情增加翻身次数,记录于翻身记录卡上,同时做好交接班工作。

（3）协助患者翻身时,应先将患者身体远离床面后行进一步操作,切忌拖、拉、推、拽等动作,以免造成人为的皮肤擦伤;若为两人协助翻身,应注意动作的轻稳、协调。

（4）协助有特殊情况的患者更换体位时应给予特殊处理:①若患者身上带有各种导管,翻身或移动前应将管路妥善安置,变换体位后仔细检查,防止导管发生扭曲、折叠、受压、移位、脱落等,以保持管路通畅。②为手术后患者翻身前,应先检查伤口敷料是否干燥,有无脱落,如敷料潮湿或已脱落则应先换药再翻身,翻身后注意伤口不可受压。③颅脑手术后的患者,取健侧卧位或仰卧位,头部不可剧烈翻转以免引起脑疝,导致患者突然死亡。④颈椎和颅骨牵引的患者,翻身时不可放松牵引,应使头、颈、躯干保持在同一水平。⑤用石膏固定或有较大伤口的患者,翻身后应将患肢安置于适当位置,防止受压。⑥严重烧伤患者可采用电动翻身床。

（5）协助患者翻身时应注意节力原则。两脚分开,扩大支撑面,翻身时让患者尽量靠近护士。

（四）评价

（1）患者感觉安全和舒适。

（2）护士动作轻稳、协调。

（3）护患沟通有效,患者能有效配合。

四、舒适与不舒适的概念

（一）舒适

舒适（comfort）是指个体身心处于轻松、满意、没有焦虑、没有疼痛的健康和安宁状态中的一种自我感觉。当个体体力充沛、精神舒畅,感觉安全和完全放松,一切生理、心理需要都得到满足时,机体处于最高水平的舒适状态。另外,由于文化背景和生活经历的差异,不同的个体对舒适可产生不同的理解和体验。一般来说,舒适包括以下四个方面。

1. 生理舒适　个体身体上的舒适感觉。

2. 心理舒适　自尊、信仰、信念、生命价值与自我实现等精神层面需求的满足。

3. 社会舒适　个体、家庭和社会的相互关系和谐所带来的舒适感觉。

4. 环境舒适　围绕个体的外界事物,如适宜的声音、光线、温度、湿度等符合机体需要,使其产生舒适的感觉。

（二）不舒适

不舒适（discomfort）是指个体身心需求不能完全满足、身心负荷过重时的一种自我感觉。不舒适通常表现为烦躁不安、紧张、精神不振、焦虑、入睡困难、身体疼痛等,难以坚持日常工作和生活。疼痛是不舒适中最为严重的表现。

舒适和不舒适之间没有截然的分界,个体每时每刻都处在舒适和不舒适之间的某点上，并不断变化着。护士应密切观察患者的表情和行为，仔细倾听患者的主诉或家属提供的线索，正确评估患者舒适或不舒适的程度，及时消除导致患者不舒适的因素，为患者创造舒适的环境。导致不舒适的常见原因有以下几点。

1. 身体因素

（1）疾病的因素：疼痛、呕吐、咳嗽、头晕、心悸、发热等。如疾病导致的不舒适通常是严重的，其中疼痛是最常见、最严重的一种不舒适。

（2）姿势或体位不当：如患者身体局部长期受压或疾病造成的强迫体位等，都可使肌肉和关节疲劳而引起麻木、疼痛等不舒适。

（3）活动受限：由于疾病或治疗的原因，患者的随意活动受到限制，患者不能翻身、不能移动肢体等；或者使用约束具、石膏绷带、夹板等限制患者活动，可造成不舒适。

（4）个人卫生：长期卧床、昏迷等患者，自理能力降低，不能满足自身清洁的需要，导致代谢产物、分泌物等对皮肤和黏膜产生不良刺激，常因口臭、皮肤污垢、汗臭、瘙痒等引起不舒适，甚至影响其自尊。

2. 心理社会因素

（1）焦虑：患者通常担心疾病造成的伤害或不能忍受治疗过程中的痛苦，而对疾病及死亡充满焦虑、恐惧等。此外，患者还会担忧疾病对经济、家庭和工作的影响。

（2）生活习惯的改变：住院后环境、起居、饮食习惯的改变，患者一时难以适应。

（3）角色改变：患者因担心家庭、孩子或工作等，可能出现角色行为冲突、角色行为缺失等表现，往往不能安心养病，影响疾病康复。

（4）自尊受损：如护士操作时，患者身体隐私部位暴露过多、缺少遮挡；被医护人员冷落、被亲友忽视等，患者会感觉不被重视与尊重，自尊心受到伤害。

（5）人际关系的改变：在医院这个特殊的环境中，因其与医务人员之间缺乏沟通，患者得不到适当的关心和照顾等，会处于不舒适状态。

3. 环境因素

（1）不适宜的物理环境：如病室内通风不良，有异味刺激，温度过高或过低，同室病友的呻吟、仪器的噪声、被褥不整洁、床垫软硬不当等，都可使患者感到不适。

（2）不适宜的社会环境：如新入院的患者对医院和病室的环境不熟悉、不适应而感觉紧张，缺乏安全感，因而产生紧张、焦虑的情绪。

（三）不舒适患者的护理原则

患者受多种因素的影响，经常处于不舒适状态，护士应为患者提供身心舒适的条件，通过有关的护理活动，协助患者满足对舒适的需求。

1. 预防为主促舒适　护士应熟悉导致患者不舒适的相关因素，对患者进行全面评估，做到预防在先，积极促进患者舒适。如保持病室环境的整洁，加强生活护理，协助患者保持身体清洁，维持适当姿势和卧位等，都是增进舒适的有效护理措施。

2. 细致观察、去除诱因　不舒适属于自我感觉，客观评价比较困难。但通过细致的观察和科学的分析，可大致估计不舒适的原因及不舒适的程度。护士应认真倾听患者的主诉和家属提供的线索，同时细心观察患者的面色、表情、身体姿势、活动能力、饮食、睡眠、皮肤颜色，有无出汗等，从而判断患者不舒适的程度，并找出影响舒适的因素。

对身体不舒适的患者，可针对诱因采取有效措施。如指导腹部手术后患者取半坐位或指导其有效咳嗽缓解切口疼痛，减轻不适，促进康复；对已发生尿潴留的患者，采取适当的方法诱导排尿,必要时行导尿术,以解除膀胱高度膨胀引起的不适;对癌症晚期患者,应及时评估其疼痛的程度和性质,采取必要的止痛措施缓解疼痛,促进舒适,提高患者的生存质量。

3. 有效沟通、心理支持　护士应注意采取有效的方式与患者或家属沟通,与其建立相互信任的关系,提供有效的心理支持。护士应使用亲切的语言、尊敬的称呼表达对患者的尊重,还应尊重患者对治疗和护理的意见。对于心理、社会因素引起不舒适的患者,可以采取不做评判的倾听方式,使患者郁积在内心的压抑得以宣泄,或通过有效的沟通,正确指导患者调节情绪,或与其家属联系,共同做好患者心理护理。当患者面临痛苦或恐惧情境时,护士对患者要和蔼可亲、沉稳操作,指导患者学会深呼吸等缓解痛苦和消除恐惧心理的技巧。

4. 加强生活护理　良好的生活护理能有效地促进舒适的程度,尤其对危重患者,护士应协助或直接为其进行生活护理,使患者感觉舒适和安全。

5. 创造良好环境　医院环境应注重体现"以患者为中心"的人性化理念,不但要满足患者对医疗、护理的需要,还应兼顾患者的舒适与安全,护士应结合医院条件为患者创造一个舒适的物理环境与和谐的社会环境,以满足患者各种需求。

任务二　休息与睡眠

案 例 引 导

王女士,38 岁,因结肠癌入院。入院后患者难以适应医院环境,对家中 3 岁儿子放心不下,时常牵挂,并担心自身疾病。患者焦虑不安,晚上难以入睡,入睡后又时常被噩梦惊醒,患者感觉睡眠不佳,日间困倦、精神不振。

请问:

1. 分析患者失眠的原因。

2. 为患者制订一份促进睡眠的护理计划。

休息(rest)是指通过改变当前的活动方式,使身心放松,机体处于一种没有紧张和焦虑的松弛状态。休息的方式因人而异,取决于个体的年龄、健康状况、工作性质和生活方式等因素。无论采取何种方式,只要达到缓解疲劳、减轻压力、促进身心舒适和精力恢复的目的,就是有效的休息。

睡眠(sleep)是一种周期性发生的知觉的特殊状态,由不同时相组成。睡眠是各种休息形式中最重要、最自然的方式,睡眠可以使人的精神和体力得到恢复,可以保持良好的觉醒状态。休息和睡眠是人类的基本生理需要,对维持健康,尤其是促进疾病的康复具有重要意义。

一、要获得有效的休息，必须满足以下三个条件

（一）充足的睡眠

充足的睡眠可以促进个体精力和体力的恢复，尤其在患者康复过程中，睡眠具有非常重要的作用。个体每日所需的睡眠时间因人而异，但应保证最低限度的睡眠时间，否则就会出现焦虑不安、精神紧张、全身疲乏，难以达到身心放松的状态。

（二）生理上的舒适

生理上的舒适对促进人体放松有重要的作用，是良好休息的前提。因此在休息之前必须把身体的不舒适减至最低程度。如解除或控制疼痛、满足患者清洁的需要、安置舒适的体位、提供适宜的温湿度、减少噪声和异味刺激、调节睡眠时的光线等。

（三）心理上的放松

要得到良好的休息，必须有效控制与减少紧张和焦虑情绪，以获得心理上的放松。住院患者会由于多种原因而产生焦虑和抑郁，此时，护士应耐心地与患者沟通，增进双方的理解，帮助患者达到心境平和、安宁的状态。

二、睡眠

（一）睡眠的需求

对睡眠量的需要因人而异，睡眠受年龄、个体健康状况、职业、性格等多种因素的影响。出生一周内的新生儿几乎 24 h 处于睡眠状态；睡眠时间婴儿为每日 14～15 h；幼儿为每日 12～14 h；学龄儿童为每日 10～12 h；青少年为每日 8～9 h；成人为每日 7～8 h；50 岁以上老年人平均每日为 7 h。体力劳动者比脑力劳动者需要的睡眠时间长；怀孕、疲劳、术后或患病状态时，个体的睡眠需要量会明显增加。老人的睡眠特点为早睡、早醒，且中途觉醒较多，与随年龄增长睡眠深度逐渐降低有关。

（二）睡眠的评估

1. 影响睡眠的因素

（1）生理因素：①年龄因素：通常个体的睡眠时间与年龄成反比，随着年龄的增长，睡眠时间逐渐减少。②内分泌变化：女性在月经期常出现疲乏、嗜睡。绝经期女性由于内分泌的变化会出现睡眠紊乱，补充激素可以改善睡眠质量。③昼夜节律：睡眠与人的生物钟保持一致。如果人的睡眠不能与昼夜性节律协同一致，如时差改变、日夜班交替，会造成生物节律失调，造成睡眠紊乱。通常需要 3～5 天才能恢复正常。④疲劳：适度的疲劳有助于入睡，而过度疲劳则难以入睡。

（2）病理因素：几乎所有疾病都会影响原有的睡眠状态。患病的人需要更长的睡眠时间，然而，因个体疾病造成的不适、疼痛、呼吸困难等常常引起入睡困难。抑郁症、焦虑症等精神病的常见症状为失眠，而精神分裂症、强迫症、恐惧症患者等常处于过度觉醒状态。

（3）药物因素：治疗疾病的某些药物可能会给睡眠带来不良的影响。如利尿药的应用会导致夜尿增多而影响睡眠；安眠药能够加速睡眠，长期不适当地使用可产生药物依赖，加重原有的睡眠障碍。

（4）环境因素：熟悉、舒适的环境有利于入睡并保持睡眠状态，反之则睡眠易受干扰。

医院对患者来说是陌生的环境,医疗护理工作的频繁干扰、环境的复杂性都会影响患者的正常睡眠。

(5)心理因素:来自疾病的压力和生活中的困难所造成的任何强烈的情绪变化和不良的心理反应,如紧张焦虑、恐惧等都会影响患者的正常睡眠。心理因素也是失眠症状最难以治疗、最关键的原因。

(6)食物因素:一些食物及饮料的摄入会影响睡眠状态,如肉类、乳制品和豆类能促进入睡,缩短入睡时间,是天然的催眠剂。浓茶、咖啡、可乐等含有咖啡因,会使人兴奋难以入睡,即使入睡也容易中途醒来,且总睡眠时间缩短,睡眠不好的人应限制摄入,尤其在睡前 4 h 应避免饮用。

(7)个人习惯:睡前的一些习惯如洗热水澡、喝牛奶、听音乐、阅读书报等被改变,可能会影响睡眠。

2. 睡眠障碍　睡眠障碍(sleep disorder)是指睡眠量及质的异常,或在睡眠时出现某些临床症状,常见的睡眠障碍有以下几种。

(1)失眠(insomnia):临床上最常见的睡眠障碍。主要表现为入睡困难,多梦、易醒、早醒和通宵不眠,总的睡眠时间减少,且醒后仍觉疲乏。根据引起失眠的原因不同,可分为原发性失眠与继发性失眠。原发性失眠是一种慢性综合征,继发性失眠是由心理、生理、环境、药物、大脑弥散性病变等因素引起的短暂失眠。有些药物如利血平、甲状腺素等所致的失眠,停药后失眠即可消失。长期不适当地使用安眠药会造成药物依赖性失眠。

(2)发作性睡病(narcolepsy):不可抗拒的突然发生的睡眠,并伴有猝倒症、睡眠瘫痪和入睡幻觉,特点是不能控制的短时间嗜睡,发作时患者可由清醒状态直接进入快波睡眠,一般睡眠程度不深,易唤醒,但醒后又入睡。一天可发作数次至数十次,持续时间一般为十几分钟。单调的工作中,安静的环境中以及餐后更易发作。猝倒症是发作性睡病最危险的并发症,约有 70% 发作性睡病的患者会出现猝倒现象。约有 25% 的发作性睡病患者会出现幻觉和幻听。

(3)睡眠过度(hypersomnia):主要表现为睡眠过多,可持续几小时到几天,难以唤醒。多见于各种脑部疾病,如脑外伤、脑血管病变、脑瘤等,也可见于糖尿病、镇静剂过量等,还可见于严重的忧郁、焦虑等心理疾病。

(4)睡眠呼吸暂停(sleep-related apnea):以睡眠中呼吸反复停顿为特征的一组综合征,每次停顿时间≥10 s,通常每小时停顿次数＞20 次,临床上表现为时醒时睡,并伴动脉血氧饱和度降低、低氧血症、高血压及肺动脉高压。中枢性呼吸暂停是由中枢神经系统功能不良造成的,多见于颅脑损伤、药物中毒等患者。阻塞性呼吸暂停常发生在严重地、频繁地、用力地打鼾或喘息之后,由上呼吸道阻塞病变引起。

(5)梦游症(somnambulism):又称夜游症、梦行症或睡行症。常见于儿童,以男性多见,随着年龄的增长,症状逐渐消失,考虑是中枢神经成熟延缓所致。表现为入睡后不久突然起床四处走动,双目向前凝视,动作笨拙,喃喃自语,醒后对所进行的活动完全遗忘。

(6)遗尿(enuresis):5 岁以上的儿童仍不能控制排尿,在日间或夜间反复出现不自主的排尿。与大脑未发育完善有关,一般随着年龄增长逐渐消失。睡前饮水过多或过度兴奋也可诱发遗尿。

3. 睡眠评估　协助患者获得最佳的休息和睡眠,以达到康复的目的是护士的重要职责之一,护士应全面运用休息和睡眠的知识,对患者的睡眠情况进行综合评估,制订适合患者的护理计划,指导和帮助患者达到休息和睡眠的目的。评估内容有如下几点。

（1）每天需要的睡眠时间及就寝的时间。

（2）白天是否小睡及小睡的次数和时间。

（3）就寝前习惯，包括对食物、个人卫生、药物、光线、声音、温度及放松形式（阅读、听音乐等）的需要。

（4）是否打鼾。

（5）入睡持续的时间，夜间觉醒的次数及原因。

（6）睡眠过程中有无异常情况，如失眠、呼吸暂停、梦游等。

（7）睡前是否需要服用安眠药物及药物的种类和剂量。

（8）睡眠深度。

（9）睡眠效果。

三、促进休息和睡眠的护理措施

（一）创建良好的睡眠环境

应为患者创造安静、安全、舒适、整洁的休息环境。调节病室的温湿度、光线、声音，减少外界环境对患者感觉器官的不良刺激。保持病室空气流通，清除排泄物，避免异味。

（二）解除身体不适

积极采取有效措施，从根本上消除影响患者身体舒适和睡眠的因素。在患者就寝前，做好晚间护理，帮助患者采取舒适的体位，保证呼吸通畅，控制疼痛及减轻各种躯体症状等。

（三）加强心理护理

患者住院时由于环境的陌生、角色的转换、疾病的折磨及对疾病检查、治疗的各种顾虑等，容易产生紧张、焦虑甚至恐惧的情绪，这些都会严重影响睡眠。因此护士应加强与患者的沟通，及时发现和了解患者的心理变化，当患者感到焦虑、不安或失望时，不要强迫其入睡，这样会加重原有的失眠；如果患者入睡困难，护士应尽量转移患者对失眠问题的注意力，指导患者做一些放松活动来促进睡眠。

（四）尊重睡前习惯

满足患者的睡前习惯是帮助患者尽快入睡的重要前提。护士应尊重患者的睡眠习惯，做好就寝前的准备工作，如睡前沐浴或泡脚、阅读书报、听广播和音乐等，尽可能提供方便以促进患者的睡眠。

（五）合理安排治疗与护理活动

实施护理操作时应尽量集中，减少对患者睡眠的干扰。常规的护理操作应安排在白天，需夜间进行的操作应尽量间隔 90 min 以上，以保证患者一个正常睡眠周期所需要的时间。

（六）合理使用药物

护士应注意观察患者每日所服药物是否有引起睡眠障碍的副作用。如有影响睡眠的药物，应及时与医生联系，根据情况予以更换。对于一些失眠的患者，可适当使用安眠药，但护士必须对安眠药的种类、性能、应用方法、对睡眠的影响及副作用有全面的了解，还应避免长期使用，防止产生药物依赖性。

（七）睡眠障碍的特殊护理措施

1. 失眠　评估患者情况，针对原因给予有效的护理，如睡前饮用少量牛奶，进行放松练习、背部按摩等,必要时遵医嘱给予镇静安眠药。

2. 发作性睡眠　应选择药物治疗,护士指导患者学会自我保护,注意发作前兆,减少意外发生,告诫患者禁止从事高空作业、驾车、水上作业等工作,避免发生危险。

3. 睡眠过度　除积极治疗相关疾病外,还应做好心理护理,消除焦虑、忧郁等情绪,指导患者控制饮食,减轻体重,增加有趣和有益的活动,限制睡眠时间。

4. 睡眠呼吸暂停　护士应指导其采取正确的睡眠姿势,保证呼吸道通畅,并在夜间加强巡视,随时消除呼吸道梗阻症状。

5. 梦游症　应对患者采取各种防护措施,将室内危险物品移开,锁门,避免发生危险。

6. 遗尿　晚间限制其饮水量,并于睡前督促其排尿。

任务三　活动的需求

案 例 引 导

　　李奶奶,75岁,2周前遭遇车祸,诊断为"骨盆骨折"。现在生命体征平稳,意识清楚,护士小王早上做晨间护理时发现患者咳嗽无力,有痰鸣音。

　　请问:

　　1. 分析患者长期卧床活动受限对呼吸系统的影响。

　　2. 正确实施预防该并发症的护理措施。

　　活动是人类的基本需求之一,对维持健康尤为重要。适当的活动可以使机体保持良好的肌张力,增强运动系统的强度和耐力,保持关节的弹性和灵活性,控制体重,避免肥胖;适当的运动可以加速血液循环,提高机体氧合能力,增强心肺功能,同时还可以促进消化、预防便秘;适当的活动还有助于缓解心理压力,促进身心放松;有助于睡眠,并能减慢老化过程和慢性疾病的发生。

一、活动受限的原因

(一)病理生理因素

1. 营养状态改变　由疾病造成的严重营养不良、缺氧、虚弱无力等患者,因不能提供身体活动所需的能量而导致活动受限。反之,过度肥胖的患者身体负荷过重,也会出现身体活动受限。

2. 医疗护理措施的限制　为治疗某些疾病所采取的措施会限制患者的活动,如心肌梗死患者在急性期内 24 h 需要绝对卧床休息;骨折部位的固定和牵引也限制了患者活动。

3. 疼痛多由疾病本身引起　患者因疼痛会主动或被动地限制活动以减轻疼痛,如类风湿关节炎患者为避免关节活动时疼痛,会减少活动,形成某种特定姿势。

4. 损伤 肌肉、骨骼、关节等部位的器质性损伤，如骨折、扭伤等，会导致受伤肢体的活动受限。

5. 神经系统受损 这类损伤会严重甚至永久性地改变人体活动能力。如脑血管意外、脊髓损伤等导致受损神经支配部分的身体出现运动障碍；重症肌无力、肌肉萎缩患者也会出现明显的活动受限，甚至不能活动。

6. 残障 肢体的先天残疾或残障，疾病造成的关节肿胀、增生、变形等都会影响机体的活动。

（二）心理因素

情绪会影响人的自由活动能力，压力过大或极度忧郁可引起情绪波动而影响活动，如悲伤、沮丧、烦闷时不愿意与人接触，活动减少。部分精神病患者，在思维异常的同时活动能力也会下降，如抑郁性精神分裂症、木僵患者等，其正常活动明显减少。

（三）社会因素

个体局限在较小的空间内，其正常的社交活动受到限制称为社交制动。如传染病患者被隔离在一个小房间，其社交活动受到限制。

二、活动受限对机体的影响

（一）对皮肤的影响

活动受限或长期卧床的患者，对皮肤最主要的影响是形成压疮。

（二）对运动系统的影响

机体长期处于活动受限的状态，其骨骼、肌肉和关节会发生变化，导致肌肉无力或萎缩、腰背痛、骨质疏松、关节僵硬挛缩或变形等，甚至丧失运动系统的功能。

（三）对心血管系统的影响

1. 直立性低血压 患者久卧后第一次起床时常会感到眩晕、心悸、虚弱无力。发生这种现象的原因，一是长期卧床造成的肌肉无力；二是患者长期卧床，血液循环量下降，头部供血不足，由卧位突然换为直立位时，小动脉尚未收缩，造成血压突然下降，导致患者出现眩晕等低血压的症状。

2. 静脉血栓形成 患者活动受限时间越长，发生静脉血栓的危险性越高，特别是脱水、贫血及休克的卧床患者发生率更高。血栓形成的原因是患者长期活动受限，导致血管内膜损伤、血液高凝状态和静脉血流滞缓，这三个因素同时存在就会引起血栓形成。血栓的整体或部分可以脱落形成栓子，随血流运行引起栓塞。最主要的危险是血栓脱落栓塞于肺部、脑血管，导致肺动脉栓塞、脑栓塞。

（四）对呼吸系统的影响

1. 坠积性肺炎 长期卧床患者大多处于衰竭状态，呼吸肌运动能力减弱，无力进行有效的深呼吸，加之患者自主排痰能力差，无力咳嗽，致使呼吸道内分泌物排出困难，痰液大量堆积，并因重力作用流向肺底，如果不及时处理，将会造成肺部感染，导致坠积性肺炎。

2. 二氧化碳潴留 患者长期卧床，肺底部长期处于充血、淤血状态，肺部扩张受限，有效通气减少，再加上分泌物蓄积，干扰氧气的正常交换，导致二氧化碳潴留，严重时会出现呼吸性酸中毒。

（五）对消化系统的影响

1. 营养不良　由于活动量的减少和疾病的消耗,患者往往会出现食欲减退、厌食,摄入的营养物质减少,不能满足机体需要,导致负氮平衡,甚至会出现严重的营养不良。

2. 便秘　由于摄入纤维和水分减少,加之活动减少引起肌张力减弱,胃肠道蠕动减慢,以及不习惯床上排便,患者常发生便秘。

（六）对泌尿系统的影响

1. 尿潴留　长期卧床的患者因排尿姿势的改变,会影响正常的排尿活动,出现排尿困难,导致膀胱充盈,机体对膀胱胀满的感受性降低,排尿反射难以形成,引起尿潴留。

2. 尿道结石　机体活动量减少,尿液中的钙、磷浓度增加,同时伴尿液潴留,可引起尿道结石。

3. 泌尿系统感染　由于尿液潴留,正常排尿对泌尿系统的冲洗作用减弱,大量细菌繁殖,致病菌可由尿道口进入,上行到膀胱、输尿管和肾,造成泌尿系统感染。

（七）对心理的影响

活动受限可使患者产生焦虑,严重时可使患者产生失眠、愤怒、恐惧的情绪,有些患者会因为不能自行活动,需要依靠他人而产生挫折感,自尊心受损。

三、患者活动能力的评估

（一）患者的一般资料

患者的一般资料包括患者的年龄、性别、文化程度、职业等。

（二）患者目前的患病情况

疾病的性质和严重程度决定机体活动受限的程度,评估疾病的严重程度有助于合理安排患者的活动量及活动方式,同时有助于满足治疗需要。如当患者有心肺疾病时,不恰当的活动会加重原有疾病,甚至会发生心搏骤停。因此活动前应评估血压、脉搏、呼吸等指标,并根据心功能状况,确定活动量的安全范围,根据患者的反应及时调整活动量。

（三）骨骼肌肉状态

机体要完成日常的各种活动,既需要有健康的骨骼组织,还要有良好的肌力。肌力是指肌肉的收缩力量,可以通过机体收缩特定肌肉群的能力来判断肌力。肌力一般分为6级。

0级:完全瘫痪,肌力完全丧失。

1级:可见肌肉轻微收缩,但无肢体活动。

2级:肢体可移动位置,但不能抬起。

3级:肢体能抬离,但不能对抗阻力。

4级:能做对抗阻力的运动,但肌力减弱。

5级:肌力正常。

（四）关节功能状况

关节功能状况的评估主要通过患者自己移动关节的主动运动和护士协助患者移动关节的被动运动,来观察关节的活动范围有无受限,关节是否僵硬、变形,活动时有无声响或疼痛不适。

（五）机体活动能力

机体活动能力的评估主要是指通过对患者日常活动的完成情况进行的综合评估,如观察患者行走、穿衣、吃饭、如厕等。机体活动能力分为5级。

0级：完全能独立，可自由活动。

1级：需要使用设备或器械。

2级：需要他人的帮助、监护和教育。

3级：既需要帮助，也需要设备和器械。

4级：完全不能独立，不能参加活动。

（六）社会心理状况

患者的心理状况对活动的完成具有重要影响。患者情绪低落、焦虑，对活动不积极，甚至产生厌倦或恐惧时，会严重影响活动的进行及预期效果。相反，如果患者心情愉快，对活动积极、热心，对疾病的治疗充满信心，则能很好地完成各项活动，使护理计划顺利完成。

四、对患者活动的指导

（一）选择合适的卧位

患者卧床时，应根据其具体情况选择舒适、安全的卧位，使其全身尽可能放松，以减轻肌肉和关节紧张。

（二）保持脊柱的生理弯曲和各关节处于功能位

脊柱的生理弯曲使脊柱更具有弹性，可减轻行走、跑跳时产生的震动，并对脑和胸腹腔脏器起重要的保护作用。长期卧床的患者，如果床板不平，床垫太薄而又缺少活动，脊柱长期在一个姿势上受压，会损伤变形，甚至发生生理弯曲的改变，失去弹性和正常的缓冲功能。因此，卧床患者应注意在颈部和腰部以软枕支托，如病情许可，还应帮助患者变换体位，练习脊柱活动，增强腰背肌的锻炼，以保持脊柱的正常生理功能和活动范围。

（三）维持关节活动范围

关节活动范围（range of motion，ROM）是指关节运动时可达到的最大弧度，常以度数表示，亦称关节活动度。关节活动度练习简称ROM练习，是指根据每一特定关节可活动的范围，进行主动或被动的练习，是维持关节正常的活动度，恢复和改善关节功能有效的锻炼方法。如果关节静止不动，只要4天时间就会有结缔组织的变化；一般患者卧床2周足以产生重要的肌肉群、关节囊、关节韧带挛缩畸形。因此，应尽快开始ROM练习，一般应每日做2～3次ROM练习。以下主要介绍被动性ROM练习的具体方法。

1. 目的

（1）维持关节活动度，预防关节僵硬、粘连和挛缩。

（2）促进血液循环，有利于关节营养的供给。

（3）恢复关节功能。

（4）维持肌张力。

2. 操作流程（表5-3）

表5-3　ROM操作流程

操作流程	操作流程	要点说明
1. 核对解释	（1）核对患者信息并做好解释工作 （2）告知关节活动的目的和配合方法	确认患者，取得配合

续表

操作流程	操作流程	要点说明
2. 操作准备	（1）协助患者换上宽松的衣服，调节床至合适高度 （2）移开床旁椅，盖被折于床尾	便于患者活动和操作
3. 调整体位	帮助患者采取自然姿势，面向操作者	患者尽量靠近操作者
4. 活动关节	（1）比较两侧关节的活动 （2）依次对患者的颈、肩、肘、腕、手指、髋、踝、跖关节做屈曲、伸展、内收、外展、内旋、外旋等关节活动练习 （3）每个关节每次可有节律地做5～10次完整的 ROM 练习（表5-4，表5-5） （4）观察患者反应	·了解关节原来的活动情况 ·活动关节时操作者的手应作为环状或支架支撑患者关节远端肢体 ·动作缓慢柔和，有力度，有节律，关节活动度逐渐增大，到最大幅度时短暂维持 ·患者出现疼痛、疲劳时应停止操作 ·对心脏病患者，应注意观察患者有无胸痛及心律、心率、血压方面的变化，避免因剧烈活动诱导心脏病发作
5. 测量体征	运动后测量生命体征	避免意外发生
6. 整理、记录	协助患者取舒适卧位，整理床单位；洗手、记录	记录每日运动的项目、次数、时间以及关节活动度的变化

表 5-4　各关节的活动形式和范围

部位	屈曲	伸展	过伸	外展	内收	内旋	外旋
脊柱	颈段前屈 35°	后伸 35°			左右侧屈 30°		
	腰段前屈 45°	后伸 20°			左右侧屈 30°		
肩部	前屈 135°	后伸 45°		90°	45°	135°	45°
肘关节	150°	0°	5°～10°				
腕关节	掌屈 80°	背伸 70°		桡侧偏屈 50°		尺侧偏屈 35°	
手	掌指关节 90°			拇指屈曲 50°		过伸 45°	
	近侧指间关节 120°					屈曲 80°	
	远侧指间关节 60°～80°					外展 70°	
髋	150°	0°	15°	45°	30°	40°	60°
膝	135°	0°	10°				
踝关节	背屈 25°	跖屈 45°					

表 5-5　各关节活动形式的注释

动　作	定　义	动　作	定　义
屈曲	关节弯曲或头向前弯	外展	远离身体中心
伸展	关节伸直或头向后仰	内收	移向身体中心
过伸	超过一般的范围	内旋	转向中心
		外旋	自中心向外旋

3. 注意事项

（1）运动前要全面评估患者的疾病情况、机体活动能力、心肺功能状态、关节的现存功能，根据康复目标和患者的具体情况制订运动计划。

（2）运动前保持病室空气清新、温湿度适宜，帮助患者更换宽松、舒适的衣服，以便于活动，注意保护患者的隐私。

（3）运动过程中，要注意观察患者对活动的反应及耐受性，注意观察有无关节僵硬、疼痛、痉挛及其他不良反应，出现异常情况及时报告医生给予处理。

（4）对肌腱断裂、骨折、关节脱位的患者进行 ROM 练习时，应在临床医生和康复医生的指导下完成，避免出现再次损伤。

（5）护士应结合患者病情，向患者及其家属介绍关节活动的重要性，鼓励患者积极配合锻炼，并最终达到由被动运动转变为主动运动的目的。

（6）运动后，应及时、准确地记录运动的时间、内容次数，关节的活动变化及患者的反应，为制订下一步护理计划提供依据。

（四）肌肉的等长练习和等张练习

1. 等长练习　等长练习指增加肌肉的张力而不改变肌肉长度的练习。如膝关节完全伸直定位后，做股四头肌的收缩松弛运动。等长练习的优点是不引起明显的关节运动，故可在肢体被固定的早期应用，以预防肌肉萎缩；也可在关节损伤、积液、炎症时应用；可利用大负荷增强练习效果。

2. 等张练习　等张练习指对抗一定的负荷做关节的活动锻炼，同时可锻炼肌肉收缩。等张练习的优点是符合大多数日常活动的肌肉运动方式，同时有利于改善肌肉的神经控制。常用于增强肌肉强度和肌肉耐力的练习，适用于各种原因造成的肌肉萎缩或肌力减退，但关节制动者禁用。

3. 进行肌力训练的注意事项

（1）根据肌力练习的基本原则，掌握运动量及频度，肌肉达到适度疲劳即可，每次练习有适当间歇让肌肉充分复原，一般每日或者隔日练习一次。

（2）肌力练习效果与练习者的主观努力程度密切相关，故使患者充分理解、合作，并使其掌握练习要领尤为重要。

（3）强力肌力练习前后应做准备及放松运动，避免出现肌肉损伤。

（4）肌力练习不应引起明显疼痛，疼痛常为损伤信号，妨碍肌肉收缩，无法取得练习效果。

（5）高血压、冠心病或其他心血管疾病患者慎用肌力练习，严重者禁做肌力练习，以免肌肉等长收缩引起的升压反应及增加心血管负荷。

任务四　疼痛患者护理技术

案例引导

王女士,70岁,诊断为"肝癌晚期",患者自诉右上腹部疼痛厉害,难以忍受、无法入睡。不思饮食,体检发现患者消瘦,有黄疸、腹水;患者经常沉默寡言,眉头紧锁,交流困难。

请问:

1. 护士对该患者的疼痛应怎样进行评估?

2. 护士应采取哪些有效的护理措施指导患者减轻疼痛?

疼痛是常见的临床症状之一,疼痛的发生提示个体的健康受到威胁,它与疾病的发生、发展和转归有着密切的联系。做好疼痛患者的护理工作是护士的重要职责,也是评价治疗与护理效果的重要标准之一,护士应掌握疼痛的相关知识,帮助患者避免或者减轻疼痛。

一、疼痛概述

(一)疼痛的概念

疼痛是伴随现有的或潜在的组织损伤而产生的不愉快的主观感受和情绪体验,疼痛也是机体对有害刺激的一种保护性防御反应。

(二)疼痛的原因及影响因素

1. 疼痛的原因

(1)温度刺激:身体的体表接触过高或过低的温度,均会损伤组织,如灼伤或冻伤。

(2)物理损伤:刀切割伤、针刺、碰撞、挤压、手术、身体组织受牵拉等均可使局部组织受损,刺激痛觉神经末梢引起疼痛。

(3)化学刺激:化学物质如强酸、强碱等不仅直接刺激神经末梢而导致疼痛,而且会损伤组织使之释放致痛物质,使疼痛加剧。

(4)病理因素:疾病造成体内某些管腔堵塞,组织缺血缺氧,空腔脏器过度扩张、平滑肌痉挛或过度收缩,局部炎性浸润等均可引起疼痛。

(5)心理因素:心理因素是导致疼痛的常见原因。心理状态不佳、情绪紧张或低落、愤怒、悲痛、恐惧等都能引起局部血管收缩或扩张而导致疼痛,如神经性疼痛。

(6)其他因素:疲劳、睡眠不足、用脑过度也可导致功能性头痛。

2. 疼痛的影响因素　疼痛是生理、心理、情绪、感觉等多种因素共同作用的结果,与个体的体验有关,因此疼痛的感觉受以下多种因素的影响。

(1)年龄和性别:年龄是影响疼痛的主要原因之一,个体对疼痛的敏感程度随年龄变化而不同。婴儿对疼痛的敏感程度低于成人,但是老年人对疼痛的敏感程度又逐渐下

69

降。通常男性和女性对疼痛的反应无明显差异,但是在某些地方受性别文化的影响,男性和女性对疼痛反应的程度会有不同。

（2）个人经历:包括个体以往对疼痛的经验及对疼痛原因的理解和态度。疼痛经验是个体对刺激体验所获得的感觉,并从行为中表现出来。如经历过手术疼痛的患者对再次手术的疼痛可能会更敏感,儿童对疼痛的体验常常受父母的态度和处理方法的影响。

（3）社会文化背景:患者所处的社会环境和文化背景,可影响其对疼痛的认知和评价,进而影响其对疼痛的反应。如生活在鼓励忍耐和推崇勇敢的文化背景中的患者,往往更能耐受疼痛。

（4）个体差异:疼痛程度和表达方式常因个体的性格和所处的特定环境不同而有所差异。自控力及自尊心较强的人常能忍受疼痛;善于表达情感的患者主诉疼痛的机会较多;患者单独处在一个环境中,常能忍受疼痛。

（5）情绪:疼痛与焦虑、不安、恐惧等情绪相联系。消极的情绪如沮丧、恐惧、焦虑、失望可加剧疼痛。积极的情绪如愉快、兴奋、自信可以减缓疼痛。

（6）注意力:个体对疼痛的注意程度会影响其对疼痛的感受程度。当注意力集中在其他事物时,痛觉可以减轻甚至消失。如运动员在赛场上受伤而无明显的痛感,是由于其注意力高度集中于比赛。松弛疗法、音乐疗法、看电视、愉快交谈等均可分散患者对疼痛的注意力而减轻疼痛。

（7）疲乏:疲乏可提高个体对疼痛的感知,降低其对疼痛的耐受性。患者疲乏时对疼痛的耐受性下降,痛觉加剧。

（8）支持系统:有亲属陪伴时可减少患者的孤独和恐惧感,从而减轻疼痛。

（9）治疗及护理因素:很多治疗及护理操作因素可引起或加剧患者的疼痛,如护士对疼痛的知识掌握不够或评估方法不当。

（三）疼痛的临床分类

1. 急性疼痛　急性疼痛多发生于急性外伤、疾病或外科手术后,发作迅速且程度由中度至重度不等。其持续时间较短,常常短于 6 个月。受伤部位痊愈后,疼痛可经治疗消失,也可治愈。

2. 慢性疼痛　慢性疼痛的特征是持续时间较长（超过 6 个月）且程度不一,如关节炎、腰背痛、头痛和周围神经病变,可伴疲乏、失眠、食欲减退、体重下降、抑郁、无助和愤怒等症状。

3. 癌痛　癌痛常为慢性疼痛。晚期癌症患者的疼痛发生率为 $60\%\sim80\%$,其中 1/3 的患者为重度疼痛。

二、疼痛的护理评估

（一）评估内容

个体对疼痛的感受性有很大的差异,影响因素也较多,对疼痛的表达方式也不尽相同。因此,护士应以整体的观点看待疼痛患者,对患者进行个体化的评估。以下为疼痛评估的内容。

1. 个人基本资料　包括患者的姓名、年龄、职业、教育背景、民族、信仰和家庭情况等。

2. 疼痛的部位　疼痛的部位是否明确、固定、局限,是否突然扩大,有无放射痛,有无多处同时发生,是否对称,它们之间是否有联系等。

3. 疼痛的性质　如刺痛、灼痛、压痛、胀痛、钝痛、牵拉痛等。

4. 疼痛的时间和规律 疼痛开始时间、持续时间、有无周期性或规律性等,6个月以内可以缓解的疼痛为急性疼痛;持续 6 个月以上的疼痛为慢性疼痛。

5. 疼痛的程度 疼痛是患者的主观感受,对疼痛程度的判断主要通过患者对疼痛体验的描述,使用公认的疼痛分级标准和评价工具,如世界卫生组织的疼痛程度分级法、文字描述评分法、数字评分法、面部表情量表法等。

6. 疼痛的伴随症状 如局部有无红、肿、热、痛的炎症表现;有无肢体的功能障碍;腹痛是否伴腹肌紧张、压痛,发热、胃肠道功能紊乱;头痛是否有脑膜刺激征表现等。

7. 疼痛的表达方式 如咬牙沉默、呻吟、大声哭叫等。

8. 疼痛对患者的影响 是否影响患者睡眠和休息,是否影响其正常工作和生活,患者是否有抑郁、焦虑等情绪变化。

9. 与疼痛有关的因素 了解哪些因素可能引起、加重或减轻患者疼痛,如活动、体位、进食、紧张、焦虑等与疼痛是否有关系。

10. 对疼痛的处理方法 疼痛时采用何种方式减轻疼痛,是否使用过镇痛药物,效果如何,患者是否对使用的药物有依赖性或成瘾性。

（二）评估方法

正确评估疼痛,可以协助医生制订科学的疼痛护理计划。

1. 询问病史 护士应认真听取患者的主诉,不可以自己对疼痛的体验和理解来主观判断患者的疼痛程度。如果患者对疼痛的描述与护士观察到的情况有差异,应该重新评估,与患者共同讨论、分析原因并达成共识。

2. 观察和体格检查 注意观察患者疼痛时的生理、行为和情绪反应,有无防卫性、保护性动作,有无思维感知过程和社交行为改变等。如患者剧烈疼痛时,常有面色苍白、出汗、咬唇等痛苦表情,有呻吟、哭闹、烦躁或在床上辗转不安、无法安睡等,这些都是评估疼痛的参考指标。

3. 阅读和回顾既往病史 了解患者过去疼痛的经历以及使用的镇痛方法和镇痛药物的情况。

4. 疼痛程度的评估 目前临床上公认的疼痛评估方法主要有以下几种。

（1）世界卫生组织（WHO）四级疼痛程度分级法。

0 级:无痛。

1 级（轻度疼痛）:有疼痛但不严重、可忍受,睡眠不受影响。

2 级（中度疼痛）:疼痛明显、不能忍受,睡眠受干扰,要求用镇痛药物。

3 级（重度疼痛）:疼痛剧烈、不能忍受,睡眠严重受干扰,需要用镇痛药物。

（2）评分法测量。

①文字描述评分法:将一条直线分成 5 等份,每个点表示不同的疼痛程度,其中一端表示无痛,另一端表示无法忍受的疼痛（剧烈疼痛）。请患者按照自身疼痛的程度选择合适的描述（图 5-13）。

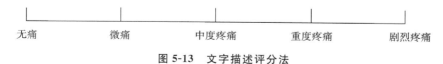

无痛　　　　微痛　　　　中度疼痛　　　重度疼痛　　　剧烈疼痛

图 5-13　文字描述评分法

②数字评分法:在一条直线上分段,按 0～10 分次序评估疼痛程度。0 分表示无痛,10 分表示剧烈疼痛,中间次序表示疼痛的不同程度,请患者自己评分。本法适用于疼痛治疗前后效果对比（图 5-14）。

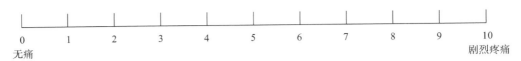

图 5-14　数字评分法

③视觉模拟评分法：用一条 10 cm 直线，不做任何划分，仅在直线的两端分别注明无痛和剧烈疼痛，请患者根据自己的实际感觉在线上标记疼痛的程度，护士再判定患者疼痛的程度。0 表示无痛，轻度疼痛为 2.57 ± 1.04，中度疼痛为 5.18 ± 1.00，重度疼痛为 8.41 ± 1.35。此量表比上述两个量表更敏感，患者不需要仅选择特定的数字或文字，可以完全自由地表达疼痛的程度（图 5-15）。

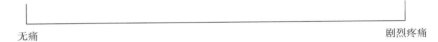

图 5-15　视觉模拟评分法

④面部表情量表法：适用于任何年龄、无特定的文化背景及性别要求、各种急慢性疼痛的患者，特别是老年人、幼儿以及表达能力丧失者。它由 6 个脸谱组成，从微笑（代表不痛）到最后痛苦的哭泣（代表无法忍受的疼痛）（图 5-16）。

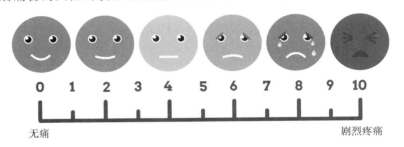

图 5-16　面部表情量表

三、疼痛患者的护理措施

治疗和护理疼痛的原则是尽早、适当地解除疼痛。早期疼痛比较容易控制，疼痛时间越长，患者对疼痛的感受越深，最后难以用药物解除。因此，一旦确定患者有疼痛，应及时制订护理计划，采取相应的护理措施减轻疼痛。

（一）去除诱因

去除引起疼痛的病因，避免引起疼痛的诱因。如对外伤引起的疼痛，应先给予止血、包扎等，指导患者有效咳嗽、深呼吸及协助患者按压伤口等来缓解疼痛。

（二）心理护理

研究表明，心理因素既可致痛或加重疼痛，也可消除或减轻疼痛。任何能使患者精神情绪稳定、思想放松的方法，都可以减轻疼痛的感觉；而紧张、焦虑、恐惧等均可加重患者的疼痛程度。护士应尊重并接受患者对疼痛的反应，运用沟通技巧，取得患者的信任，建立良好的护患关系；鼓励患者表达对疼痛的感受，稳定患者的情绪。

（三）实施有效的镇痛措施

1. 药物镇痛　药物镇痛目前仍然是治疗疼痛最基本、最常用的方法。护士应掌握药理知识，了解患者身体状况和有关疼痛治疗的情况，正确使用镇痛药物。在未明确诊断之前不能随意使用镇痛药物,以免掩盖症状,延误病情。对慢性疼痛患者应掌握其疼痛发作的规律,最好在疼痛发作前给药。当疼痛缓解或停止时应及时停药,防止药物副作用及耐药性的产生。

(1)三阶梯疗法:对于癌症疼痛的药物治疗,目前临床上普遍采用WHO所推荐的三阶梯疗法。其目的是逐渐升级,合理应用镇痛剂,以缓解疼痛。其原则为依照药效的强弱阶梯顺序使用口服药、按时用药、用药剂量个体化。其方法如下:①第一阶段:主要针对轻度疼痛患者。选用非阿片类药物,如阿司匹林、布洛芬和对乙酰氨基酚等。②第二阶段:适用于中度疼痛患者。若应用非阿片类药物镇痛无效,可选用弱阿片类药物,如可待因、曲马多等。③第三阶段:主要用于重度和剧烈癌症疼痛患者。选用强阿片类药物,如吗啡、哌替啶等。

(2)患者自控镇痛法:患者自控镇痛(PCA)法是指患者根据其疼痛状况按压由计算机控制的镇痛泵启动键,自行给予由医生预先设定剂量镇痛药物的方法。该方法可满足不同患者、不同时刻、不同疼痛强度下的不同镇痛需要,并可在体内保持最小镇痛药物浓度(MEAC)。与传统的大量低频给药法相比,PCA法这种小量频繁给药的方式镇痛效果更好、更安全。

2. 物理镇痛　应用冷热疗法可减轻局部疼痛,此外,理疗、按摩与推拿也是临床上常用的物理镇痛方法。针灸镇痛根据疼痛的部位,选择不同的穴位,使人体经脉通畅、气血调和达到镇痛的目的。

(四)促进舒适

通过护理活动促进舒适是减轻或解除疼痛的重要措施。如帮助患者采取正确的姿势、提供舒适整洁的病室环境;确保患者所需的每一件东西都伸手可及;在各项治疗前给予清楚、准确的解析以减轻患者的焦虑等使其身心舒适,从而有利于减轻疼痛。

(五)做好健康教育

根据患者的情况,选择教育内容。一般应包括影响疼痛的原因,减轻或解除疼痛的自理技巧等,如通过参加感兴趣的活动、看报纸、听音乐、与家人交谈、深呼吸、放松按摩等方法分散对疼痛的注意力,以减轻疼痛。

直通护考
在线答题

(柴喜春)

项目六　患者的安全与护士职业防护

扫码看PPT

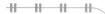

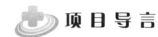

能力目标

1. 能正确识别影响患者安全的不良因素并制订防范措施。
2. 能说出护理职业防护的概念和意义。
3. 能阐述护理职业损伤的危险因素及预防措施。
4. 能正确选择和使用各种保护具及护理安全标识。

项目导言

　　安全是人的基本需要之一,也是护理工作的基本需要。随着社会的进步和医疗事业的发展,对护理服务提出越来越高的要求,医院的发展和技术的更新应该为患者及护士营造出一个更安全、更能体现人文关怀的环境和氛围。因此,在护理职业场所中创设"安全文化",提高医疗护理行为的可靠性,对维护医院的正常工作秩序和社会治安起着重要的作用。

任务一　患者的安全

案例引导

　　患者梁某,男,61岁,小学文化,务农。患者于4天前出现神志不清,精神异常,言语错乱,躁动不安。急诊拟以"肝性脑病"收治入院。

　　请问:

　　1. 作为该患者的责任护士,应从哪些方面评估患者的安全问题?

　　2. 面对可能存在的安全问题,请制订一份护理计划。

　　每个人都希望自己生活在安全的环境中不受伤害。患者对安全的需要显得更加迫切,因此护士要了解患者的安全需要,做好患者的安全防护工作。依据美国国家患者安全机构对其的定义,可认识到患者安全是指在健康照护的过程中,避免、预防并减轻不良事件造成的伤害。

一、影响患者安全的因素

（一）管理因素

管理制度不完善、业务培训不到位、管理监督不得力、人力资源配备不合理、设备物资管理不完善、交接班制度不严格等均能影响护理安全。

（二）环境因素

医院的基础设施、物品配置、设备性能等也是影响患者安全的因素。另外，熟悉周围环境的人与物才能较好地进行沟通交流，从而获取各种信息和支持，增加安全感。陌生的环境容易使人产生焦虑、害怕等心理反应，缺乏安全感。

（三）医护人员因素

医护人员因素主要是指医护人员配备数量及其素质的高低等。充足的人员配备有利于满足日常工作中基础护理和病情监测等的需要；护士的素质达不到护理职业要求时，就可能造成言语、行为不当，给患者身心带来安全隐患。

（四）患者因素

患者因素包括患者的年龄、感觉功能、目前的健康状况、心理素质、对疾病的认知程度及承受力等，如患者擅自改变输液滴数、不按医嘱服药、不遵医嘱控制饮食、不定期复查、不配合治疗及护理操作等。

二、患者安全需要的评估与防范

在医院中，医护人员要及时评估是否有现存的或潜在的影响患者安全的因素，同时还要评估患者的自我保护能力及其影响因素，确保患者处于安全状态。对患者安全的评估可分为以下三个方面。

（一）患者安全需要的评估

1. 患者方面

（1）精神状态是否良好、意识是否清楚、是否有安全意识。

（2）是否因年龄、身体状况或意识状态而需要安全协助或保护。

（3）感觉功能是否正常、是否舒适、是否能满足自理的需要。

（4）是否有影响安全的不良嗜好，如吸烟等。

2. 治疗方面

（1）患者是否正在使用影响精神、感觉功能的药物。

（2）患者是否正在接受氧气治疗或冷、热治疗。

（3）患者是否需要给予行动限制或身体约束。

3. 环境方面

（1）病床设计是否合理，有无床挡、扶手等安全辅助设施。

（2）环境照明光线是否合适。

（3）地面是否湿滑、不平或有障碍物。

在评估患者的安全需要后，护士应针对情况采取预防保护措施，为患者建立和维护安全舒适的环境。

（二）患者安全防范

1. 物理性损伤及防范

（1）机械性损伤：医院常见的机械性损伤类型是跌倒和坠床。

75

入院时向患者介绍病区环境及相关设施的正确使用方法；注意保持地面清洁、干燥，物品放置稳妥，移开暂时不需要的器械，减少障碍物；将呼叫器、患者常用物品放于易取处；走廊、浴室、厕所应设置扶手；对意识不清、躁动不安、偏瘫等患者及婴幼儿应使用床挡、约束具进行保护，以防坠床；对长期卧床、初次下床及活动不便的患者应注意搀扶，以防跌倒。

（2）温度性损伤：常见的有热水袋、热水瓶所致的烫伤；易燃易爆物品，如氧气、乙醇等所致的烧伤；各种电器如烤灯、高频电刀等所致的灼伤；冰袋所致的冻伤等。

在应用冷热疗法时，护士应严格按照操作规程进行，注意听取患者的主诉及观察其局部皮肤的变化，必要时需守护；对易燃易爆物品应安全使用和保管，有防火设施及紧急疏散措施；对各种电器设备应经常检查、及时维修。

（3）压力性损伤：常见的压力性损伤有压疮及高压氧舱治疗不当所致气压伤等。护士针对易患压疮者应做好相应预防及护理；掌握高压氧舱治疗的适应证，严格遵循操作规程，治疗时逐渐加压或减压，注意观察患者反应。

（4）放射性损伤：在使用 X 线及其他放射性物质进行诊断或治疗时，对现场人员采取适当的保护措施。尽量减少患者身体不必要的暴露，保持照射野的标记，正确掌握照射剂量、时间。对患者进行教育，保持接受照射部位的皮肤清洁、干燥，避免搔抓、用力擦拭和用肥皂擦洗皮肤等。

2. 化学性损伤及防范 化学性损伤多由药物使用不当或错用引起。常见有药物剂量过大、浓度过高，用药次数过多，用药配伍不当，给药途径不确切及用错药物等。

护士应熟悉各种药物的基本知识，掌握药物的保管原则和药疗原则，严格执行"三查八对"制度，注意药物之间的配伍禁忌，及时观察患者用药后反应，同时向患者及其家属讲解有关安全用药的知识。

3. 生物性损伤及防范 生物性损伤包括微生物及昆虫等对患者所造成的损害。微生物可引起各类医院内感染，如切口感染、呼吸道感染等。其预防原则为控制感染源，切断传播途径，保护易感人群。护士应严格执行医院预防和控制感染的各种制度，如入院卫生处置制度、消毒隔离制度、无菌技术操作制度、消毒灭菌效果监测制度等。

昆虫的叮、咬、爬、飞，不仅影响患者的休息，干扰睡眠，还可传染疾病，延缓康复，甚至威胁患者的生命。应有灭蚊、蝇、蟑螂等措施，如使用蚊帐、喷洒杀虫剂等。

4. 医源性损伤及防范 由于医护人员言语及行为不慎对患者造成心理、生理上的损伤，称为医源性损伤。如对患者不尊重，交谈时语言欠妥当，护理时动作粗暴，不按操作规程进行操作，责任心不强等，均可造成患者心理及生理上的损伤。还有个别医护人员因工作疏忽，导致医疗事故、差错的发生，轻则使患者病情加重，重则危及患者生命。

医院要加强职业道德教育，培养医护人员良好的医德医风，加强工作责任心。尊重、关心患者，交谈时语言规范，操作时动作轻稳，严格执行各项规章制度和操作规程，避免医源性损伤。

5. 心理性损伤及防范 心理性损伤是神经系统受到损害或精神受到打击，遇到不愉快而引起的。心理因素包括患者对疾病的认识和态度、患者与周围其他人的情感交流、医护人员对患者的行为和态度及医护人员的言谈或举止等。

护士应重视对患者的心理护理，注意自己的言行举止，避免传递不准确的信息，造成患者对疾病治疗等方面的误解而引起情绪波动。应以高质量的护理取得患者的信任，提高患者的治疗信心，为患者解除生理和心理痛苦。尤其对精神障碍、病情危重失去自信心的患者，应加强监护，防止发生各种意外。

任务二　保护患者安全的措施

案例引导

患者李某,男,62岁,退休干部。因食欲不振、上腹部反复疼痛一个月以"胃癌"入院。入院后行"根治性切除手术",术后患者出现谵妄、躁动不安,多次试图拔输液管及腹部伤口引流管。

请问:

1. 为防止患者受伤,保证诊疗护理活动的实施,作为该患者的责任护士,你应为其采用何种保护措施?

2. 在实施过程中,护士应该如何向患者及其家属解释?

在临床工作中,护士经常会遇到躁动、自制力差、意识模糊、行动不便等具有潜在安全隐患的患者。为了保护患者的安全,应综合考虑患者及其家属的生理、心理及社会等方面因素,采取必要的安全措施,全面维护患者的健康,提高其生活质量。

以下以保护具的使用为例进行介绍。

（一）目的

限制患者身体或肢体活动,确保患者安全,保证各种诊疗和护理顺利进行。

（二）操作前准备

1. 评估患者情况并解释

（1）评估:患者年龄、性别、体重、病情、肢体活动能力、意识状态、合作程度、心理反应等。

（2）解释:向患者及其家属说明保护具使用的必要性和注意事项。

2. 患者准备　了解保护具使用的目的、相关知识,并能主动配合。

3. 环境准备　环境安静、舒适、安全,注意保暖。

4. 护士准备　着装整洁,举止大方,剪指甲、洗手、戴口罩。

5. 用物准备　床挡、约束带、支被架、棉垫等。

（三）操作流程

保护具使用的操作流程如表6-1所示。

表6-1　保护具使用的操作流程

操作流程	流程说明	操作要点
1. 护士准备	着装整齐,洗手,戴口罩	• 对传染病患者,护士需要做好自身防护
2. 用物准备	多功能床挡、半自动床挡、全自动床挡、各种约束带、衬垫、支被架等	

续表

操 作 流 程	流 程 说 明	操 作 要 点
3. 环境准备	病室温度、湿度适宜	
4. 床挡的使用		
①多功能床挡的使用	从床尾取出床挡,插在床两侧边缘	·不用时固定在床的两侧
②半自动床挡的使用	病床自带床挡,需要时从床的两侧拉出并升起即可	·指导患者及其家属正确使用,防止挤压患者肢体
③全自动床挡的使用	使用按钮控制床挡的升降	·预防患者坠床
5. 约束带的使用		
①肢体约束法	①绷带法:用宽绷带打成双套结,套在衬垫包裹的手腕或踝部外,稍拉紧,然后系于床沿固定 ②肢体约束带法:将肢体约束带直接放于四肢约束处约束	·在需约束的地方加衬垫,防止皮肤受损 ·松紧度以能容一指为宜 ·用于固定手腕及踝部
②肩部约束法	①约束带法:将肩部约束带的袖筒套于患者肩部,两胸口的细带在胸口打结固定,将下面的两条长带固定于床头,必要时将枕头横立于床头 ②大单法:将斜折的长条大单放在患者肩背部,将其两端由腋下经肩前绕至肩后,从肩下的横带穿过,再将两端系于床头横栏上	·用于固定患者肩部,限制患者坐起
③膝部约束法	①约束带法:将膝部约束带横放于两膝上,宽带下的两头带各固定于一侧膝关节,然后将宽带两端系于床缘上 ②大单法:将长条大单横放于两膝下,并穿过膝下的横带拉向外侧,压住膝部,固定大单两侧于床沿	·用于固定患者膝部,限制患者的下肢活动 ·膝部约束带宽 10 cm,长 250 cm
④尼龙搭扣约束带	将约束带放于衬垫包裹的关节处,对合约束带上的尼龙搭扣,松紧适宜,将系带系于床沿	·用于固定患者手腕、上臂、膝部、踝部
6. 支被架的使用	将支被架放于需要支撑的被子下,使患者的肢体处于正常的功能位置	·用于肢体瘫痪或极度衰弱者,防止足下垂、压疮等;也用于烧伤患者进行暴露疗法
7. 整理、记录	协助患者取舒适体位,观察受约束肢体的末梢血液循环,整理用物,记录	

（四）评价

（1）患者安全、舒适，无坠床、自伤等意外发生。

（2）保护具选择合理，操作熟练，动作轻巧无损伤。

（3）护患沟通有效，患者及其家属了解使用保护具的目的，并能配合。

（五）注意事项

（1）严格掌握保护具的应用指征，维护患者的自尊。如非必须使用，尽可能不用。

（2）制动性保护具只能短期使用。使用保护具时，应保持肢体及各关节处于功能位，协助患者经常更换体位，保证患者的安全、舒适。

（3）使用约束带应取得患者及其家属的知情同意。使用时，约束带下必须垫衬垫，固定松紧适宜；每 2 h 放松约束带一次；每 15～30 min 观察一次受约束部位的血液循环情况，发现异常及时处理；必要时进行局部按摩，以促进血液循环。

（4）确保患者能随时与医护人员取得联系，保障患者的安全。

（5）记录使用保护具的原因、时间，观察结果，相应的护理措施，解除约束的时间。

任务三　跌倒的预防及应用护理安全标识

案例引导

患者王某，男，80 岁，因"外院确诊原发性肝癌介入术后 1 年"入院。患者主诉纳差、四肢乏力、以卧床休息为主。夜间如厕时突感四肢无力，头部碰墙后跌倒致胫腓骨骨折。

请问：

1. 患者跌倒的原因是什么？

2. 作为该患者的责任护士，你应怎样对其进行关于跌倒的健康指导？

跌倒是指突发、不自主的、非故意的体位改变，倒在地上或更低的平面上。住院患者因身体虚弱、疾病、环境陌生等原因，容易发生跌倒。跌倒不仅对患者造成身体、心理方面的伤害，还会延长住院时间，引起医疗纠纷。因此，护士要及时评估患者的跌倒风险，制订标准的预防策略，落实好医院内患者活动场所防跌倒的措施，提高患者及其家属的防跌倒意识，减少跌倒的发生。

一、跌倒的预防

（一）跌倒的原因

跌倒的原因大致可以分为生理因素、病理因素、药物因素、环境因素和心理因素五个方面。

1. 生理因素　肌肉逐渐萎缩、骨质的变化、泌尿系统的病变，都可增加跌倒的发生概率。视觉、听觉、触觉、前庭和本体感觉及传入中枢神经系统的信息都可直接影响机体的步态和平衡功能。

2. 病理因素 精神状态异常、意识丧失、抑郁严重、认知障碍、骨关节疾病、眼部疾病、贫血、脱水、低氧血症、电解质紊乱等可导致患者自理能力低下、反应迟钝、肌力下降而发生跌倒。

3. 药物因素 脱水药、降压药、镇静药、精神性药物等主要通过影响患者认知功能、平衡能力、锥体外系统稳定性等，而引起患者头晕、反应迟钝和直立性低血压，增加患者跌倒的危险。

4. 环境因素 患者不熟悉住院环境，硬件设施不合格，如不必要的台阶、病房走廊过道设施不到位、卫生间无扶栏把手、患者穿易滑的拖鞋、潮湿的地面等均易引起患者跌倒。

5. 心理因素 有些疾病康复期较长，患者常急于康复，自行增加锻炼强度，易致体力消耗过度，体力不支，增加跌倒的危险。有些个性好强、固执、独立性较强的患者容易忽视跌倒的危险。

（二）识别易跌倒的高危人群

跌倒的评估是一项连续性的工作，贯穿于患者住院的始终，根据患者的病情变化，随时评估存在的危险因素，及时采取防范措施。管理者需要更新管理理念，打破常规思维模式，从系统方面分析根本原因，寻找改善的契机，通过建立并实行预防患者跌倒的安全模式，加强各环节监控管理，保证各项预防措施落实到位，有效降低患者跌倒发生率。

1. 询问病史 了解患者是否存在跌倒的风险，如年龄大于 65 岁、听力下降、记忆力和认知功能障碍、夜间视力下降、精力减退或疲劳、精神错乱、外周感觉减退、头晕、白内障或青光眼、直立性低血压、尿失禁或尿频尿急、步态不稳、平衡障碍、脑卒中或帕金森病等。

2. 回顾患者的用药史 麻醉药、镇静催眠药、抗焦虑或抗抑郁药、降压或利尿药、扩血管药、维生素及钙剂等都可影响患者的神志、精神、视觉、步态、平衡、血压等，易引起患者跌倒；三环类抗抑郁药和选择性 5-羟色胺再摄取抑制剂、精神运动性阻滞药均可引起患者意识混乱，是导致患者跌倒的重要因素。使用此类药物的种类越多，发生跌倒的危险性越大。

3. 环境安全的评估 评估能威胁到患者安全的卫生保健设施风险因素，如房间的光线暗、呼叫器放置位置过远、床铺过高、座椅过低、走廊有台阶及障碍物等表示风险高。

4. 功能评估 功能评估包括患者基本日常生活活动，如吃饭、穿衣、洗澡等。

（三）防止跌倒的护理措施

1. 告知 告知患者及其家属或陪护患者跌倒的问题所在，跌倒的危害性以及可防、可控的措施，在病房内张贴预防跌倒的措施的海报或者发放资料。对于有心脑血管疾病、骨关节和肌肉疾病和视力减退的跌倒高危人群，应加强健康教育，提高宣教有效性及患者的依从性。

2. 物品配备齐全 生活用品和呼叫器伸手可及，床挡功能完好，尿壶置于病床同一高度，备有可供选择的便盆、坐厕架等。进行任何需要下床完成的活动时均使用呼叫器，使用辅助工具如轮椅、拐杖、坐厕椅等。

3. 人力配备和合理的安排 根据患者的认知、遵医行为适当安排床位，完全不配合或者精神有异常的患者需要专人看护，征求患者和家属的意见安排活动时间。

4. 心理疏导 了解患者的呼叫是否得到了及时的解决，关注患者的心理动态，对存在的问题进行改进并告知交班护士。

5. 合理用药　尽量减少复方用药,及时停药;对患者进行药物与跌倒之间关系的健康教育,有助于正确用药;骨关节炎的患者可采取镇痛和物理疗法。

6. 骨质疏松症患者的管理　跌倒所致的损害中危害最大的是髋部骨折。补充钙剂、晒太阳等可适当增加骨密度。研究发现,高危人群每日摄入 1000 mg 钙剂、800 IU 维生素 D 可以减少跌倒的发生。建议绝经期女性必要时进行激素替代治疗,以降低跌倒后的损伤。

7. 视力损伤患者的管理　居室的照明设施应充足;尽量不使用浅色家具,尤其是玻璃或是镜面玻璃家具;看电视、阅读时间不可过长,避免用眼过度;外出活动最好在白天进行,指导患者正确使用助行器;每半年至一年接受一次视力检查。

8. 直立性低血压的预防　患者在长期卧床的情况下,突然起床很容易出现直立性低血压,有可能发生跌倒。护士应指导患者醒来躺在床上 0.5 min,慢慢起来,在床沿坐 0.5 min,两条腿下垂床沿后等 0.5 min,然后起床进行走动。患者一旦出现不适症状应马上就近坐下或搀扶其上床休息。在由卧位转为坐位、坐位转为立位时,速度要缓慢,改变体位后先休息 1～2 min。

9. 环境安全　环境改造应坚持无障碍观念,病房使用矮床,患者应住在距离护士站近的地方,室内家具的高度和摆放位置应合理,移走对行走造成障碍的物体,保持地面平坦、干燥,卫生间应铺防滑垫,走道安装合适的行走辅助工具。室内应光线充足,过道、卫生间以及床头等处设置夜间局部照明设施。患者应穿适合自己脚形、防滑的鞋具和合适的衣服。

二、应用护理安全标识

(一)护理安全标识的概述

标识是指任何带有被设计成文字和图形的视觉展示,以用来传递信息或吸引注意力。护理安全标识是指医院为预防患者在住院过程中由于生理、病理、心理、社会、环境等诸多不确定因素或难以预料的意外的发生而特别制作的各种有针对性、科学性的标准记号,以防范护理缺陷的发生。在护理活动中使用护理安全标识是将可能发生意外风险事件转移到事前预防的一种超前的管理方法,将护理风险事件消灭在萌芽状态,以达到安全护理的目的。

(二)应用护理安全标识的意义

(1)提高护士对患者身份识别的准确性,使护士在执行医嘱和护理操作的过程中,认真核对,有效防止医疗过失,消除安全隐患。

(2)应用安全标识可以起到流程示意和操作规范作用。在操作过程中,清晰、简洁的护理标识可以提醒护士遵循操作规程,注意护理服务细节。

(3)护理安全标识是护患沟通的桥梁。患者外出时,使用与患者有关的各类检查注意事项的护理安全标识,应根据不同的内容放置不同的护理联系标识。患者回病房后,能及时与护士联系,护士也能及时将注意事项告知患者,同时能根据患者的不同情况做好健康宣教,通过护患沟通提高患者的满意度。

(三)护理安全标识的分类

根据护理工作的内容和特点,护理安全标识分为三大类。

1. 患者系列标识　患者身份标识、药物/食物过敏标识、患者管道标识、护理级别标识、饮食类标识等。

2. 护理警示标识 查对警示标识、普通药品警示标识、高危药品警示标识、防意外标识、温馨提示标识等。

3. 环境标识 区域标识、仪器标识、自我防护标识等。

（四）护理安全标识的使用

1. 人员标识 人员标识包括患者标识和工作人员标识。

（1）患者标识可通过系手腕带的方式进行识别。为了确保患者身份识别的正确性，应逐渐取消手写手腕带的使用，推行智能化电子手腕带在临床的使用。

（2）工作人员标识原则上应在工作服及工作卡上对护士长、护士及卫生人员的职务、职称加以区分。

2. 护理级别标识 根据患者病情和自理能力分为特级护理、一级护理、二级护理、三级护理四个级别。不同的护理级别采用不同颜色的标识。

3. 管道标识 采用一次性粘贴胶式标签，贴在出入患者体内的管道上，告知患者及其家属相关的注意事项。

（1）颜色标识：红色标签贴于输入患者体内的管道上，蓝色标签贴于引流至体外的管道上。黄色标签贴于既可输入体内又可引流至体外的管道上。

（2）书写格式：标签上第一行需注明管道名称，第二行需注明置管人姓名、置管时间。

（3）标识部位：胃肠减压管标识贴于鼻胃管上，距离负压吸引连接处 20 cm 处；鼻饲管标识贴于距接口处 20 cm 处；深静脉置管使用贴膜配套标识，贴于肝素帽前端醒目处，并固定于皮肤上；气囊导尿管标识贴于气囊分叉处；胸腔闭式引流管标识贴于管道上与床沿平齐处，膀胱造瘘管标识贴于距离管道连接处 20 cm 处。

4. 药物警示标识 药物警示标识使用长方形塑料标牌，采用悬挂的方式，用底色及文字颜色来区分，包括药物过敏标识、高危药品专用标识及内用、外用药物区分标识。特殊静脉用药输注状态时在标识牌下段贴上书签贴，第一行注明药物名称，第二行注明滴速、用药时间。滴速需根据病情进行调整，在调整后及时修改滴速。若使用注射泵，可将标签直接贴于注射器空筒后端，药物使用完毕后需及时更换。

5. 防意外标识 评估患者基本情况，包括病情、自理能力、使用药物、跌倒史等，根据评估情况挂放相关标识，如"防外渗""防坠床""防跌倒"等警示类标识。

6. 温馨提示标识 在走廊、电梯间等公共场所挂放各种流程，如"出、入院流程""预防跌倒十知道""预防压疮十知道"等。

7. 环境标识 可分为区域标识和仪器标识。

（1）区域标识：要求各病区治疗室、污染处理间都有醒目的标识，每个柜子、抽屉里放置的物品均有标签。在隔离病房门口悬挂明显的隔离标识，以帮助患者、家属及医护人员采取相应的措施。

（2）仪器标识：急救车、呼吸机、接线板、氧气筒等应有注明仪器名称、操作流程、注意事项及完好状态的标识。

在临床护理工作中，设置护理安全标识有助于提高护士的工作警惕性，增强护士的风险防范意识。在使用过程中，护理安全标识系统已经逐步形成了具有决策、执行、监督、咨询、反馈等功能并进行持续改进的循环管理系统。通过对各种护理问题进行反馈和改进，护理安全标识系统不断地修订和完善，匹配与之相关的流程和制度，可实现护理质量的持续改进。

任务四　护士的职业暴露防护技术

案例引导

某医院急诊科护士赵某,为一位急诊患者注射时,不慎被污染的针头扎伤。该患者经检测证明是乙型肝炎患者。

请问:

1. 该护士需要马上进行哪些紧急的处理措施?如何对其进行跟踪观察?

2. 在护理工作中,护士应如何预防锐器伤?

在护理工作过程中护士可能会受到各种各样职业性有害因素的伤害,严重影响自身的健康。护士应对护理的职业安全防护有充分的认识,并具备处理与防范职业危害的基本知识和能力,以减少职业性伤害,从而保护自身安全,维护自身健康。

一、护理职业防护的相关概念及意义

(一)护理职业防护的相关概念

1. 职业暴露　职业暴露是指因职业原因暴露在某种危险因素中,有感染某种疾病的潜在危险。职业暴露的高危人群包括实验室工作人员、医护人员、预防保健人员以及有关监管工作人员等,其中护士位于职业暴露高危人群之首。

2. 护理职业防护　护理职业防护是指在护理工作过程中采取多种有效措施,保护护士免受职业损伤因素的侵袭或将其所受伤害降到最低程度。

3. 职业暴露的普遍防护　职业暴露的普遍防护是指无论患者是否患有经血液传染的疾病,对所有患者的血液、体液及被血液、体液污染的物品均应视为具有传染性的病原物质,医护人员接触这些物质时,必须采取适当的防护措施。

(二)护理职业防护的意义

1. 提高护理职业的生命质量　有效的护理职业防护,可以最大限度地避免职业危险因素对护士造成伤害,维护护士的健康和安全,减轻其在工作过程中的心理压力,增强其社会适应能力,提高其护理职业的生命质量。

2. 科学规避护理职业风险　护士掌握护理职业防护知识和技能,有利于提高职业防护的安全意识,自觉严格遵守护理操作规程,规范职业行为,科学、有效地规避职业风险,减少差错、事故的发生。

3. 营造轻松和谐的工作氛围　良好安全的职业环境,可以增加护士职业满意度和成就感,促进其进行健康的人际交流,营造轻松愉快的工作氛围。

二、护理工作中常见的职业危害

护士在工作环境中经常会暴露在各种职业危害之中,直接威胁着护士的安全和健康。这些危害主要包括生物危害、化学危害、物理危害和心理社会危害。

（一）生物危害

生物危害主要指由细菌、病毒、真菌或寄生虫等引起的感染。通过与患者，患者的体液、血液、分泌物、排泄物、衣物和用具直接或间接接触而被侵袭。其传播途径主要为经皮肤和黏膜暴露。临床最常见的为针刺伤（含锐器伤）所致的血液传播疾病。在我国较危险、较常见的是人类免疫缺陷病毒（HIV）、乙型肝炎病毒（HBV）、丙型肝炎病毒（HCV）感染。产科病房、急诊室、手术室、监护室和供应室等科室是较易发生损伤和感染的场所。

（二）化学危害

1. 化学消毒剂　护士在日常工作中通过各种途径接触到各种化学消毒剂而使自身受到不同程度的污染，如甲醛、过氧乙酸、含氯消毒剂等。这些化学消毒剂可刺激皮肤、眼、呼吸道，引起结膜炎、气管炎、哮喘等病症。

2. 长期接触化疗药物　化疗药物大多数具有细胞毒性，如抗肿瘤药物、免疫抑制剂等，护士在长期接触时，可引起药物在体内蓄积，导致细胞的遗传物质发生永久性、遗传性变化，对护士的身体有着远期影响。

（三）物理危害

护士职业中的物理危害可分为运动功能性损伤和物理刺激。

1. 运动功能性损伤　运动功能性损伤最典型的是腰背痛，其最基本的特点就是疼痛和运动功能障碍。如搬运物体过重，用力姿势不良，持续弯腰进行护理操作，容易引起颈椎和腰部扭伤、腰肌劳损、腰椎间盘突出症等。此外，超时静立、走动可引起静脉曲张等。

2. 物理刺激　物理刺激主要包括锐器伤和人体电磁波、射线暴露、温度性损伤、噪声等。

（四）心理社会危害

护士职业中的心理社会危害主要指工作压力，主要压力源是专业及工作本身。高压力工作容易使护士产生职业倦怠感，导致各种身体或心理疾病。

三、护理职业危害的防护

（一）生物危害的防护

WHO 提出的职业接触中特殊感染控制的预防措施有避免受到针头和其他锐利物体的损伤；避免接触开放的创口和黏膜；避免通过污染器械传播感染；防止血液或其他液体外溢到身体表面；对废物做出妥善的处理；要求所有可能接触患者血液的员工在培训期就应该接受系列乙型肝炎疫苗免疫注射。

1. 呼吸道飞沫传播的防护措施

（1）常见的职业损伤情境：为经血液或体液传染患者进行气管插管、吸痰等操作时。

（2）防护措施：①注意病房及工作区域通风，保持环境整洁。②护士在进行任何治疗和护理操作时必须戴口罩。③吸痰时，戴口罩、手套，面部不要垂直于患者口鼻及气道切开处。

2. 锐器损伤的防护措施　锐器损伤是由注射器针头、缝针、各种穿刺针、手术刀、剪刀、碎玻璃、安瓿等医疗利器造成的意外伤害，是皮肤深部受伤，足以使受伤者出血的皮肤损伤。

（1）常见的职业损伤情境：①准备物品过程中被误伤：如掰安瓿、抽吸药液过程中被划伤等。②操作过程中损伤:如手术过程中锐器传递时造成误伤;各种注射、拔针时患者不配合造成误伤;双手回套针帽产生刺伤等。③整理用物时损伤:整理治疗盘、治疗室台面时被裸露的针头或碎玻璃扎伤;注射器、输液器毁形时刺伤;对使用后的锐器进行分离、浸泡和清洗时误伤;处理医疗污物时误伤等。

(2)防护措施:①在进行注射、抽血、输液、输血时,一定要保证足够的光线,严格按照操作规程进行操作。②改变危险行为:禁止用双手分离污染的针头和注射器;禁止用手接触用后的针头或刀片等锐器;禁止折弯或弄直针头;禁止用双手回套针头帽(一定要套回时,用单手套法);禁止直接传递锐器;禁止徒手携带裸露针头等锐器物;禁止用消毒液浸泡针头;禁止直接接触医疗垃圾;禁止锐器和针头与普通垃圾混放。③针头或锐器在使用完后立即扔进耐刺的锐器收集箱中,用钳子夹住针头拔,不要用手将其折断毁坏。④收集箱有牢固的盖子和箱体锁定装置,有明显的危险品警告标识。⑤手持无针头帽的注射器时,行动要特别小心,以免刺伤他人或自己。⑥操作后立即清理周围环境,如整理切开包、拆线包、穿刺包。

(3)损伤后处理原则:①立即用健侧手从近心端向远心端挤压,排出伤口部位的血液。避免在伤口局部来回挤压,避免产生虹吸现象,将污染血液回吸入血管,增加感染机会。②用肥皂水彻底清洗伤口,并用流动净水冲洗伤口 5 min(如溅出,用清水冲洗鼻、眼、嘴和皮肤等直接接触部位)。③用 0.5%碘附、2%碘酊、70%~75%乙醇等皮肤消毒液涂擦伤口处理。④确定患者感染源并向主管部门汇报,填写锐器损伤登记表,同时进行可靠的 HIV、HBV、HCV 等检查。⑤必要时请有关专家评估指导,评估患者损伤的性质和程度,根据患者血液中病毒含量和伤口的深度、暴露时间、范围进行评估,做相应的处理。⑥加强暴露后的心理咨询,有效降低护士职业暴露引起的心理伤害。

3. 体液、排泄物等接触性传播防护措施　在为患者提供医疗服务时,无论是患者还是医护人员的血液、体液,无论是阳性还是阴性,都应以其具有潜在的传染性而加以防护。假定所有患者的血液等体内物质都具有潜在的传染性,接触时均应采取防护措施,防止职业感染经血液传播疾病的策略,称为标准预防。

(1)常见职业损伤情境:①为经血液或体液传染患者进行输液、输血,采集血液、体液标本等操作时。②处理经血液或体液传染患者污染的用物时。

(2)防护措施:①当预料到要接触患者血液、体液或分泌物时,须戴手套进行操作,手套破损时应及时更换;皮肤或黏膜损伤时更应注意,接触血源性传染病患者或疑似血源性传染病患者时应戴双层手套;如血液、体液或排泄物可能溅到面部,还需戴口罩、防护眼镜。②接触患者血液、体液、分泌物污染的医疗用品、器械,各种废弃的培养基及标本以及使用后的一次性医疗用品后须严格洗手。在不方便洗手的情况下,用快速消毒液消毒双手。③血液制品应有明显的标志。输液袋和注射器应设专人收集,集中后进行毁形处理,避免一次性废物外流造成环境污染及疾病传播。血渍应先用消毒剂浸润15~30 min 再行清理,不可直接用抹布或拖把擦拭。④不戴首饰,不留长指甲。⑤灌肠时,应穿一次性隔离衣,戴手套。

(二)化学危害的防护

1. 化疗药物的防护措施　广义的化学药物疗法是指对病原微生物、寄生虫等所引起的感染性疾病及肿瘤采用化学药物治疗的方法,简称化疗。从狭义上讲,化疗多指对于恶性肿瘤的化学药物治疗。

(1)常见职业损伤情境:①药物准备过程中可能发生的药物接触:如打开安瓿时,药物粉末、药液、玻璃碎片向外飞溅;从药瓶中拔出针头时导致药物飞溅等。②操作过程中可能发生的药物接触:如连接管、输液器、输液袋、输液瓶、药瓶的渗漏和破裂导致药物泄漏;玻璃瓶、安瓿使用中破裂,药物溢出;针头脱落,药液溢出;护士在注射过程中意外损伤自己;拔针时造成部分药物喷出等。③废物丢弃过程中可能发生的药物接触:如处理化疗患者体液或排泄物时的接触;丢弃或处置被化疗药物污染的物品时的接触;清除溅出或溢出的药物时的接触等。

（2）防护措施:

①提供安全的配药环境:配药场所有抽风和排风设备。条件允许时应设专门的化疗配药间,配有空气净化装置,在专用层流柜内配药,以保持洁净的配置环境。操作台面应覆盖一次性防渗透性防护垫或吸水纸,以吸附飞溅药液,避免蒸发造成空气污染。

②配制药物前准备:配制前用流动水洗手,穿戴一次性防护口罩、圆筒帽、面罩、工作服外套、一次性防渗透隔离衣、聚氯乙烯手套。手套要合适,防止药物直接经皮肤吸收,如需戴双层手套时,外面再戴一副乳胶手套,口罩和手套要定时更换。

③溶解药液时操作要求:割锯安瓿前应轻弹其颈部,使附着的药粉降落至瓶底。掰开安瓿时应垫纱布,避免药粉、药液、玻璃碎片四处飞溅,并防止划破手套。掰开粉剂安瓿溶解药物时,溶媒应沿瓶壁缓慢注入瓶底,待药粉浸透后再搅动,防止粉末溢出。瓶装药液稀释后立即抽出瓶内气体,以防瓶内压力过高而使药液从针眼处溢出。

④抽吸药液时操作要求:使用针腔较大的针头抽取药液,以防注射器内压力过大,药液外溢。从药瓶中吸取药液后,先用无菌棉球裹住瓶塞,再撤针头,防止拔出针头的瞬间药液外溢。抽取药液时以不超过注射器容量的 3/4 为宜,防止针栓从针筒中意外滑落。尽量使用输液泵和软袋液体以减少空气中有害物质的排出,用水剂代替粉剂以减少冲配时气溶胶和气雾的外逸。

⑤操作中溅出或溢出药液处理:不慎将药液溅到皮肤或眼睛里时,立即使用生理盐水彻底冲洗,如果溢出到桌面,应用纱布吸附药液,再用清水冲洗被污染表面。操作完毕用清水擦拭操作柜内和台面。

⑥严格污物管理:凡与化疗药物接触过的针头、注射器、输液管、棉球、棉签等,必须收集在专用的密闭垃圾桶内,标明警示标识统一处理,不能与普通垃圾等同处理,处理污物时,护士要戴帽子、口罩及手套,处理完毕脱去手套后用肥皂及流水彻底洗手并沐浴,减轻药物毒性作用。处理患者化疗后的尿液、粪便、呕吐物时必须戴手套。

⑦输入或滴管内加药要求:输入化疗药物时,输液管要先用配制化疗药的溶剂预冲,以降低药液外溢和药液雾化的危险。若需从墨菲滴管加药,应先用无菌棉球或无菌纱布围在滴管开口处,然后加药,且速度不宜过快,以防药液从管口溢出,操作完毕应彻底洗手。

⑧化疗护士的健康管理:执行化疗的护士应经过专业培训,增强职业危害的防护意识,主动实施各项防护措施。化疗护士应注意锻炼身体,定期体检,每隔 6 个月检查肝功能、血常规及免疫功能。怀孕护士应避免接触化疗药物,以免出现流产、胎儿畸形。

2. 化学消毒剂的防护措施

（1）常见职业损伤情境:配制和应用消毒剂进行消毒时。

（2）防护措施:①使用挥发性、刺激性大的消毒剂时做好与接触化疗药同样的个人防护措施,保持良好的通风环境。②尽量选择对空气污染小的化学消毒剂。③科学地使用化学消毒剂。④遵守医院或部门的剧毒、有害物质的保管规定:集中存放,容器密闭,有显著标识。⑤使用中的化学消毒剂容器加盖。⑥使用消毒剂集中的特殊部门如手术室、供应室、内镜处理室等须有良好的通风设施。⑦提倡使用一次性医疗用品。

（三）物理危害的防护

1. 运动功能性损伤的防护措施　运动功能性损伤指由于经常需要搬动或移动重物，而使身体负重过度或不合理用力等，导致肌肉、骨骼、关节的损伤。

（1）常见职业损伤情境：①搬运患者或物品时负重过大引起损伤：由于护理工作的性质，护士在工作中常常会搬动患者或较重的物品，使身体负重过大，而引起不同程度的身体急慢性损伤。其中较为常见的损伤是腰椎间盘突出症。②长期弯腰、扭转等引起的积累性损伤：临床护士执行相关护理操作，如加药、观测引流管时，弯腰、扭转动作较多，对腰部损伤较大。长期的损伤积累，导致腰部负荷加重，使其易患腰部疾病。③护士经常超时静立、走动，易引起静脉曲张等。

（2）防护措施：①确保所有体力操作在首次进行前，就有关工作的安全程度及健康风险做初步评估。②正确利用人体力学原理，保持正确的劳动姿势：在站立或坐位时应尽可能保持腰椎伸直，使脊柱支撑力增大，避免因过度屈曲劳损腰部韧带。在半弯腰或弯腰时，应两足分开使重力落在髋关节和两足处，降低腰部负荷。在提取重物时要使物体紧靠身体，双脚适当分开，屈膝、躯干挺直，使腰椎间盘承受的压力小于弯腰姿势。拒绝做剧烈活动，防止拉伤腰部肌肉，损伤腰椎间盘。③改善护理工作环境，降低护士体力劳动强度：尽量正确使用各种设备进行搬抬等工作；需要长时间弯腰进行操作时，考虑调节床体的高度；病床间隔距离达标；工作场所设计布局合理；护士行走路线合理。④避免长时间维持一种体位：站立时应避免长时间保持同一姿势，应双腿轮流支撑身体重量，并可适当做踮脚动作；工作间歇可适当做下肢运动操，尽量抬高下肢，以促进血液回流，减少静脉曲张的发生。⑤加强体育锻炼，提高身体素质。⑥科学使用劳动保护用具：劳动时佩戴腰围（不能长期佩戴，否则可导致腰肌萎缩）等保护用具可以加强腰部的稳定性，保护腰肌和腰椎间盘不受损伤。对于已患腰椎间盘突出症者只能在急性期疼痛加重时佩戴腰围，卧床休息时要解下。⑦养成良好的生活饮食习惯：提倡睡硬板床，并注意床垫的厚度适宜。从事家务劳动时，避免长时间弯腰和持重。合理调配饮食，多食富含钙、铁、锌、蛋白质、B 族维生素、维生素 E 的食物。

2. 物理性刺激的防护措施　电磁波和射线损伤防护参照放射科防护要求，如床旁摄片时所有人员尽可能远离摄片机 10 m 以上或用铅板屏风阻挡放射线。

（四）心理社会危害的防护

1. 常见职业损伤情境

（1）工作环境缺乏安全感，如护患关系紧张，常需应对各种医疗纠纷等。

（2）工作时间长、工作负荷重，事务琐碎繁忙。

（3）对护理工作的满意度及价值认同感不够，工作缺乏积极性和激情。

2. 防护措施

（1）增强服务意识，建立良好的护患关系。

（2）加强法律意识的培养，规范护理行为。

（3）提高护理工作价值感。

（4）注意医院环境及工作场所的设置，护士站与医院安保部门之间要有监控和报警系统。

（5）合理配置人力资源，减轻护士的工作强度。

（6）培养积极乐观的精神，培养业余爱好。

（7）当出现自我调节不足以解决心理问题或生理疾病时，及时寻求专业人员帮助。

知识拓展
6

直通护考
在线答题

（李少华）

·模块二·

生活护理技术

项目七 患者的清洁护理技术

能力目标

1. 能说出清洁护理的目的、意义和内容。
2. 能阐述各种清洁护理技术的方法、注意事项。
3. 能学会应用护理模型实施口腔护理技术、皮肤护理技术、头发护理技术。
4. 能运用晨、晚间护理的护理程序对患者进行护理。

扫码看 PPT

项目导言

疾病会给人的身心带来许多不适,尤其是生活不能自理的患者,还可能出现严重并发症,不仅不利于疾病康复,甚至危及生命安全。清洁护理技术是满足患者最基本生活需求的技能,如给患者进行口腔护理、皮肤护理、头发护理等操作,可使患者清洁、舒适,减少并发症的发生。在为患者提供清洁护理时,护士应以患者为中心,将病情观察、人文关怀、护理技术相结合,创造清洁、舒适、安全的环境,满足患者不同的病情需要,促进患者早日康复。

任务一 口腔护理技术

案例引导

患者,男,50岁,因车祸导致颅内出血,急诊手术后送往 ICU 观察治疗,患者意识不清,呼之不应,生命体征平稳。护士遵医嘱给予患者口腔护理一日两次。

请问:

1. 护士给该患者进行口腔护理的目的是什么?
2. 护士给该患者进行口腔护理时应注意什么?

Note

一、一般口腔护理技术

（一）口腔清洁用具的选择和使用

（1）应选用外形较小、刷毛柔软、表面光滑、质地柔软的尼龙牙刷。牙刷在使用时应保持清洁、干燥。牙刷一般每3个月更换一次。

（2）牙膏应选用不具腐蚀性的牙膏。含氟牙膏具有抗菌和保护牙齿的作用，药物牙膏一般能抑制细菌生长，脱敏防蛀，可根据个人需要选择。牙膏不宜固定品种，应轮换使用。

（二）刷牙的方法

1. 螺旋法 刷牙时牙刷刷毛与牙齿成45°角，环形转动刷洗，每次刷2～3颗牙齿，刷完一个部位后再更换部位。前排牙齿的内侧面可用牙刷毛面的顶端震颤刷洗；刷洗上下咬合面时，刷毛与牙齿平行来回刷洗，刷完牙齿后再刷舌面，由里向外刷，可减少致病菌的数量并清除食物残渣。

2. 竖刷法 将牙刷刷毛末端置于牙冠与牙龈交界处，沿牙齿方向轻微加压并顺牙缝纵向刷洗。牙齿的外侧面、内侧面及上下咬合面都应刷洗干净。

（三）义齿的清洁与护理

义齿刷洗方法与刷牙方法相同，使用者白天应佩戴义齿，晚上将义齿摘下，使牙床得到保养。将义齿存放于冷水中，每日换水一次。每餐后都应清洁义齿，每日至少清洁舌头和口腔黏膜一次，并按摩牙龈。

二、特殊口腔护理技术

保持口腔清洁健康是每一个人都需要的，然而患者由于疾病导致口腔黏膜感染或由于自理能力丧失而不能清洁口腔，最终导致口腔疾病。护士与患者接触时应正确评估患者自理能力，为患者提供有针对性的口腔护理，维护患者的舒适与健康。

1. 特殊口腔护理技术的概念 特殊口腔护理技术，是指护士准备特殊的溶液与用物，为禁食、高热、昏迷、鼻饲术后及口腔疾病等患者进行口腔护理，应视口腔情况每日进行2～3次。

【护考提示】

1. 特殊口腔护理技术的概念。

2. 特殊口腔护理技术的适应证有哪些？

3. 特殊口腔护理技术的擦洗顺序。

4. 特殊口腔护理的注意事项有什么？

2. 特殊口腔护理的目的

（1）保持口腔清洁、湿润，预防口腔感染等并发症。

（2）清除口腔异味、牙垢，增进食欲，维持口腔功能正常。

（3）观察口腔黏膜、牙龈、舌苔变化，有无特殊气味，为病情变化提供动态信息。

3. 操作前准备

（1）评估解释：①评估患者病情及自理能力。②评估患者意识状态、心理状态、合作程度。③评估患者口腔状况：口唇的色泽、湿润度，有无干裂、出血、疱疹等；牙齿是否齐全，有无义齿、龋齿、牙结石、牙垢等；牙龈的颜色，有无溃疡、肿胀或萎缩、出血、脓液等；舌头的颜色、湿润度，有无溃疡、肿胀或齿痕，舌苔颜色及厚薄等；口腔黏膜的颜色、完整性，有无溃疡、出血、疱疹、脓液等；腭部悬雍垂、扁桃体的颜色，有无肿胀及异常分泌物等；口腔有无异常气味，如烂苹果味、氨臭味、肝臭味、大蒜样臭味等。④评估患者的口腔卫生习惯。⑤向患者解释口腔护理的目的、方法、注意事项及配合要点，意识不清者向家属解释。

（2）计划准备：①患者准备：了解口腔护理的目的、方法、注意事项、配合要点；取舒适卧位。②环境准备：整洁、安静、舒适、光线、温湿度适宜，必要时进行遮挡。③护士准备：修剪指甲，衣帽整洁，洗手、戴口罩。④用物准备：a. 治疗车上层：治疗盘内备治疗碗（内盛漱口液浸湿的无菌棉球、弯止血钳1把、镊子1把）、压舌板1个、小茶壶或水杯（内盛漱口液）、弯盘、吸水管、手电筒、棉签、治疗巾、纱布块、小橡胶单，必要时备开口器。治疗盘外备口腔外用药（按需准备，如液体石蜡、冰硼散、西瓜霜、制霉菌素甘油、金霉素甘油等）、手消毒液、常用漱口液（应根据患者口腔pH值与药物药理作用，选用漱口液（表7-1））。b. 治疗车下层：生活垃圾桶、医用垃圾桶。

表7-1 口腔pH值与漱口液的选择

口腔pH值	漱 口 液	作 用
中性	0.9%氯化钠溶液	清洁口腔，预防感染
	朵贝尔溶液（复方硼砂溶液）	轻度抑菌，消除口臭
	0.02%呋喃西林溶液	清洁口腔，光谱抗菌
偏碱性	1%～3%过氧化氢溶液	抗菌防臭，用于口腔有溃烂、坏死组织者
	1%～4%碳酸氢钠溶液	碱性溶液，用于真菌感染
偏酸性	2%～3%硼酸溶液	酸性防腐剂，抑菌，清洁口腔
	0.1%醋酸溶液	用于铜绿假单胞菌感染

4. 操作流程

特殊口腔护理的操作流程如表7-2所示。

表7-2 特殊口腔护理的操作流程

操作流程	流程说明	操作要点
1. 核对解释	①携用物至患者床旁，核对床号、姓名、腕带 ②向患者及其家属解释口腔护理的目的、方法、注意事项、配合要点	• 有眼镜者摘下 • 尊重患者，取得合作 • 使患者头偏向护士一侧
2. 安置体位	协助患者取侧卧位或仰卧位，头偏向一侧，面向护士	• 防止误吸导致窒息
3. 铺巾置盘	铺治疗巾于患者颈下，置弯盘于口角旁	• 弯盘凹口向内
4. 湿润口唇	用棉签蘸温开水湿润患者口唇	• 取下义齿
5. 观察口腔	嘱患者张口，不能张口者用开口器，护士一只手用压舌板轻轻撑开颊部，另一只手拿手电筒观察口腔情况	• 开口器从臼齿放入，牙关紧闭者不可使用暴力使其张口
6. 协助漱口	协助患者用吸水管漱口，漱口液吐入弯盘，纱布擦净口唇	• 昏迷患者禁止漱口

续表

操作流程	流程说明	操作要点
7．擦洗口腔	①擦洗牙外侧：嘱患者咬合上下齿，一只手用压舌板轻轻撑开左侧颊部，另一只手用弯血管钳夹取漱口液浸湿的棉球擦洗牙齿左外侧面，由内向外纵向擦向门齿。同法擦洗右外侧面 ②擦洗牙内侧：嘱患者张开上下齿，依次擦洗左侧牙齿的左上内侧、左上咬合、左下内侧、左下咬合，均由内向外擦向门齿，弧形擦洗左侧颊部。同法擦洗右侧 ③依次擦洗硬腭、舌面、舌下	•每个部位1～2个棉球，棉球湿度以不滴水为宜 •每个棉球仅用一次，避免反复使用
8．协助漱口	协助患者用吸水管漱口，漱口液吐入弯盘，纱布擦净口唇	•勿触及咽部，以免引起恶心 •昏迷患者禁止漱口
9．观察涂药	嘱患者张口，再次观察口腔，如有溃疡涂药于患处	•口唇干裂者涂液体石蜡或润唇膏
10．整理记录	①撤去弯盘及治疗巾，协助患者取舒适卧位，整理床单位 ②洗手，记录	•询问患者感受 •必要时协助佩戴义齿

5．评价

（1）护士操作规范、轻柔、正确。

（2）患者口唇湿润，口腔清洁、舒适；口腔有感染、溃疡、出血症状者及时处理。

（3）护患沟通有效，患者能主动配合，患者掌握口腔卫生保健的知识与技能。

6．注意事项

（1）擦洗时动作轻柔，避免损伤口腔黏膜及牙龈，特别是对凝血功能较差的患者。

（2）昏迷患者禁止漱口，须用开口器时应从白齿放入，牙关紧闭者不可暴力使其张口；棉球不宜过湿以防溶液吸入呼吸道；血管钳夹紧棉球，每次一个，防止遗留在口腔，操作前后清点棉球个数。

（3）长期应用抗生素和激素的患者，应注意口腔内有无真菌感染。

（4）有活动义齿者应先取下，刷干净后浸于冷水中备用，不可将义齿浸于热水或乙醇中。

（5）传染病患者用物需按消毒隔离原则处理。

知识拓展

7-1

直通护考

在线答题

任务二　头发护理技术

案例引导

　　患者，女，35岁，因车祸导致右侧胫骨骨折、右侧肩关节粉碎性骨折。急诊入院手术治疗，术后患者住骨科病房进一步治疗。住院期间，患者长期卧床，生活不能自理,原本柔顺的长发打结缠绕在一起,患者心情烦躁,不愿见人。

请问:

1. 该患者的主要护理问题有哪些?

2. 护士应从哪些角度出发,帮助患者解决这些问题?

一、头发护理的定义

住院患者因生活自理能力下降而导致头发清洁度降低。长期卧床、活动受限、肌张力降低、共济失调、生活不能自理的患者,应每日床上梳发1～2次,以保持头发、头皮清洁,防止脱发,促进毛囊血液循环,预防感染,增加患者自信。

二、头发护理技术

(一)日常头发护理

1. 正确梳头发 根据头发的长短、卷曲、受损程度选择适宜的梳发方法和梳发工具。梳发动作要轻,长发要从发尾梳顺,再梳发根,尤其是对于卷发。梳发工具可根据头发情况选择,以不易引起静电的材质如木质为宜,梳齿钝圆、疏密适当。梳头时做按摩,促进头皮的血液循环。

2. 头发清洁法 定期地清洁头发是保持头发、头皮健康的关键。解除头痒,去除头发、头皮上的头屑、污垢和多余的油脂,促进头皮血液循环,会使头发顺滑。洗发的间隔时间可根据发质、工作环境等决定,根据个人发质特点选择适宜的洗发、护发用品。

3. 头皮按摩法 加强全身营养,五指分开、弓起,用指腹对头皮进行按揉,从前额到头顶,再到枕部。反复按揉至头皮发热,促进血液循环。注重日常饮食中营养均衡,适当增加核桃仁、黑芝麻、黑米等具有促进头发生长功效的食物,保证每天充足的睡眠,生活规律,身体健康,才能拥有健康顺滑的黑发。

(二)床上梳发

【护考提示】

1. 头发护理的内容有哪些?

2. 床上梳发应注意些什么?

3. 床上梳发适用于哪些患者?

1. 目的

(1)去除脱落的头发和头皮屑,使患者感觉舒适。

(2)按摩头皮,促使其血液循环,促进头发的生长和代谢,增强患者抵抗力。

(3)维持患者良好的外观,增强自信,维护其自尊。

(4)建立良好的护患关系。

2. 操作前准备

(1)评估患者并解释:①评估:患者的一般情况,如患者病情、梳发要求、自理能力、个人卫生习惯、配合程度;局部头发及头皮健康情况,如头发长短、头发密度、清洁状况,有无头皮屑、头皮瘙痒等;患者心理状况及合作程度。②解释:向患者解释床上梳发的目的、注意事项及配合要点。

（2）患者准备：体位舒适、情绪稳定、积极配合，了解床上梳发的目的及注意事项。

（3）环境准备：环境宽敞、舒适、整洁、安全。

（4）护士准备：修剪指甲、衣帽整洁、洗手、戴口罩。

（5）用物准备：一次性治疗巾、梳子、30%乙醇，必要时备发卡和发绳，手消毒液、生活垃圾桶、医用垃圾桶等。

3. 操作流程　床上梳发操作流程如表7-3所示。

表7-3　床上梳发操作流程

操作流程	流程说明	操作要点
1. 核对解释	携用物至患者床旁，辨识患者并做好解释	·以取得患者合作
2. 正确铺巾	铺治疗巾于枕头上或围于患者的颈部	·避免断发掉床上
3. 安置体位	协助患者取仰卧位或半坐卧位	·视情况而定
4. 正确梳发	（1）协助患者头转向一侧，先将头发从中间梳向两边；左手握住一股头发，由发梢一段段梳到发根；长发或遇有打结时，可将头发一股股绕在食指上慢慢梳理，避免强行梳拉 （2）同法梳另一边 （3）长发梳顺后可扎成束或编成辫	·最好用圆钝齿梳子，以免损伤头皮 ·如头发很乱、纠集成团，可用30%乙醇湿润后，再小心梳顺 ·编成的辫或扎成的束不能太紧 ·发型尽可能满足患者的爱好
5. 整理记录	（1）将脱落的头发放于纸袋中，撤去治疗巾 （2）协助患者取舒适卧位，整理床单位 （3）清理用物 （4）洗手，记录	·对传染病患者按隔离消毒原则进行 ·记录执行时间和患者反应

4. 评价

（1）患者感觉清洁、舒适，自尊得到保护。

（2）护士操作方法正确，动作轻柔。

（3）护患沟通有效，患者获得头发护理知识与技能。

（4）患者外观整洁，心情愉快。

5. 注意事项

（1）梳发时避免强行梳拉头发。

（2）注意观察患者反应。

（3）如发现患者有头虱应立即进行灭虱处理，以防传播。

（三）床上洗发

1. 目的

（1）去除头发污秽及头皮屑，保持头发清洁，使患者舒适。

（2）按摩头皮，促进头部患者血液循环，促进头发的生长与代谢。

（3）维护患者自尊、自信，建立良好的护患关系。

2. 操作前准备

（1）评估患者并解释：①患者的一般情况，如患者病情、对床上洗发护理有无特殊

知识拓展

7-2

要求、自理能力、个人卫生习惯、配合程度、是否需要解大小便。②局部头发及头皮健康情况,如头发清洁度,头皮有无损伤、瘙痒,有无头虱或虮卵。③患者心理状况及合作程度。

（2）患者准备:协助患者排空大小便,取舒适的适当体位,理解床上洗发的目的、方法及注意事项,主动配合操作。

（3）环境准备:环境宽敞、明亮,移去障碍物以便于操作,关门、窗,调节室温至 22～24 ℃,必要时使用屏风。

（4）护士准备:衣帽整洁,仪表端庄,态度和蔼,洗手,酌情戴口罩。

（5）用物准备:①治疗车上层:一次性治疗巾、小橡胶单、眼罩或纱布、安全别针、不脱脂棉球 2 个、弯盘、纸袋、水壶内盛 40～45 ℃热水、电吹风、手消毒液。马蹄形垫洗头法备橡胶马蹄形垫或将浴毯卷扎成马蹄形垫;扣杯式洗头法备脸盆、搪瓷杯、橡胶管、小毛巾。②治疗车下层:污水桶、生活垃圾桶、医用垃圾桶。③洗头车洗头另备洗头车。④若患者自备相关物品如梳子,洗发液,中、大毛巾,小镜子,发夹或橡皮筋和护肤霜等,尊重患者的自主选择。

3. 操作流程 床上洗发操作流程如表 7-4 所示。

表 7-4　床上洗发操作流程

操 作 流 程	流 程 说 明	操 作 要 点
1. 核对解释	（1）备齐用物,携至床旁,核对患者无误 （2）向患者及其家属解释操作目的及注意事项 （3）移开床旁桌、椅	· 取得患者的信任、理解与配合 · 注意室温,防止患者受凉
2. 松解衣领、铺巾	（1）松开患者衣领向内反折,将毛巾围于颈部,用安全别针固定 （2）垫小橡胶单和大毛巾于枕上,移枕于肩下	· 保护患者衣服不被沾湿 · 保护床单位不受潮
3. 安置体位	协助患者取仰卧位,稍屈双膝,膝下垫枕	
4. 放洗头器		
①马蹄形垫洗头法	置马蹄形垫于枕头上方的床沿边,将患者头及头发置于马蹄形垫内,颈部枕于马蹄形垫隆起处,下面放置污水桶接盛污水	· 注意清洗到患者头下的头发,确保洗干净 · 确保患者颈部舒适,不劳累
②扣杯式洗头法	取清洁脸盆一个,盆底垫块小毛巾,在上面倒扣一搪瓷杯,杯底再垫块小毛巾,协助患者将头枕于毛巾上,脸盆里放进一橡胶管,下接污水桶	· 利用虹吸原理,将污水吸入污水桶
③洗头车洗头法	洗头车置于床头一侧,协助患者斜角卧躺,头部置于洗头车的接水盆内,在颈托上垫上小毛巾,安置好患者	
5. 保护眼耳	用不脱脂棉球塞两耳,眼罩或纱布遮盖双眼	· 防止水流入眼和耳内

续表

操作流程	流程说明	操作要点
6. 洗发	（1）松开头发,梳顺,试水温,患者确认合适后,用热水充分湿润头发 （2）倒适量的洗发液于双掌,搓揉出丰富泡沫后,均匀涂遍全头头发,由发际抹向头顶,再用指腹按摩头皮 （3）用热水冲洗头发,反复搓揉,直至洗净为止	·对清醒患者可请患者确定水温合适 ·按摩能促进头部血液循环 ·揉搓力度适中,用指腹按摩,不用指尖搔抓 ·若颈部毛巾潮湿,需另换干燥毛巾 ·患者脱落的头发要卷入纸袋内
7. 擦干头发	（1）解下患者颈部毛巾包住头发,轻轻擦干 （2）除去眼罩及耳内棉球,协助患者进行面部清洁,涂抹面霜	·及时擦干,避免着凉
8. 撤洗头器	一只手托住患者头颈部,另一只手撤去洗头器,将枕头、橡胶单、浴巾一并从肩下移至床头正中,协助患者卧于床正中的枕上	·确保患者舒适整洁
9. 吹发、梳理发型	·解下包头发的毛巾,再用大毛巾轻轻擦拭头发后,用电吹风吹干头发,梳顺头发,整理成发型 ·将脱落的头发置于纸袋中,投入医用垃圾桶	·尊重患者习惯 ·吹干头发,防止着凉引起患者头痛
10. 操作后整理、记录	（1）撤去枕头上的橡胶单和大毛巾 （2）协助患者取舒适体位,整理床单位 （3）洗手,记录	·记录执行时间和患者情况

4. 评价

（1）护患沟通良好,清醒患者在病情允许时能主动配合。

（2）护士操作规范,动作轻柔,患者衣服、床单位未受潮,水未入眼和耳内。

（3）患者无受凉、头皮牵扯疼痛感,舒适、无疲劳感,心情愉快。

5. 注意事项

（1）洗发过程中应密切观察患者病情变化,如有异常应立即停止操作。

（2）洗发后及时擦干、吹干头发,防止着凉,避免引起患者头痛。

（3）洗发时间不宜过久,防止患者头部充血,引起不适。

（4）病情危重和极度虚弱的患者,不宜在床上洗发。

（5）护士在操作过程中,应运用人体力学原理,注意省时节力。

（四）灭头虱、虮法

头虱寄生于人的头发中,可致局部头皮瘙痒,搔抓头皮可致感染,头虱还可传播疾病,如流行性斑疹伤寒、回归热。一旦发现患者有头虱,应立即灭虱,促进患者舒适,预防患者相互间传染。

1. 目的

（1）除去头虱、虮，使患者感觉舒适。

（2）预防皮肤感染和某些疾病的传播。

（3）维护患者自尊。

2. 操作前准备

（1）评估患者并解释：①辨识患者。②患者病情、意识状态、心理状态以及合作程度。③头发上虱、虮分布的情况。④患者及其家属对头虱、虮有关知识的了解情况。

（2）患者准备：明确操作目的，了解操作过程，能配合采取适当体位。

（3）环境准备：干净整洁、宽敞明亮，屏风遮挡。

（4）护士准备：着装整洁，戴手套、口罩，穿好隔离衣。

（5）用物准备：①治疗车上层：治疗盘内备治疗巾 2～3 条、治疗碗（内盛灭虱药液）、纱布、塑料帽子、隔离衣、布口袋或枕套、篦子、纸袋、手套、清洁衣裤、被服等。治疗盘外备灭虱药液、手消毒液等。②常用灭虱药液：30%含酸百部酊：百部 30 g 放入瓶中，加 50%乙醇 100 mL、纯乙酸 1 mL，盖严瓶口，48 h 后即可使用。30%百部含酸煎剂：百部 30 g，加水 500 mL 煎煮 30 min，用双层纱布过滤，挤出药液；取滤渣再加水 500 mL 煎煮 30 min，过滤，挤出药液；取两次药液合并再煎至 100 mL，待冷却后加入纯乙酸 1 mL 即可。灭虱香波：市场有售，其主要成分是 1‰二氯苯醚菊酯。③治疗车下层：水桶、生活垃圾桶、医用垃圾桶。

3. 操作流程　灭头虱、虮法操作流程如表 7-5 所示。

表 7-5　灭头虱、虮法操作流程

操作流程	流程说明	操作要点
1. 核对解释	携用物至患者床旁，辨识患者并做好解释；用屏风遮挡	• 尊重患者、取得合作 • 若病情许可，可在治疗室进行，以维护患者自尊
2. 剃头剪发	动员男性患者或患儿剃去头发，女性患者剪短头发	• 剪下头发用纸包裹焚烧
3. 蘸药涂搽	（1）按洗头法做好准备，将头发分为若干小股 （2）用纱布蘸取灭虱药液，按顺序搽遍头发，并用手揉搓，湿透全部头发 （3）戴帽子或用治疗巾严密包裹头发 24 h	• 防药液污染面部及眼部 • 反复揉搓 10 min • 注意用药后患者局部及全身反应
4. 篦虱洗发	24 h 后取下帽子，用篦子篦去死虱、虮，并清洗头发	• 如发现仍有活虱，须重复灭虱步骤
5. 更换衣被	（1）灭虱结束后，为患者更换干净的衣、被 （2）污衣裤、被服放入布口袋或枕套内	• 扎好袋口送去高压灭菌 • 篦子上除下的棉花用纸包好焚烧 • 梳子和篦子消毒后用刷子刷净
6. 整理记录	（1）整理床单位，清理用物 （2）凡患者接触过的布类和隔离衣均应装入袋内，扎好袋口高压灭菌 （3）脱手套，洗手，记录	• 记录执行时间和效果

4. 评价

（1）患者舒适、满意，自尊心得到保护。

（2）护士灭虱、虮彻底，无虱、虮传播。

（3）护患沟通有效，患者配合，患者及家属掌握灭虱、虮的方法。

5. 注意事项

（1）操作中防止灭虱药液污染面部及眼部。

（2）用药后应注意观察患者局部及全身有无不良反应。

（3）严格执行消毒隔离制度，以防感染发生。

（4）维护患者的自尊。

直通护考
在线答题

任务三　皮肤护理技术

案例引导

患者，男，68岁，脑梗死后遗症长期卧床，一周前出现咳嗽、咳痰症状，家属送患者前往医院呼吸科住院治疗。住院期间护士发现该患者骶尾部出现一小水疱，立即进行紧急处理，并加强观察与护理。

请问：

1. 该患者此时最大的护理问题是什么？

2. 护士应怎样处理？

3. 怎样预防？

皮肤新陈代谢迅速，其代谢的废物如皮脂、汗液、脱落的表皮碎屑等，可以与外界细菌及尘埃结合成脏物，黏附于皮肤表面，如不及时清除，可刺激皮肤，破坏其屏障作用，将会引起皮肤炎症等，给人体带来不适。因此，皮肤的清洁护理对患者来说是非常重要的。

【护考提示】

1. 皮肤护理的定义。

2. 皮肤护理的方法有哪些？

3. 皮肤护理应注意什么？

（一）淋浴和盆浴

1. 目的

（1）去除污垢，保持皮肤清洁、干燥，使患者舒适。

（2）促进皮肤血液循环，增强患者皮肤排泄功能，预防皮肤疾病。

（3）观察患者全身皮肤有无异常,为临床诊治提供依据。

（4）使肌肉放松,保持良好的精神状态。

2. 操作前准备

（1）评估患者并解释:①患者病情、意识状态、心理状态及合作程度。②患者的皮肤清洁度及皮肤健康状况。

（2）患者准备:明确操作目的,了解操作过程。

（3）环境准备:浴室内有呼叫器、扶手;地面、浴盆内防滑。

（4）护士准备:修剪指甲、衣帽整洁、洗手、戴口罩。

（5）用物准备:①治疗车上层:沐浴露或浴皂、毛巾2条、浴巾1条、清洁衣裤1套、防滑拖鞋、手部消毒液等。②治疗车下层:水桶、生活垃圾桶、医用垃圾桶等。

3. 操作流程　淋浴和盆浴操作流程如表7-6所示。

表7-6　淋浴和盆浴操作流程

操 作 流 程	流 程 说 明	操 作 要 点
1. 核对解释	向患者及其家属解释沐浴的目的,取得合作	· 核对患者无误 · 患者理解,取得配合
2. 关闭门窗、调节室温	关闭浴室门窗,调节室温在24 ℃左右	
3. 护送沐浴	（1）备齐用物,携带用物送患者进浴室	· 用物放于易取之处 · 衣物放置在不易受潮、干净的地方
	（2）在门外悬挂"沐浴中"示意牌	· 浴室不宜锁门,以便发生意外时及时入内
	（3）向患者交代有关事项	· 呼叫器的应用 · 不宜用湿手接触电源开关
	（4）调节水温在40～45 ℃	· 调节水温的方法
4. 注意浴中询问	（1）注意患者入浴时间,如时间过久应予询问,以防发生意外	· 防止患者病情变化或晕倒 · 防止患者滑倒
	（2）当呼叫器响时,护士应先询问或敲门后再进入浴室,协助患者解决相关问题	· 不能独立完成沐浴的患者,护士应协助其完成沐浴
	（3）盆浴时盆中水位不超过心脏水平	· 防止引起胸闷
	（4）沐浴时间不超过20 min	· 浸泡过久易引起疲劳或晕倒
5. 协助整理	（1）协助整理沐浴用物、衣物 （2）取下示意牌	

4. 评价

（1）患者淋浴或盆浴后感到清洁、舒适,安全无意外发生。

（2）护士能协助患者沐浴,确保患者安全。

（3）护患沟通有效,患者获得了有关皮肤护理方面的知识。

5. 注意事项

（1）饭后须过1 h才能沐浴,以免影响消化。

（2）防止患者受凉、晕厥、烫伤、滑跌等意外情况发生。

（3）妊娠 7 个月以上的孕妇禁用盆浴；衰弱、创伤和患心脏病需要卧床休息的患者，不能淋浴或盆浴。

（4）传染病患者的沐浴，应根据病种、病情按隔离原则进行。

（二）床上擦浴

1. 目的

（1）去除污垢，保持皮肤清洁，使患者舒适，满足患者需要。

（2）促进皮肤血液循环，增强其排泄功能，预防皮肤感染及压疮等并发症。

（3）观察全身皮肤有无异常，提供疾病信息。

（4）活动肢体，使肌肉放松，防止关节僵硬和肌肉挛缩等并发症，保持良好的精神状态。

2. 操作前准备

（1）评估患者并解释：①辨识患者。②患者病情、个人沐浴习惯及自理能力，对石膏固定、牵引、长期卧床、病重虚弱及生活不能自理的患者，应按皮肤状况给予床上擦浴。③患者的心理反应、合作程度。④患者皮肤状况：有无破损、出血、皮疹、水痕、硬结等。有无苍白、发绀、发红、黄疸、色素沉着等。皮温是否正常，有无发热或冰冷。弹性是否良好，有无水肿、干燥、皱纹等。对冷、热、触、痛的感觉是否正常，有无皮肤瘙痒等。出汗及皮脂分泌情况、体表散发出来的气味等。

（2）患者准备：明确操作目的，了解操作过程，能积极配合操作。

（3）环境准备：关闭门窗，调节室温，酌情用屏风遮挡或拉上窗帘。

（4）护士准备：修剪指甲、衣帽整洁、洗手、戴口罩。

（5）用物准备：①治疗车上层：治疗盘内备浴巾 1 条、毛巾 2 条（患者自备）、治疗巾及小橡胶单各 1 条、一次性手套、弯盘、浴皂或沐浴露、指甲刀、梳子、50% 乙醇、爽身粉等。治疗盘外备脸盆、水壶（盛 50～52 ℃热水）、清洁衣裤和被单、手部消毒液等。②治疗车下层：便盆及便盆巾、水桶（盛污水用）、生活垃圾桶、医用垃圾桶等。③屏风。

3. 操作流程　床上擦浴操作流程如表 7-7 所示。

表 7-7　床上擦浴操作流程

操作流程	流程说明	操作要点
1. 核对解释	携用物至床旁，核对患者信息，解释操作目的及注意事项、配合要点	
2. 安置体位	（1）关闭门窗，用屏风或隔帘遮挡；按需要给予便器 （2）酌情放平床头及床尾支架，松开床尾盖被 （3）协助患者移近护士侧并取舒适卧位	
3. 擦洗 脸颈	（1）先用湿毛巾的不同部位分别擦拭两眼，由内眦向外眦擦拭，再依次擦洗额部、颊部、鼻翼、耳后、下颌，直至颈部 （2）用较干毛巾依次再擦洗一遍	· 避免交叉感染 · 眼部不用肥皂，防止引起眼部刺激症状 · 注意洗净耳后、耳郭等处 · 眼部以外部位酌情使用肥皂

Note

续表

操 作 流 程	流 程 说 明	操 作 要 点
上肢、双手	（1）协助患者脱下上衣 （2）用浴毯遮盖身体 （3）在近侧上肢下铺上大毛巾 （4）移去近侧上肢上的浴毯，一只手托患者手臂，另一只手用涂浴皂的湿毛巾擦洗，由近心端到远心端 （5）用湿毛巾擦去皂液，清洗毛巾后再擦洗，最后用浴巾边按摩边擦干 （6）同法擦洗另一侧 （7）浸泡双手于盆内热水中，洗净、擦干	·先脱近侧，后脱远侧；如有外伤，先脱健侧，后脱患侧 ·尽量减少暴露，注意保护患者隐私，注意保暖，防止受凉 ·避免擦洗时弄湿床单位 ·注意洗净肘部和腋窝等皮肤皱褶处 ·需要时修剪指甲 ·更换清洁用水
胸、腹	将浴巾盖于患者的胸腹部，一只手掀起浴巾，另一只手包裹湿毛巾擦洗胸腹部	·女性患者应注意擦净乳房下皱褶处和脐部 ·擦洗过程中注意观察患者病情，若患者出现寒战、面色苍白等情况，应立即停止擦洗，给予适当处理；擦洗时还应观察皮肤有无异常 ·更换清洁用水
背	（1）协助患者侧卧，背向护士，铺浴巾于患者身下，浴毯遮盖背部，依次擦洗后颈部、背部和臀部 （2）协助患者穿衣，平卧	·擦洗后酌情按摩受压部位 ·先穿远侧，后穿近侧；如有伤口，先穿患侧，后穿健侧 ·酌情换水
下肢	（1）协助患者脱裤，铺浴巾于患者腿下 （2）擦洗腿部，由近心端到远心端 （3）同法擦洗另一侧 （4）协助患者屈膝，置橡胶垫、浴巾和足盆于患者足下 （5）逐一浸泡、洗净和擦干双脚	·擦洗时应尽量减少暴露，注意保护患者隐私 ·换水、换盆、换毛巾
会阴	（1）铺浴巾于患者臀下 （2）协助或指导患者洗净会阴 （3）为患者换上清洁的裤子 （4）酌情为患者梳发、更换床单、整理床单位	·女性患者应由前向后清洗
4. 操作后整理	（1）安置患者于舒适卧位，开窗通风 （2）清理用物，洗手，记录	

4. 评价

（1）护患沟通良好，患者主动配合。

（2）护士操作规范，动作轻稳、协调、顺利，避免弄湿床单位。

（3）患者感觉舒适，未受凉，对操作满意。

5. 注意事项

（1）擦浴过程应在 15～30 min 完成，以防患者受凉和劳累。

（2）护士在操作过程中，应运用人体力学原理，注意节时省力。

任务四　晨、晚间护理技术

案例引导

患者王某，男，60 岁。回家途中遇车祸，髋部剧痛、双下肢不能站立 3 h 来院就诊。查体：T 36 ℃，P 116 次／分，R 24 次／分，BP 86/50 mmHg。患者神志清楚，面色苍白，表情淡漠；双髋部压痛，皮下淤斑，双下肢活动受限；膀胱充盈，排尿困难。X 线检查：骨盆骨折。医生给予手术治疗，术后住骨科病房治疗。

请问：

1. 该患者此时最大的护理问题是什么？

2. 在日常的晨、晚间护理中，护士应注意什么？

一、晨、晚间护理的概念及意义

（一）晨、晚间护理的概念

护士根据患者的个人生活习惯及病情需要，满足其日常清洁和舒适的需求，于晨间及睡前提供适当的个性化生活护理，称为晨、晚间护理。

（二）晨、晚间护理的意义

护士提供周到的、个性化的晨晚间护理，满足患者的身心需要，提高患者身体的清洁度，增强了患者的安全感、归属感，患者舒适，睡眠改善，利于康复，可促进良好的护患关系的建立。

二、晨、晚间护理技术

晨、晚间护理技术如表 7-8 所示。

表 7-8　晨、晚间护理技术

操作项目	目　的	内　容
晨间护理	（1）协助或完全帮助患者完成起床后的日常护理，使患者清洁、舒适，预防压疮及坠积性肺炎等并发症的发生	（1）能离床活动、病情较轻的患者鼓励其自行排便、洗漱，包括刷牙、漱口、洗脸、梳头等。这样既可促进患者下床活动，使全身的肌肉、各关节得到活动；又可促进其康复

续表

操作项目	目　的	内　容
晨间护理	（2）保持病床和病室整洁、空气清新 （3）观察和了解患者病情，为诊断治疗和调整护理计划提供依据 （4）进行健康教育和卫生指导，促进沟通，密切护患关系	（2）病情较重、不能离床活动的患者如危重、高热、昏迷、大手术后或年老体弱患者： ①协助患者完成晨间清洁，如给予卧床患者便盆协助其排便；协助其刷牙、漱口，病情严重者应给予特殊口腔护理；协助其洗脸、洗手、床上梳头；协助其翻身并检查全身皮肤有无受压变红，尤其是压疮好发部位，用湿热毛巾擦洗背部，酌情涂抹护肤品或药膏，进行皮肤按摩，定期或必要时更换病服 ②湿式扫床，整理床单位，加铺一次性中单，必要时更换被服 ③了解患者前晚的睡眠情况及病情变化，鼓励患者，给予必要的心理护理和健康教育 ④协助患者翻身叩背，鼓励其咳嗽，避免呼吸道分泌物坠积，痰液黏稠，不易咳出。必要时做雾化吸入、吸痰 ⑤检查各引流管情况，保证通畅、固定稳妥、无扭曲，观察引流液，排放集尿袋中尿液 ⑥室温适宜，可适当开窗通风，保持病室内空气清新
晚间护理	（1）创造良好的睡眠环境，舒适、安静、安全，促进患者入睡并有高质量的睡眠 （2）了解夜间病情变化，必要时进行心理护理	（1）协助患者进行临睡前的清洁护理：能离床活动、病情较轻的患者，鼓励患者自行完成睡前的清洁护理，护士给予鼓励和适当的帮助；病情较重、不能离床活动的患者，护士应协助或完全帮助患者刷牙、漱口或进行特殊口腔护理，洗脸、洗手、床上梳发、擦洗背部，给予会阴部护理，必要时进行床上擦浴，用热水泡脚并检查手指甲、足趾甲情况，定期给患者修剪指（趾）甲。睡前协助其排便，整理床单位，酌情更换衣物、增减衣被 （2）调节室内温度、湿度和光线，使适合睡眠。保持病室安静，空气流通 （3）患者入睡后护士应加强巡视，了解患者睡眠情况及病情变化。长期卧床生活不能自理者定时协助其翻身，预防压疮的发生。有坠床风险的患者，升起床挡，保证患者睡眠安全

（李莉萍）

直通护考
在线答题

项目八　压疮的护理技术

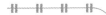

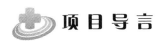
能力目标

1. 能说出压疮的概念、发生原因、好发部位及临床分期。
2. 能阐述压疮的预防及护理要点。
3. 能学会应用护理模型实施皮肤预护理。
4. 能运用皮肤护理的护理程序对患者进行护理。

项目导言

完整的皮肤是机体外在的天然保护屏障,不但具有调节体温、分泌、呼吸、排泄等功能,而且可防止病原微生物的入侵。但对于极度衰弱、长期卧床的危重患者,由于护理措施不当,引起皮肤破溃、坏死发生压疮,严重者还可继发感染引起败血症从而危及患者生命,所以预防压疮的发生及压疮发生后皮肤的护理是临床护理工作中的一项重要任务。

任务一　压疮的基本知识

案例引导

李某,女,62岁,有高血压史18年,因情绪激动导致脑卒中,一侧肢体失去自理能力。入院检查中发现髋部皮肤出现一约5 cm×5 cm的创面,组织发黑、恶臭、脓性分泌物多,去除表面坏死组织,可见暗红色肌肉。

请问:

1. 该患者髋部皮肤发生了什么?
2. 是什么原因导致的?

(一)压疮的概念

压疮也称压力性溃疡,是指身体局部组织长期受压,血液循环障碍,持续缺血、缺氧、营养不良而导致的组织溃烂坏死。

（二）压疮发生原因

1．力学因素

（1）压力：卧床患者局部组织受压持续 2 h 以上。

（2）摩擦力：患者长期卧床或坐轮椅时；夹板内衬垫放置不当、石膏内不平整或有渣屑等。

（3）剪切力：与体位有关。

2．理化因素刺激　皮肤经常受潮湿、摩擦、排泄物等理化因素的刺激，使皮肤抵抗力降低。如大量汗液、大小便失禁、床单褶皱、床上碎屑等损伤皮肤。

3．全身营养不良或水肿　全身营养不良或水肿是导致压疮发生的内因。全身营养不良或水肿的患者皮肤组织较薄，抵抗力弱，一旦受压易致皮肤破损。

4．医疗措施使用不当　使用石膏绷带、夹板及牵引时，松紧不适，衬垫不当等。

（三）压疮的好发部位

压疮多发生于经常受压和无肌肉包裹或肌肉层较薄、缺乏脂肪组织保护的骨隆突处。患者体位不同，好发部位也不同。

1．仰卧位　如枕骨、肩胛部、肘部、脊椎体隆突处、骶尾部、足跟及足趾。

2．侧卧位　如耳郭、肩峰、肋部、髋部、膝关节的内外侧及内外踝等。

3．俯卧位　如面颊和耳郭、肩峰、女性乳房、男性生殖器及肋缘突出处、髂前上棘、膝前部、足尖等部。

4．坐位　坐骨结节。

【护考提示】
　　压疮的概念、发生原因、好发部位。

任务二　压疮的预防

案 例 引 导

　　李某，女，62 岁，有高血压史 18 年，因情绪激动导致脑卒中，一侧肢体失去自理能力。入院检查中发现髋部皮肤出现一约 5 cm×5 cm 的创面，组织发黑、恶臭、脓性分泌物多，去除表面坏死组织，可见暗红色肌肉。

　　请问：

　　作为一名临床护士，该如何预防皮肤压疮的发生？

压疮的预防要做到七勤：勤观察、勤翻身、勤擦洗、勤按摩、勤更换、勤整理和勤交班。

1. 避免局部组织长期受压

（1）鼓励和协助卧床患者经常更换卧位：建立床尾翻身记录卡，每 2 h 翻身一次。

（2）保护骨隆突和支持身体空隙处：在患者身体空隙处垫软枕、海绵垫、气垫等。

（3）对使用石膏、夹板及牵引固定的患者，应检查衬垫是否平整、位置是否妥当、松紧是否合适，还应随时观察局部和肢端皮肤颜色、温度的改变。

2. 避免理化因素的刺激

（1）保持皮肤清洁干燥，避免潮湿、摩擦、尿便刺激，对大小便失禁、出汗及分泌物多的患者应及时擦洗。

（2）保持床单、被褥清洁、干燥、平整无碎屑。

（3）便器应无破损，使用时抬高患者的腰骶部，避免强塞硬拉。

3. 促进局部血液循环

（1）手法按摩：全背按摩、局部按摩。

（2）电动按摩器按摩。

4. 改善营养状况　给予高蛋白、高热量、高维生素饮食增进机体抵抗力和组织修复能力。此外，适当补充矿物质，可促进慢性溃疡的愈合。

任务三　压疮的分期与护理技术

案例引导

患者，女，65 岁，因充血性心力衰竭入院，医嘱绝对卧床休息。患者主诉两侧肩胛骨处和骶尾部有麻木感，护士检查发现此处皮肤轻度红肿。

请问：

1. 该患者皮肤状况处于压疮什么阶段？

2. 面对患者目前的情况，护士该如何制订相应的护理措施？

（一）压疮的临床分期

1. 淤血红润期　此期受压局部皮肤出现红、肿、热、痛或麻木，解除压力 30 min 后，皮肤颜色仍不能恢复正常。皮肤表面无破损，为可逆性改变。

2. 炎性浸润期　此期受压皮肤呈紫红色，皮下产生硬结，表皮出现水疱。

3. 浅度溃疡期　此期表皮水疱扩大、破溃，真皮层有黄色渗出液，浅层组织坏死，形成溃疡。

4. 深度溃疡期　此期坏死组织发黑，有臭味，感染向周围及深部组织扩散，可深达骨骼，严重者引起败血症。

（二）压疮的护理技术

评估、测量并记录压疮的部位、大小（长、宽、深），创面组织的形态、渗出液、有无潜行或窦道，伤口边缘及周围皮肤状况，动态监测压疮的发生和发展。

1. 淤血红润期　去除致病因素，增加预防措施，如增加翻身次数以及防止局部继续受压、受潮。

2. 炎性浸润期　保护皮肤，避免感染。对未破小水疱可用无菌纱布包扎，减少摩擦，防破裂感染，让其自行吸收；对大水疱先消毒局部皮肤，用无菌注射器抽出疱内液体，表面涂以消毒液，并用无菌纱布包扎；如水疱已破溃，应先消毒创面及其周围皮肤，再用无菌敷料包扎。

3. 浅度溃疡期　清洁创面，创面无感染时可用生理盐水冲洗；创面有感染时，根据细菌培养及药物敏感试验结果选用合适冲洗液。

4. 深度溃疡期　去腐生新，严重者采用外科手术治疗。

【护考提示】
　压疮的预防及护理。

（三）背部按摩

1. 目的　通过按摩，促进皮肤血液循环，预防皮肤感染及压疮等并发症的发生。

2. 操作前准备

（1）评估：①辨识患者。②评估患者病情、意识状况、自理能力及合作程度。③评估患者受压部位皮肤状况：完整性、颜色、温度、感觉及清洁度。

（2）患者准备：①患者及其家属明确操作目的，了解操作过程及注意事项，能积极配合操作。②妥善固定患者伤口敷料、导管、引流管等。

（3）环境准备：①关闭门窗，调节室温至 22～26 ℃。②拉好床帘，保护患者隐私。

（4）护士准备：衣帽整洁、修剪指甲、洗手、戴口罩。

（5）用物准备：①治疗车上层：治疗盘内备浴巾 1 条、毛巾 2 条（患者自备）、50% 乙醇。治疗盘外备脸盆、水壶（盛 50～52 ℃热水）、手部消毒液、干净衣裤等。②治疗车下层：便盆及便盆巾、水桶（盛污水用）、生活垃圾桶、医用垃圾桶等。

3. 操作流程　背部按摩操作流程如表 8-1 所示。

表 8-1　背部按摩操作流程

操 作 流 程	流 程 说 明	操 作 要 点
1. 核对解释	携用物至患者床旁，护士自我介绍，核对患者手腕带	对意识不清者，需向家属解释核对
2. 操作前准备	（1）关好门窗，拉好床帘，调节室温至 22～26 ℃ （2）摇平床头、床尾，松开床尾盖被 （3）将脸盆放于床旁桌上，倒入 50～52 ℃热水至 2/3 满	防止受凉 保护隐私

续表

操作流程	流程说明	操作要点
3. 安置体位	（1）解开患者衣扣 （2）将枕头稍移向护士 （3）将患者双上肢交叉放于胸前（靠近护士侧上肢在上） （4）将靠近护士的下肢移至患者的对侧下肢上 （5）护士一只手放在患者肩下，另一只手放在其臀下，协助患者采取侧卧位 （6）将患者衣服拉至肩头，脱裤至臀下，棉被覆盖上、下肢及胸前 （7）将浴巾双折，垫于患者背侧身下，再将上半层浴巾翻盖于患者背部	便于操作 避免打湿床单位 每次擦洗及按摩时均取下浴巾，再翻盖上，避免受凉
4. 擦洗	（1）将毛巾浸于热水中，叠成手套状缠绕于右手上 （2）左手固定患者肩部，右手持毛巾依次擦洗患者后颈、肩部、背部及臀部 （3）擦洗后清洁毛巾，按上述方法共擦3遍，最后擦洗骶尾部	
5. 全背按摩	（1）蘸少许50％乙醇，手掌大、小鱼际以环形方式按摩 （2）从骶尾部开始，以环形动作沿脊柱两侧边缘向上按摩背部至肩部后 （3）从上臂沿背部两侧向下按摩至腰部，按摩后，手轻轻滑至臀部及尾骨处 （4）用拇指指腹由骶尾部开始沿脊柱按至第七颈椎处	已发红的皮肤软组织和骨隆突处严禁按摩 按摩肩胛部位时应用力稍轻 有节律地按摩数次 按摩持续至少3 min 按摩时手不能离开皮肤
6. 局部按摩	蘸少许50％乙醇，手掌大、小鱼际部分紧贴皮肤，压力均匀地做向心方向按摩，由轻至重，再由重至轻，按摩3～5 min	
7. 骨隆突处按摩	（1）蘸少许50％乙醇于手掌 （2）一只手固定患者，另一只手以大、小鱼际紧贴骨隆突处进行按摩。次序为右、左肩胛部—右、左髂部—骶尾部—脊柱突起处	
8. 更换衣服	用浴巾擦净背部乙醇，撤去浴巾，移枕回原位，协助患者更换衣服	
9. 整理记录、开窗通风	（1）协助患者取舒适卧位 （2）整理床单位，盖好被子 （3）询问患者有无不适 （4）洗手记录	

4. 评价

（1）患者感觉清洁、舒适，无不良反应。

（2）护士操作规范，确保患者安全；有异常情况能及时处理。

5. 注意事项

（1）操作过程中，注意观察患者生命体征，如有异常应立即停止操作。

（2）全背按摩时，注意保暖，防止患者着凉。

（3）按摩力量适中，避免用力过大造成皮肤损伤。

（4）更换卧位时避免拖拉，注意观察局部皮肤状况。

（5）护士在操作中，应遵循人体力学原则，注意节时节力。

直通护考
在线答题

（吕清巧）

Note

项目九　饮食护理技术

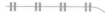

扫码看PPT

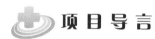　**能 力 目 标**

1. 能说出医院饮食的种类、适用范围、饮食原则及用法。
2. 能阐述鼻饲法的适应证、禁忌证及注意事项。
3. 能学会应用护理模型规范实施鼻饲法的操作。
4. 能运用鼻饲法为不能经口进食的患者提供药物及营养支持。

项 目 导 言

民以食为天,食物是人的基本需求之一,科学的饮食和合理的营养供应对人类预防疾病、保持健康有着重要作用。各种疾病、部分检查等需要调整饮食以达到治疗疾病和得到正确检查结果的目的;消化道疾病患者,因控制或限制摄入食物的种类及方式,导致体液平衡失调、营养不良等并发症的发生,因此,如何指导患者合理进食及掌握鼻饲法是临床护士必须掌握的一项重要护理技能。

任 务 一　医 院 饮 食

　案 例 引 导

患者,男,40岁。患乙型肝炎8年余。3个月前自觉腹胀,下肢水肿,B超检查示肝硬化伴腹水收治入院。检查:一般情况欠佳,皮肤巩膜黄染,腹部膨隆,双下肢明显凹陷性水肿。患者平时爱吃烟熏食物。

请问:

1. 护士应给予该患者何种饮食? 为什么?
2. 如何做好该患者的饮食健康教育?

医院饮食分为基本饮食、治疗饮食、试验饮食。

（一）基本饮食

1. 普通饮食　适用于病情较轻、疾病恢复期,无发热、无消化道疾病,以及无须限制饮食的患者。要求食物营养均衡,易消化,每日三餐定时定量。

2. 软质饮食　适用于老、幼患者,术后恢复期,以及咀嚼不便、消化不良和低热的患者。要求食物营养均衡,食物以软、烂为主,易于咀嚼、吞咽、消化,如软饭、面条,切碎煮烂的菜等,每日进食 3～4 餐。

3. 半流质饮食　适用于体弱、手术后患者,以及发热、口腔疾病、咀嚼不便、消化不良等患者。要求食物易于咀嚼、吞咽和消化,少食多餐,每日进食 5～6 餐。

4. 流质饮食　适用于病情危重、高热和各种大手术后的患者,以及吞咽困难、口腔疾病和急性消化道疾病等患者。要求一切食物呈流质,易吞咽、易消化,无刺激性,每日进食 6～7 餐。

（二）治疗饮食

1. 高热量饮食　高热量饮食用于热能消耗较高的患者,如甲状腺功能亢进、结核病、高热、大面积烧伤患者及产妇。在基本饮食的基础上再加餐两次。

2. 高蛋白饮食　高蛋白饮食用于长期消耗性疾病的患者如结核病、大面积烧伤、严重贫血、营养不良、大手术后及癌症晚期等患者。每日蛋白质供应量为 1.5～2.0 g/(kg · d),每日总量不超过 120 g/d。

3. 低蛋白饮食　低蛋白饮食用于限制蛋白质摄入的患者,如急性肾炎、尿毒症、肝性脑病等。成人蛋白质摄入量应低于 40 g/d,病情需要时也可低于 30 g/d。

4. 低脂肪饮食　低脂肪饮食用于肝、胆、胰疾病及高脂血症、动脉粥样硬化、冠心病、肥胖症和腹泻患者。每日脂肪摄入量低于 50 g/d,肝、胆、胰疾病患者低于 40 g/d;尤其应避免动物脂肪的摄入。

5. 低胆固醇饮食　低胆固醇饮食适用于高胆固醇血症、高脂血症、动脉硬化、冠心病、高血压等患者。每日胆固醇的摄入量低于 300 mg。

6. 低盐饮食　低盐饮食适用于急慢性肾炎、心脏病、肝硬化腹水、重度高血压但水肿较轻的患者。成人每日摄入食盐不超过 2 g。

7. 无盐低钠饮食　无盐低钠饮食适用范围同低盐饮食,尤其适用于水肿较重的患者。无盐饮食指除食物内自然含钠量外,烹调时不放食盐。除无盐外,还须控制食物中自然存在的含钠量的摄入(低于 0.5 g/d)。

8. 少渣饮食　少渣饮食适用于伤寒、痢疾、腹泻、肠炎、食管胃底静脉曲张、咽喉部及消化道手术的患者。

9. 高纤维素饮食　高纤维素饮食适用于便秘、肥胖、高脂血症及糖尿病等患者。成人每日摄入食物纤维量应大于 30 g。

（三）试验饮食

1. 隐血试验饮食

（1）目的:用于配合大便隐血试验,以协助诊断消化道有无出血。

（2）方法:试验前 3 日禁食肉类、动物血或肝脏、含铁剂药物及绿色蔬菜,以免产生假阳性反应。

2. 胆囊造影试验饮食

（1）目的:用于需要进行造影检查有无胆囊、胆管及肝胆管疾病的患者。

（2）方法：造影前1日午餐进高脂肪饮食，使胆囊收缩、胆汁排空，有助于造影剂进入胆囊；造影前1日晚餐进无脂肪、低蛋白、高糖、清淡的饮食，以减少胆汁分泌。晚餐后口服造影剂，禁食、禁水、禁烟至次日上午。造影检查当日，禁食早餐，第一次摄X线片，如果胆囊显影良好，再让患者进食高脂肪餐，待30 min后第二次摄X线片，观察胆囊的收缩情况。

3. 甲状腺^{131}I试验饮食

（1）目的：协助放射性核素检查甲状腺的功能，排除外源性摄入碘对检查结果的干扰，明确诊断。

（2）方法：试验前2周进食含碘食物如海带、海蜇、紫菜、卷心菜、鱼、虾、加碘食盐等，禁用含碘消毒剂做局部消毒。

4. 肌酐试验饮食

（1）目的：协助检查、测定肾小球的滤过功能。

（2）方法：试验前3日禁食畜禽类、鱼类，忌饮茶和咖啡。全日主食摄入控制在300 g以内，蛋白供应量小于40 g/d，以排除外源性肌酐的影响。

5. 尿浓缩功能试验饮食

（1）目的：检查肾小管的浓缩功能。

（2）方法：试验期为1天，全日水分摄入量控制在500～600 mL。

【护考提示】
1. 不同疾病的饮食要求。
2. 试验饮食的目的、方法和注意事项。

任务二　饮食护理技术

案例引导

患者，男，73岁，因脑出血入院，经治疗后病情得到控制，目前患者意识清楚，但体质较弱，不能说话及正常吞咽。医嘱要求给予鼻饲，补充营养。

请问：

1. 留置鼻饲管的方法有什么？

2. 在给予患者鼻饲过程中的注意事项有哪些？

一、一般饮食护理

（一）目的

帮助患者摄入足量、合理的营养素，促进疾病早日康复。

（二）操作前准备

1. 评估

（1）辨识患者。

（2）评估患者病情、意识状况、自理能力及合作程度。

（3）评估患者的饮食习惯。

2. 患者准备

（1）督促或协助患者清洁口腔。

（2）协助患者采取舒适的就餐姿势。

3. 环境准备

（1）环境应整洁、安静、舒适，空气清新。

（2）进食前暂停非紧急治疗、检查及护理工作。

（3）整理床单位及床旁用物，去除一切异味及视觉印象。

（4）鼓励同病室同时进餐。

4. 护士准备　衣帽整洁、戴口罩、洗净双手。

5. 用物准备

（1）治疗车上层：食物、治疗巾或餐巾纸、手消毒液等。

（2）治疗车下层：生活垃圾桶、医用垃圾桶等。

（三）操作流程

一般饮食护理操作流程如表 9-1 所示。

表 9-1　一般饮食护理操作流程

操 作 流 程	流 程 说 明	操 作 要 点
1. 核对解释	携用物至患者床旁，护士自我介绍，核对患者手腕带	
2. 餐前准备	（1）摇高床头，协助患者取半坐卧位，拉起床挡，放置小桌板 （2）将治疗巾或餐巾围于患者胸前	方便进食 避免污染衣服、床单位
3. 进食中	（1）及时分发食物 （2）督促并协助患者进食 （3）护士加强巡视、观察，鼓励患者进食 （4）对双目失明或眼睛被遮盖的患者，告诉患者食物的具体名称及摆放位置	及时反馈患者对饮食的意见和建议 9 点钟和 3 点钟方向是菜，12 点钟方向是汤，6 点钟方向是饭
4. 餐后护理	（1）清洁整理，撤去餐具，清理食物残渣，整理床单位，帮助患者清洗双手，漱口 （2）评价记录 （3）按需交班	确保患者用餐后的清洁和舒适 评估患者饮食是否达到营养需求

（四）评价

（1）患者进食后感觉良好，无不适。

（2）患者的饮食达到营养需求。

（五）注意事项

（1）进食过程中，注意观察患者有无恶心、呕吐等异常情况。

115

（2）对需增加饮水量的患者，应督促其在白天饮用日饮用水量的 3/4，避免夜间大量饮水增加排尿次数而影响睡眠。

（3）对于特殊饮食要求的患者，做好解释工作，以取得患者及其家属的配合。

二、特殊饮食护理

鼻饲法，即将胃管经鼻腔插入胃内，从管内灌注流食、药物及水分的方法。

（一）适应证

（1）不能经口进食者，如昏迷、口腔手术后、严重口腔疾病及张口困难者。

（2）拒绝进食的患者。

（3）早产及病情危重的婴幼儿。

（二）禁忌证

（1）食管下端静脉曲张如肝硬化、门静脉高压者。

（2）食管梗阻如食管狭窄、肿瘤等的患者。

（3）鼻腔严重疾病患者。

（三）目的

通过鼻胃管供给多种维生素、药物和水分，以满足患者对营养素和治疗的需求。

（四）操作前准备

1. 评估

（1）辨识患者。

（2）评估患者病情、意识状况、治疗情况。

（3）评估患者对鼻饲法的认知程度、合作程度及心理状态。

（4）观察患者鼻腔黏膜有无肿胀、炎症，有无鼻中隔偏曲。

2. 患者准备

（1）了解鼻饲法的目的及注意事项，练习操作中的配合要点。

（2）取下活动性义齿和眼镜。

3. 环境准备　环境应整洁、安静、无异味、光线适宜，无人员走动。

4. 护士准备　衣帽整洁、洗手、戴口罩。

5. 用物准备

（1）治疗车上层放半铺半盖无菌治疗盘。无菌巾内备治疗碗、一次性胃管、镊子、压舌板、纱布、50 mL 注射器；无菌巾外备液体石蜡、棉签、胶布、橡皮圈、安全别针、听诊器、手电筒、弯盘、流质饮食（38～40 ℃）、温开水、治疗巾、无菌手套等。拔管时治疗盘内备治疗碗（内有纱布）、弯盘、治疗巾、漱口杯（内盛温开水）、无菌手套；治疗盘外备手消毒液等。

（2）治疗车下层备水桶、生活垃圾桶、医用垃圾桶等。

（五）操作流程

鼻饲法操作流程如表 9-2 所示。

表 9-2　鼻饲法操作流程

操 作 流 程	流 程 说 明	操 作 要 点
1. 核对解释	携用物至患者床旁，护士自我介绍，核对患者手腕带，并做好解释工作	消除患者疑虑和不安全感，缓解其紧张情绪，取得其合作

续表

操作流程	流程说明	操作要点
2. 安置卧位	(1) 病情较轻者取右侧半坐卧位 (2) 昏迷者去枕,头后仰	半坐卧位可减轻插管的不适,右侧卧位有利于胃管插入;头后仰有利于昏迷患者胃管插入
3. 铺巾放盘	将治疗巾铺在患者颔下,弯盘放在便于取用处	
4. 清洁鼻腔	观察患者鼻腔情况,选择通畅一侧,用湿棉签清洁鼻腔,准备好胶布,戴无菌手套	
5. 测量长度	检查胃管是否通畅,测量插管长度,并标记	测量方法:成人前额发际至剑突的距离或鼻尖经耳垂再至剑突的距离,为 45～55 cm;小儿眉间到剑突与脐中点的位置
6. 润滑胃管	将液体石蜡倒少许在纱布上,润滑胃管前端	减小插管阻力
7. 规范插管	(1) 左手持纱布托住胃管,右手持镊子夹持胃管前端,轻轻插入清洁后的鼻孔 (2) 插至 10～15 cm(咽喉部)时,对清醒患者嘱做吞咽动作,顺势将胃管向前推进,插至预定长度 (3) 对昏迷患者当胃管插入 10～15 cm 时,左手将患者头部托起,使下颌靠近胸骨柄,缓缓插至预定的长度 (4) 插管过程中若出现恶心、呕吐可暂停插入,嘱患者做深呼吸;出现呛咳、发绀、呼吸困难,表示误入气管,应立即拔出,休息片刻后重新插入	避免镊子与患者黏膜接触,以免损伤鼻腔黏膜 吞咽动作便于胃管迅速插入食管 下颌靠近胸骨柄,可增加咽后壁的弧度,提高插管成功率 插管不畅时应查看口腔,观察胃管是否盘旋在口腔内
8. 确认入胃	(1) 注射器连接胃管末端回抽 (2) 将听诊器置于胃部,用注射器经胃管向胃内快速注入 10 mL 空气 (3) 将胃管末端放在水中	有胃液抽出 听到气过水声
9. 固定胃管	确认胃管在胃内后,用胶带固定胃管于鼻翼及同侧颊部,脱去手套	无气泡逸出 防止胃管移动或滑出
10. 灌注溶液	(1) 连接注射器于胃管末端,缓慢注入少量温开水 (2) 缓慢灌注鼻饲液或研碎溶解的药物 (3) 鼻饲完毕,再注入少量温开水	润滑胃管,防止鼻饲液附着于管壁 冲净胃管,避免鼻饲液存积于管腔中变质,引起胃肠炎
11. 封管固定	将胃管塞封住末端开口处并反折末端,用纱布包好,并用橡皮圈系紧,用安全别针固定于上衣一侧肩部或枕旁	防止液体反流 防止呕吐

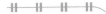

续表

操 作 流 程	流 程 说 明	操 作 要 点
12. 整理记录	（1）清洁患者面部，撤去治疗巾，整理床单位，嘱患者维持原卧位 20～30 min （2）洗手，记录	记录插管时间、患者反应、鼻饲液的种类和量
13. 拔管（核对解释；拔出胃管；清洁整理；洗手记录）	（1）携用物至床旁，核对腕带并做好解释，铺治疗巾于患者颌下，将弯盘置于患者口角边，揭去胶布，反折胃管末端 （2）戴无菌手套，用纱布包裹近鼻孔处胃管，嘱患者深呼吸，在呼气时拔管，至咽喉处快速拔出，擦净口鼻，置胃管于弯盘内，撤去弯盘 （3）清洁口腔、面部，擦去胶布痕迹，协助患者漱口，脱去手套，安置舒适体位，整理床单位，清理用物 （4）洗手，记录	取得患者合作，使患者放松 反折胃管末端以免拔管时液体反流 胃管至咽喉处时快速拔出，以免管内残留的液体滴入气管 记录拔管时间和患者反应
14. 用物处置	将用过的物品送到处置室，放到规定的地方	

（六）评价

（1）患者通过鼻饲获得需要的营养、药物及水分。

（2）护士操作熟练、规范，动作轻柔，关爱患者。

（七）注意事项

（1）插管动作要轻柔，在通过食管 3 个狭窄处时避免损伤食管黏膜。

（2）每次灌食前应证实胃管在胃内，检查胃管是否通畅。

（3）灌注的鼻饲液温度应在 38～40 ℃，避免过冷或过热；每次鼻饲量不超过 200 mL，间隔时间不短于 2 h；果汁与奶液分别灌注，防止产生凝块。

（4）长期鼻饲者每日进行 2 次口腔护理，定期更换胃管，普通胃管每周更换一次，硅胶胃管每月更换一次，于晚间末次灌食后拔出，次日晨再从另一侧鼻孔插入。

【护考提示】
1. 插胃管的注意事项。
2. 如何测量胃管的长度。
3. 如何证明管在胃内。
4. 经胃管注入食物、药物的注意事项。

（吕清巧）

直通护考
在线答题

·模块三·
基本治疗与护理技术

项目十　医院内感染的预防与控制

能力目标

1. 能分析医院内感染的原因并区分感染的种类。
2. 能完成医院环境、物品、器械的清洁、消毒和灭菌。
3. 能对灭菌效果进行监测。
4. 能熟练进行无菌技术的基本操作。
5. 能用无菌技术的操作原则指导护理技术操作,达到无菌要求。

扫码看PPT

项目导言

医院是各种患者聚集的地方,病原微生物相对集中且种类繁多,加之患者的免疫功能有不同程度的下降或缺陷,增加了医院内感染的机会。医院内感染不仅增加了患者的身心痛苦,延长了住院时间,还给家庭、医院和社会造成了严重的损失,随着现代医学的发展,医院内感染已经成为各级医疗机构所面对的公共卫生问题。护士应从思想上高度重视,严格执行医院内感染的制度和规范,掌握预防和控制医院内感染发生的相关知识和技术,将各项预防措施落实到位,严格控制医院内感染的发生。

任务一　医院内感染的基本知识

案例引导

江某,男,41岁,10日前在田间劳动时,被锈铁钉刺入右足底,伤口未处理。回家后自觉"着凉感冒、咳嗽",在村卫生室打"消炎针",5日前臀部注射区化脓感染,到医院门诊治疗。近2日,患者发热、厌食、说话受限、咀嚼困难、呈苦笑面容,抽搐。诊断为"破伤风"住院治疗。住院治疗36日,痊愈出院。

请问:

1. 该患者臀部感染的原因可能有哪些?
2. 如何预防侵入性诊疗引起的感染?

Note

121

一、医院内感染的概念与分类

（一）医院内感染的概念

医院内感染（nosocomial infection）又称医院获得性感染，广义地讲，就是任何人在医院活动期间遭受病原体侵袭而引起的诊断明确的感染或疾病，包括住院患者、探视人员、陪护人员和医院的工作人员在医院内受到的感染。但是门、急诊患者，陪护人员，探视人员及其他流动人员在医院内停留时间短暂，流动性大，所以医院内感染的主要对象是住院患者。

（二）医院内感染的分类

根据病原体的来源不同，可将医院内感染分为外源性感染和内源性感染两种。

（1）外源性感染（exogenous infection）：也称交叉感染，是指来自患者体外的病原体，通过直接或间接感染途径，传播给患者而引起的感染。如患者与患者之间、患者与医务人员之间的直接感染，以及通过水、空气、医疗器械等的间接感染。

（2）内源性感染（endogenous infection）：又称自身感染，是指患者遭受其自身携带的感染源侵袭而发生的感染。内源性感染病原体来自患者体内或体表，如皮肤、口咽、泌尿生殖道、肠道的正常菌群或者外来的定植菌吸入，通常不发病，但是当人的健康状况不佳、免疫功能下降、正常菌群失调时，就能形成致病菌引起患者感染。

二、医院内感染的形成条件

医院内感染的形成必须具备传染源、传播途径、易感宿主三个环节，当三者同时存在并相互联系时就构成了感染链，导致感染的发生。感染链的三个环节缺少任何一个，医院内感染都不会发生。因此医护人员可通过控制传染源、切断传播途径、保护易感人群等措施来达到预防感染的目的。

（一）传染源

传染源（source of infection）是指病原微生物自然生存、繁殖及排出的场所或宿主。在医院内感染中，主要的传染源包括已感染的患者及病原体携带者、患者自身正常的菌群、动物感染源、环境感染源。

（二）传播途径

传播途径（route of transmission）是指病原微生物从感染源传到易感宿主的途径和方式。医院内感染的主要传播途径有接触传播，包括直接接触传播和间接接触传播，最常见的传播媒介是医护人员的手，其次是各种侵入性操作；空气传播；饮水、饮食传播；输液、输血传播；生物媒介传播。

（三）易感宿主

易感宿主（susceptible host）是指对传染病缺乏免疫力而易感染的患者。如将易感者作为一个总体，则称为易感人群。医院是易感人群相对集中的地方，易发生感染。

三、医院内感染的主要原因

（1）医护人员对医院内感染的严重性认识不足，不能严格执行无菌技术操作和消毒隔离制度。

（2）医院内感染管理制度不健全，缺乏对消毒灭菌效果的监测或监测不严格。

（3）易感人群增多,随着社会经济和环境的变化以及医疗技术的进步,慢性疾病、恶性肿瘤、老年患者所占比例增大,而这些患者的抵抗力往往比较低下,更容易发生感染。此外,接受化疗或放疗者、使用激素或免疫抑制剂者,由于自身免疫功能下降也会成为易感者。

（4）不合理使用抗生素,导致人体正常菌群失调,耐药菌株增加。

（5）个体性诊治手段广泛应用,如各种导管、内镜、穿刺针的使用,不仅可将外界的微生物带入体内,同时还损伤了机体的防御屏障,容易造成感染。

（6）医院布局不合理、隔离设施不健全。

四、医院内感染的预防和控制

（一）建立三级监控体系

在医院内感染管理委员会的领导下,建立由专职医生、护士为主体的医院感染科,以及管理层分明的三级护理管理体系(一级管理——病区护士长和兼职监控护士;二级管理——专科护士长;三级管理——护理部副主任),负责评估医院内感染发生的危险性,及时发现、及时汇报、及时处理。

（二）健全各项规章制度

依据国家卫生行政部门颁发的法律法规、规范及标准,建立医院内感染监测网络,建立健全医院内感染暴发应急处置预案,发现感染患者应及时报医院感染科并协助调查,进行病原学检查及药物敏感试验,立即查找传染源、感染途径,控制感染蔓延,积极治疗和隔离患者。

1. 管理制度　与医院内感染管理相关的制度有清洁卫生制度、消毒隔离制度、医疗废物分类制度、消毒供应中心物品消毒管理制度、感染管理报告制度、抗菌药物临床应用指导原则等。

2. 监测制度　按照原卫生部《医院感染监测规范》《医院消毒供应中心第3部分:清洗消毒及灭菌效果监测标准》(WS 310.3—2009)要求,包括对清洁、消毒、灭菌效果,一次性医疗器材及门、急诊常用器械的监测;对感染高发科室,如手术室、监护室、烧伤科、分娩室、血透室、早产儿及新生儿室、消毒供应室等进行重点监测。

3. 消毒质量控制标准　如医护人员手的消毒、空气消毒、物体表面的消毒灭菌,各种内镜、管道装置、接触患者血液及黏液的医疗器械的消毒灭菌,医院污水污物的处理等,应符合国家卫生行政部门所规定的《医务人员手卫生规范》《消毒技术规范》要求,达到医院消毒卫生标准。

（三）医院建筑布局合理,设施有利于消毒隔离

医院的建筑布局应符合消毒隔离规范的要求,如门诊部各功能科室的设置应符合患者就诊的流程,避免患者之间的交叉接触;门诊和病区中设置足够的洗手设备,便于医护人员和患者随时洗手。

（四）加强人员监测

人员监测主要是控制传染源和易感人群,特别是易感人群。仔细检查和明确患者潜在病灶和带菌状态,及时给予适当的治疗;对感染危险指数高的患者采取保护性隔离和选择性去污措施,控制内源性感染的发生。医护人员也要定期进行健康检查。

（五）加强医院内感染知识的教育

1. 建立专业人员培训制度　建立医院内感染专业人员岗位培训和考核制度,对全体

工作人员进行相关法律法规、工作规范和标准、专业技术知识的培训，提高医院内感染专业人员的业务技术水平。

2. 合理使用抗生素　根据药物敏感试验结果选择抗生素，选择合适的剂量、合理的给药途径和疗程。不宜无适应证的预防性用药、术前用药过早、术后停药过迟、用药剂量过大或联合用药过多。

3. 卫生宣教　对传染源、易感人群、探视者和陪护者进行相关消毒、隔离知识的宣教，加强医院内感染知识的教育，增强预防和控制医院内感染的自觉性。

【护考提示】
1. 掌握医院内感染的概念、分类、形成原因。
2. 医院内感染的预防和控制措施包括哪些？

任务二　清洁、消毒、灭菌

案 例 引 导

护士为乙型肝炎患者采集标本时，不慎将血液滴在患者的床头柜上。
请问：
1. 此时护士对该床头柜应如何处理？
2. 应采取何种隔离措施？

清洁、消毒、灭菌是预防和控制医院内感染的重要措施，而消毒灭菌的质量是评价医院服务质量、管理水平、预防和控制医院内感染能力的重要尺度，也是保证医院生物环境安全的关键性措施。因此，必须熟练掌握正确的清洁、消毒和灭菌的方法。

一、清洁、消毒和灭菌的概念

1. 清洁（cleaning）　清洁指用物理方法清除物体表面的污垢、尘埃和有机物。目的是去除和减少病原微生物，并非杀灭病原微生物。

2. 消毒（disinfection）　消毒指用物理或化学方法清除或杀灭除芽孢以外的所有病原微生物，使其达到无害化的过程。

3. 灭菌（sterilization）　灭菌指用物理或化学方法去除或杀灭全部病原微生物的过程，包括致病和非致病病原微生物，也包括细菌芽孢和真菌孢子。

二、常用物理消毒灭菌技术

物理消毒灭菌法是利用物理因素作用于病原微生物，将之消除或杀灭的方法，常用的有热力、光照、辐射、过滤除菌等方法。

（一）热力消毒灭菌法

热力消毒灭菌法利用热力破坏病原微生物的蛋白质、核酸、细胞壁和细胞膜,从而导致其死亡,是应用时间最早、效果可靠、使用最广泛的消毒灭菌方法。热力消毒灭菌法分干热消毒灭菌法和湿热消毒灭菌法两类。

1. 干热消毒灭菌法　干热是指相对湿度在20%以下的高热。干热由空气导热,速度较慢,所以消毒灭菌所需温度高、时间长。

（1）燃烧法:一种简单、迅速、彻底的灭菌方法。

①用途:常用于无保留价值的污染物品,如污染纸张,带脓性分泌物的敷料,尤其是破伤风、气性坏疽、铜绿假单胞菌等特殊病原微生物污染的敷料;病理标本;某些金属器械、搪瓷类物品急用时及微生物实验室接种环的消毒灭菌。锐利刀剪禁用此法,以免锋刃变钝。

②方法:可直接点燃或在焚烧炉中焚烧;金属器械可在火焰上烧灼20 s;搪瓷类容器可倒入少量95%~100%乙醇,转动容器使其分布均匀,然后点火燃烧至火焰熄灭。

③注意事项:燃烧时远离乙醇、乙醚、汽油等易燃易爆物品;在燃烧过程中不得添加乙醇,以免引起火焰上窜而致烫伤或火灾;贵重器械和刀剪等锐器不宜采用燃烧法灭菌,以免损坏器械或使锋刃变钝。

（2）干烤法:利用特制烤箱,热力传播和穿透主要靠空气对流和介质传导进行灭菌,效果可靠。

用途:适用于高温下不损坏、不变质、不蒸发的物品,如粉剂、油剂、玻璃器皿及金属制品的灭菌。干烤消毒灭菌的温度及时间要求如表10-1所示。

表10-1　干烤消毒灭菌的温度及时间要求

消毒灭菌效果	温度/℃	时　　间
消毒	120~140	10~20 min
灭菌	160	2 h
	170	1 h
	180	30 min

2. 湿热消毒灭菌法　湿热是由空气和水蒸气导热,导热速度快,穿透力强。此法与干热消毒灭菌法相比消毒灭菌所需温度低、时间短。

（1）煮沸消毒法:

①用途:适用于耐湿、耐高温的物品,如金属、搪瓷、玻璃、橡胶等,但不能用于外科手术器械的灭菌。

②方法:将物品刷洗干净,全部浸没在水中,将水加温至100 ℃,维持5~10 min,可达到消毒效果,但对细菌芽孢和真菌污染的物品,煮沸时间应延长为15 min至数小时。将碳酸氢钠加入水中,配成1%~2%的浓度时,水的沸点可达到105 ℃,除增强杀菌效果外,还有去污、防锈的作用。

③注意事项:煮沸前,物品应洗刷干净,全部浸没于水中;物品不宜放置过多,一般不超过容器的3/4;消毒时间从水沸后开始计时,若中途加入物品,则应从第二次水沸后重新计时;有轴节的器械及带盖的容器应打开,大小相同的碗、盆不能叠放,不透水的物品应垂直放置;玻璃类物品应在冷水或温水中放入,橡胶类物品待水沸后放入,煮沸3~5 min取出,空腔导管应在腔内充满水;高山地区海拔高度每增高300 m,需延长煮沸时间2 min,或采用加压煮锅。

125

(2)压力蒸汽灭菌法:

①用途:利用高温、高压、饱和蒸汽所释放的潜热进行灭菌的方法,是热力消毒灭菌中效果最为可靠、临床使用最广的一种方法。主要用于耐高温、耐高压、耐潮湿物品的消毒,如各类器械、敷料、搪瓷、橡胶、玻璃制品及溶液等。

②压力蒸汽灭菌器的分类:根据排放冷空气的方式和程度不同,分为下排气式压力蒸汽灭菌器和预真空压力蒸汽灭菌器两类,下排气式压力蒸汽灭菌器又包括手提式和卧式两种(图 10-1、图 10-2)。下排气式压力蒸汽灭菌器利用重力置换的原理,使热蒸汽在灭菌器中从上而下移动,将冷空气由下排气孔排出,使容器内的压力和温度升高。当压力在 103.00~137.30 kPa 时,温度可达 121~126 ℃,经 20~30 min 即可达到灭菌目的。预真空压力蒸汽灭菌器配有真空泵和空气过滤装置,在输入蒸汽前,先抽出灭菌器内的冷空气,使之形成负压,再输入蒸汽。在负压作用下,蒸汽能迅速穿透物品,压力可达 205.8 kPa,温度高达 132~134 ℃,维持 4~5 min 即能达到灭菌效果。脉动真空压力蒸汽灭菌器已成为目前最先进的灭菌设备。

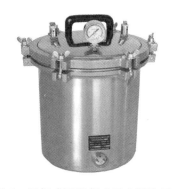

图 10-1　手提式下排气式压力蒸汽灭菌器

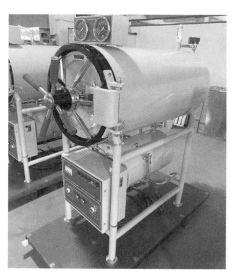

图 10-2　卧式下排气式压力蒸汽灭菌器

③压力蒸汽灭菌的注意事项:灭菌物品的包装和容器要合适,下排气式压力蒸汽灭菌器物品包不得大于 30 cm ×30 cm ×25 cm,预真空压力蒸汽灭菌器物品包不得大于 30 cm×30 cm×50 cm,以利于蒸汽穿透;盛装物品的容器应有孔,灭菌时将容器盖打开,利于蒸汽进入。灭菌物品合理摆放,各包之间应留有空隙以便蒸汽流通、穿透;同类材质的器械、器具和物品宜置于同一批次进行灭菌;材质不相同时,布类物品应放在金属、搪瓷类物品之上,以免蒸汽遇冷凝成水珠,使布类受潮,影响灭菌效果。控制加热速度使柜室温度的上升与物品内部温度的上升趋向一致,随时观察压力及温度情况。灭菌后的物品应待干燥后才能取出备用。注意操作安全,操作人员要经过专门训练才能上岗。应定期监测灭菌效果。

④压力蒸汽灭菌效果的监测:物理监测法,用 150 ℃ 或 200 ℃ 的留点温度计,使用前甩至 50 ℃ 以下放入待灭菌的包裹内,灭菌后检查是否达到灭菌温度。化学监测法,方法简便,常规监测应用。常用的有化学指示胶带法(包外指示卡)、化学指示卡(包内指示卡)。化学指示胶带法使用时将其粘贴在需灭菌物品的包装外面;化学指示卡应放在标准试验包的中央,在 121 ℃ 20 min 或 132 ℃ 4 min 后,根据指示胶带或指示卡颜色或性状的改变来判断灭菌效果。生物监测法是最可靠的监测法,利用对热耐受力较强的非致

病性嗜热脂肪杆菌芽孢作为监测菌株,制成菌纸片,使用时将 10 片菌纸片分别置于拟灭菌包的中央和四角,待灭菌完毕,用无菌持物钳取出后放入培养基,56 ℃温箱中培养 2～7 日,若全部菌纸片均无细菌生长,则表示灭菌合格。

（3）低温蒸汽消毒法:将蒸汽输入预先抽空的压力蒸汽灭菌锅内,并控制其温度在 73～80 ℃,持续 10～15 min 进行消毒,可杀灭大多数病原微生物。主要用于不耐高热的物品,如内镜、塑料制品、橡胶制品等的消毒。

（4）流通蒸汽消毒法:在常压下用 10 ℃左右的水蒸气消毒,常用于食具、便器的消毒。消毒时间从产生蒸汽后计算,一般为 15～30 min。

（二）光照消毒法

1. 日光暴晒法　日光依靠其热、干燥和紫外线发挥杀菌作用。常用于床垫、毛毯、衣服、书籍等的消毒。将物品在阳光直射下暴晒 6 h,每 2 h 翻动一次,使物品各面被日光照射。

2. 紫外线灯照射消毒法　紫外线灯是人工制造的低压水银石英灯,通电后,水银汽化产生紫外线,经 5～7 min,受紫外线照射的氧气电离产生臭氧,增强了杀菌的效果。消毒使用的紫外线是 C 波紫外线,杀菌作用最强的波段为 250～270 nm。常用紫外线灯管有 15 W、20 W、30 W、40 W 四种。

紫外线可杀灭多种病原微生物,其杀菌效果如下:对杆菌杀灭作用强,球菌次之,真菌较弱;对生长期细菌敏感;对芽孢敏感性差。主要杀菌机制如下:破坏菌体蛋白中的氨基酸,使菌体蛋白光解变性;干扰微生物 DNA,使其失去转化能力;降低菌体内氧化酶的活性;电离空气产生臭氧。

（1）使用范围及方法:紫外线多用于空气和物体表面的消毒。①空气消毒:消毒前需做室内清洁卫生工作(紫外线易被灰尘微粒吸收),关闭门窗,人员停止走动,每 10 m² 安装 30 W 紫外线灯管一只,有效距离不超过 2 m,照射时间不短于 30 min。②物体表面消毒:消毒时将物品摊开或挂起,以减少遮挡,有效距离为 25～60 cm,照射时间不短于 30 min。

（2）注意事项:保持紫外线灯管的清洁,灯管表面一般每两周用无水酒精棉球擦拭一次,发现灯管表面有灰尘、油污时,应随时擦拭。被消毒的物品应定时翻动使其表面直接照射。照射时人应离开房间以防止引起眼炎或皮炎。紫外线消毒的适宜温度为 20～40 ℃,相对湿度为 40%～60%,过高或过低均可影响消毒效果。消毒时间需从灯亮 5 min 后开始计时,关灯后如需再开启,应间隔 3～4 min。应定期检测灯管照射强度及杀菌效果。每隔3～6个月用紫外线强度测定仪检测一次,如辐射强度低于 70 W/cm²,应更换灯管。无紫外线强度测定仪时,可建立使用时间登记卡,凡使用时间超过 1000 h 应予以更换。

3. 臭氧灭菌灯消毒法　灭菌灯内装有臭氧发生管,在电场作用下,其将空气中氧气转化成高纯度臭氧,臭氧以其强大的氧化作用杀菌。主要用于空气、医院污水、诊疗用水、物品表面等的消毒。

使用过程中应注意:臭氧对人体有害,国家规定大气中允许浓度为 0.2 mg/m³。臭氧具有强氧化性,可损坏多种物品,且浓度越高对物品损坏越严重。温湿度、有机物、水的浑浊度、pH 值等多种因素可影响臭氧的杀菌作用。空气消毒时人须离开,消毒结束后 20～30 min 方可进入。

（三）电离辐射灭菌法

电离辐射灭菌法是利用 γ 射线或电子加速器产生的高能电子束进行辐射灭菌的方法。由于电离辐射灭菌是在常温下进行的,故又称为"冷灭菌"。可用于金属、橡胶、塑料、高分子聚合物、精密医疗器械、生物医学制品等物品的灭菌。使用过程中应注意:应用机械传送物品以防止放射线对人体造成伤害。灭菌应在有氧环境下进行，以增强 γ 射线的杀菌作用。湿度越高，杀菌效果越好。

（四）微波消毒灭菌法

微波是一种频率高、波长短的电磁波。在电磁波的高频交流电场中，物品中的极性分子发生极化进行高速运动，频繁改变方向和相互摩擦。温度迅速上升，达到消毒灭菌的目的。微波消毒常用于食品、餐具的处理，医疗文件、药品及耐热非金属材料器械的消毒灭菌。一般物品在 5～10 kW 功率的微波炉中，持续 3～15 min，即可达到灭菌要求。

使用过程中应注意：微波对人体有一定的伤害，应避免小剂量长期接触或大剂量照射；微波无法穿透金属表面，故不能以金属容器盛放消毒物品；水是微波的强吸收介质，用湿布包裹物品或在炉内放一杯水会增强消毒效果；被消毒的物品应为小件或不太厚。

（五）等离子体灭菌法

等离子体灭菌法是利用氧化氮气体或氧、氮、氩等混合气体，在特制的容器内进行辉光放电，产生低温等离子体进行灭菌的方法。适用于注射器、导管等一次性医疗用品的灭菌。其优点是无毒性残留，灭菌时间短，低热不损坏灭菌材料。

（六）机械除菌

机械除菌是指用机械的方法，如冲洗、刷、擦、扫、抹、铲除、过滤等，除掉物品表面、水、空气、人畜体表的有害微生物，以减少病原微生物的数量和降低感染的机会，如医院中的手术室、ICU、产房、母婴室、保护性隔离室及制剂室等采用的层流通风过滤除菌法就属于机械除菌法。层流通风主要使室外空气通过空隙小于 0.2 μm 的高效过滤器，以垂直或水平两种气流呈流线流入室内，再以等速流过房间后流出，使室内产生的尘粒或病原微生物随气流方向排出房间。过滤、除菌可除掉空气中 0.5～5 μm 的尘埃，以达到洁净空气的目的。

三、常用化学消毒灭菌技术

化学消毒灭菌法是利用化学药物杀灭病原微生物的方法。凡不适用于热力消毒灭菌法的物品，都可以选用化学消毒灭菌法，如患者的皮肤、黏膜、排泄物及周围环境，光学仪器，金属锐器和某些塑料制品的消毒。

（一）化学消毒灭菌的原理

化学消毒利用化学药物渗透到细菌体内，使菌体蛋白凝固变性，酶蛋白失去活性，引起病原微生物代谢障碍；或破坏细胞膜的结构，改变其通透性，使细胞破裂、溶解，从而达到消毒灭菌的目的。

（二）理想的化学消毒剂

理想的化学消毒剂应具备下列条件：杀菌谱广；有效浓度低；作用速度快；性质稳定；作用时间长；易溶于水；可在低温下使用；不易受有机物、酸、碱及其他物理、化学因素的影响；无刺激性、腐蚀性；不引起过敏反应；无色、无味、无臭、毒性低且使用后易于除去残留药物；不易燃烧、爆炸；用法简便、价格低廉。

（三）化学消毒剂的分类

化学消毒剂根据消毒效果的强弱可分为四类。

1. 灭菌剂　灭菌剂是能杀灭一切病原微生物（包括芽孢和真菌孢子）的化学物质，如过氧乙酸、戊二醛、环氧乙烷等。

2. 高效消毒剂　高效消毒剂是能杀灭一切细菌繁殖体、结核分枝杆菌、病毒、真菌及其孢子和绝大多数细菌芽孢的消毒剂，如过氧化氢、部分含氯消毒剂等。

3. 中效消毒剂　中效消毒剂是能杀灭细菌繁殖体、结核分枝杆菌、病毒,不能杀灭芽孢的消毒剂,如乙醇、碘伏、部分含氯消毒剂等。

4. 低效消毒剂　低效消毒剂是能杀灭细菌繁殖体、部分真菌孢子和亲脂性病毒,不能杀灭结核分枝杆菌、亲水性病毒和芽孢的消毒剂,如苯扎溴铵、氯己定等。

(四) 化学消毒剂的使用原则

(1) 根据物品的性能及病原微生物的特性选择合适的消毒剂。

(2) 严格掌握消毒剂的有效浓度、消毒时间及使用方法。

(3) 消毒盒应定期更换,易挥发的消毒剂要加盖盛放,并定期检测、调整其浓度。

(4) 消毒前应先将物品洗净、擦干再浸泡在消毒液内,打开轴节或套盖,管腔内注满消毒液。

(5) 浸泡消毒后的物品,在使用前需用无菌蒸馏水或无菌生理盐水冲洗;气体消毒后的物品,待气体散发后再使用,以免消毒剂刺激人体组织,造成损伤。

(6) 消毒液中不能放置纱布、棉花等物,以免因吸附降低消毒效力。

(五) 化学消毒剂的使用方法

1. 浸泡法　浸泡法是将被消毒的物品洗净、擦干后,浸泡于一定浓度的消毒液中,在规定的时间内起到消毒作用的方法。适用于耐湿不耐热的物品消毒,如人体体表、锐利器械、化学纤维制品、精密仪器等。

2. 擦拭法　擦拭法是用标准浓度的消毒液擦拭物体表面,以起到消毒作用。用于桌椅、墙壁、地面等的消毒。

3. 喷雾法　喷雾法是用喷雾器将标准浓度的化学消毒剂均匀喷洒在空气中和物体表面,在规定的时间内起到消毒作用。用于空气和物体表面如墙壁、地面等的消毒。

4. 熏蒸法　熏蒸法是将标准浓度的消毒剂加热或加入氧化剂使之汽化,在规定时间内起到消毒灭菌作用。用于空气及物品的消毒。

(1) 空气消毒:将消毒剂加热或加入氧化剂进行熏蒸,消毒完毕打开门窗通风换气。常用的消毒剂如表10-2所示。

(2) 物品消毒:常用于不耐湿、不耐高温的物品,如精密仪器、血压计、听诊器以及传染病患者使用过的票证、书报等物品的消毒,常用甲醛消毒箱进行消毒。

表 10-2　空气熏蒸消毒法

消　毒　剂	剂量/(mL/m³)	消　毒　方　法	消　毒　时　间
2%过氧乙酸	8	加热熏蒸	
纯乳酸	0.12	加等量水,加热熏蒸	密闭门窗 30～120 min
食醋	5～10	加 1～2 倍热水,加热熏蒸	

(六) 化学消毒剂浓度稀释配制计算法

化学消毒剂原液和加工剂型一般浓度较高,在实际应用中,必须根据消毒的对象和目的配制成标准浓度使用,才能收到良好的消毒灭菌效果。

稀释配制计算公式:

$$C_1 \cdot V_1 = C_2 \cdot V_2$$

式中:C_1——稀释前溶液浓度;C_2——稀释后溶液浓度;V_1——稀释前溶液体积;V_2——稀释后溶液体积。

例:欲配制75%乙醇溶液3000 mL,需用95%乙醇溶液多少毫升?

代入公式： $95\% \times X = 75\% \times 3000$

$X = 2368$ mL

答：需用 95% 乙醇溶液 2368 mL。

（七）常用化学消毒剂

常用化学消毒剂如表 10-3 所示。

表 10-3　常用化学消毒剂

化学消毒剂	效力	作用原理	使用范围	注意事项
戊二醛	灭菌剂	使菌体蛋白失活，能杀灭细菌、真菌、芽孢和病毒	2% 碱性戊二醛，用于浸泡金属器械、医学仪器、内镜等，消毒需 20～45 min，灭菌需 10 h	（1）对皮肤、黏膜有刺激性，使用时加强防护（2）浸泡金属物品时，加入 0.5% 亚硝酸钠防锈（3）消毒后的物品，在使用前用无菌蒸馏水充分冲洗（4）碱性戊二醛稳定性差，加盖，现配现用（5）消毒液每周过滤 1 次，每两周更换 1 次
福尔马林（37%～40% 的甲醛溶液）	灭菌剂	使菌体蛋白变性，酶失去活性。有广谱杀菌作用，能杀灭细菌、真菌、芽孢和病毒	消毒用 100 mg/L，灭菌用 500 mg/L，调节温度至 52～56 ℃，相对湿度为 70%～80%，加热产生甲醛气体，密闭消毒箱 3 h 以上，现在使用的是特殊熏柜，由培训过的专业人员操作	（1）蒸汽穿透力弱，消毒物品应摊开或挂起，物品中间应留有空隙（2）消毒时应严格控制环境温度和湿度，以免影响消毒效果（3）甲醛有致癌作用，消毒后可用抽风通气或氨水中和法去除残留甲醛气体（4）甲醛箱消毒物品时，不能用自然挥发法（5）严禁用于空气消毒，以防致癌
环氧乙烷	灭菌剂	低温为液态，超过 10.8 ℃ 时转为气态与菌体蛋白结合，使酶代谢受阻而导致死亡。能杀灭细菌、病毒、真菌、立克次体和芽孢	（1）大量物品放入环氧乙烷气体灭菌柜内时，消毒时间为 6 h（2）精密仪器、化纤物品、器械的消毒剂量为 800～1200 mg/L，温度为 54 ℃±2 ℃，相对湿度为 60%±10%，时间为 2.5～4 h	（1）环氧乙烷易燃、易爆且有一定的毒性，使用时应严格遵守操作程序（2）存放在阴凉、通风、无火源处（3）存放温度不可超过 40 ℃，以防爆炸（4）灭菌后的物品须进行通气处理，待清除环氧乙烷残留物后方可使用（5）每次消毒时均应进行效果检查

续表

化学消毒剂	效力	作用原理	使用范围	注意事项
过氧乙酸	灭菌剂	能产生新生态氧，使菌体蛋白氧化,细菌死亡。能杀灭细菌、真菌、芽孢和病毒	(1) 0.2%溶液用于皮肤和手的消毒,0.02%用于黏膜消毒 (2) 浸泡消毒用0.2%～1.0%溶液,时间为30～60 min (3) 0.2%～0.4%溶液用于环境喷洒消毒	(1) 储存于通风阴凉避光处,防高温以免引起爆炸,原液浓度低于12%时禁止使用 (2) 对金属有腐蚀性,对织物有漂白作用 (3) 现配现用,配制时忌与碱或有机物混合。有刺激性和腐蚀性,配制时注意防护
含氯消毒剂(常用的有液氯、漂白粉、漂白粉精、次氯酸钠及84消毒液等)	高效消毒剂	在水溶液中放出有效气体,破坏细菌酶的活性而致其死亡,能杀死各种病原菌、病毒和芽孢	(1) 被细菌繁殖体污染的物品,用0.2%的消毒液浸泡30 min (2) 用含有效氯0.05%～0.02%的消毒液均匀喷洒地面、墙壁及物体的表面作用30～60 min (3) 排泄物5份加漂白粉1份搅拌,放置2～6 h;尿液100 mL加漂白粉1 g,放置1 h	(1) 密闭保存,置于阴凉、干燥、通风处 (2) 配制的溶液稳定性差应现用现配 (3) 有腐蚀性及漂白作用,不宜用于金属制品、有色织物等的消毒 (4) 如存在大量有机物,须适当增加浓度,并延长作用时间 (5) 定期更换消毒液
碘酊	高效消毒剂	使菌体蛋白氧化变性。能杀灭大部分细菌、病毒、芽孢及原虫	(1) 2%溶液用于皮肤消毒,待干后再用70%乙醇脱碘 (2) 2.5%溶液用于脐带断端消毒,涂擦后待干,再用70%乙醇脱碘	(1) 有刺激性,不宜用于黏膜及创面的消毒 (2) 对金属有腐蚀性,不能用于金属器械的消毒 (3) 对碘过敏者禁用 (4) 保存时需加盖
碘伏	中效消毒剂	破坏细菌胞膜的通透性屏障,使蛋白质漏出,或与细菌酶蛋白起碘化反应而使之失活。能杀灭细菌、病毒	(1) 0.5%～2.0%的碘伏溶液用于皮肤消毒、涂擦2次,作用2～3 min (2) 0.05%～0.01%碘伏溶液用于浸泡、清洗并晾干后的物品,时间为30 min (3) 0.05%碘伏溶液用于黏膜、创面的消毒,时间为3～5 min	(1) 避光密闭保存,置于阴凉干燥处 (2) 碘伏稀释后稳定性差,宜现用现配 (3) 皮肤消毒后无须乙醇脱碘 (4) 对二价金属有腐蚀性,不宜用于相应金属制品的消毒

续表

化学消毒剂	效力	作用原理	使用范围	注意事项
乙醇	中效消毒剂	使菌体蛋白凝固变性。对肝炎病毒及芽孢无效	（1）75％溶液用于消毒皮肤或物品表面 （2）75％溶液用于浸泡消毒，时间为 5 min 以上 （3）95％溶液可用于燃烧灭菌	（1）易燃，应密闭保存于避火处 （2）因不能杀灭芽孢，故不适用于手术器械的灭菌 （3）使用浓度勿超过80％，浓度过高或过低均影响杀菌效果 （4）有刺激性，不宜用于黏膜及创面的消毒 （5）易挥发，需加盖保存，定期测定以保持有效浓度
氯己定（洗必泰）	低效消毒剂	能破坏细胞膜的酶活性，使细胞的胞质破裂，对细菌繁殖体有较强的杀菌作用，但不能杀灭芽孢、分歧杆菌和病毒	（1）4％氯己定乙醇溶液用于擦拭手术和注射部位皮肤，涂擦 2 次，作用时间为2 min （2）0.05％～0.10％氯己定水溶液用于冲洗阴道、膀胱、伤口创面等，以预防和控制感染	（1）对肥皂、碘、高锰酸钾等阴离子表面活性剂有拮抗作用 （2）创面脓液过多时，应延长冲洗时间
苯扎溴铵（新洁尔灭）	低效消毒剂	能杀灭细菌繁殖体、真菌和病毒，对消毒物品无损害	（1）0.01％～0.02％溶液用于黏膜消毒 （2）0.1％～0.2％溶液用于皮肤消毒，也可用于浸泡、喷洒、擦拭物品，时间为15～30 min	（1）对肥皂、碘、高锰酸钾等阴离子表面活性剂有拮抗作用 （2）对铝制品有破坏作用，故不可用铝制品盛装 （3）目前已较少使用

任务三　手　卫　生

任 务 引 导

　　护士为患者进行换药、测量生命体征等护理操作时，哪些情况需要洗手？哪些情况需要消毒双手？怎样进行卫生洗手及手消毒？

医护人员的手经常直接或间接地与患者或污染物品接触,是医院内感染最直接的传播媒介,所以洗手与手消毒是预防医院内感染重要的措施之一。

（一）洗手

1. 目的 清除医护人员手上的污垢和病原微生物,切断通过手传播感染的途径。

2. 评估 手的污染程度、准备进行的操作、患者的情况。

3. 计划

（1）护士准备:衣帽整洁,修剪指甲,取下手表及其他饰物,卷袖过肘。

（2）用物准备:洗手池设备、肥皂或洗手液、小毛巾或纸巾或干手机等。

（3）环境准备:环境清洁、宽敞。

4. 操作 洗手技术操作流程和步骤如表 10-4 所示。

表 10-4 洗手技术操作流程和步骤

操 作 流 程	操 作 步 骤	操 作 要 点
1. 湿润双手	打开水龙头,调节水流及水温,将双手淋湿,关上水龙头	水龙头最好是感应式,或脚踏开关,流水不可太大,避免淋湿工作服
2. 洗手	取适量洗手液涂抹双手,按序充分搓洗掌心、手背、指缝、手指关节、拇指、指尖、手腕上 10 cm(图 10-3)	选择质量好、刺激小的肥皂或洗手液,注意拇指、指尖、指缝、指关节等处,每个部位至少揉搓 5 次,揉搓时间不短于 15 s
3. 冲洗双手	打开水龙头,从上至下彻底冲洗双手	冲洗时,肘关节高于腕关节,防止浸湿衣袖
4. 擦干双手	关闭水龙头,用纸巾或毛巾擦干双手,或用干手机烘干双手	毛巾应一人一巾,用后消毒

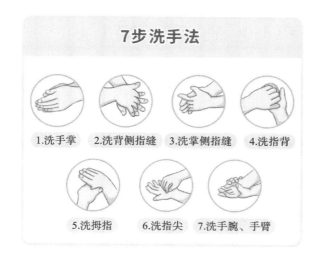

图 10-3 7 步洗手法

5. 评价

（1）操作程序正确,手的各个部位都已洗到、冲净。

（2）工作服无溅湿,周围环境未污染。

（3）洗手后,手上未检出病原微生物。

6．注意事项

（1）洗手方法正确,手的各个部位都要洗到、冲净。

（2）注意调节合适的水温、水流,避免污染周围环境。

（3）洗手后,手上不能检出病原微生物。

（二）手消毒

1．目的　除去手上的污垢及病原微生物,避免感染和交叉感染,避免污染无菌物品及清洁品。

2．评估　手的污染程度、准备进行的操作、患者的情况。

3．计划

（1）护士准备:衣帽整洁,修剪指甲,取下手表及其他饰物,卷袖过肘。

（2）用物准备:流动水洗手设备、洗手液或肥皂液、消毒液、手盆、消毒手刷、消毒小毛巾或纸巾或干手机等。

（3）环境准备:清洁、宽敞,物品放置符合要求,方便取用。

4．操作　手消毒的操作流程和步骤如表 10-5 所示。

表 10-5　手消毒的操作流程和步骤

操 作 流 程	操 作 步 骤	操 作 要 点
▲刷手法:		
1.湿润双手	打开水龙头湿润双手	
2.刷手	用刷子蘸洗手液或肥皂液按前臂、腕部、手背、手掌、手指、指缝、指甲顺序彻底刷洗,每只手刷 30 s,用流动水冲净,同法换刷另一只手。按上述顺序再刷一遍,共刷 2 min	刷洗范围应超过被污染的部位,注意刷洗指甲、指缝和皮肤褶皱处,用流动水冲洗时,让流动水自前臂向指尖冲洗
3.擦干双手	用小毛巾自上而下擦干双手,或用干手机吹干	毛巾应一人一巾,用后消毒
▲消毒液浸泡法:		
1.浸泡双手	将双手浸泡于消毒液中	
2.擦洗双手	用小毛巾或手刷反复擦洗,每只手 1 min,共 2 min;或两手相互揉搓 2 min	注意擦洗指甲、指缝和皮肤褶皱处
3.擦干双手	流动水冲净消毒液,擦干或烘干双手	

5．评价

（1）消毒前已经洗手并保持手的干燥。

（2）消毒完毕,手离开消毒液时未接触容器边缘。

（3）卫生学检测达标。

6．注意事项

（1）洗手时身体勿靠近水池,以免隔离衣污染水池边缘或溅湿工作服。

（2）流动水冲洗时,腕部要低于肘部,使污水从前臂流向指尖,并避免水流入衣袖内。

（3）肥皂液应每日更换,手刷及容器应每日消毒。

（4）手消毒指征:①实施侵入性操作前;②护理免疫力低下的患者或新生儿前;③接触血液、体液和分泌物后;④接触被病原微生物污染的物品后;⑤护理传染病患者后。

任务四　无菌技术

案例引导

某护生在临床带教教师的指导下,正在进行无菌技术操作。其任务为铺无菌盘及戴消毒手套。

请问:

1.无菌包打开后,未用完的无菌物品,按原折痕包扎好,其有效期为多长时间?

2.铺好的无菌盘有效期不得超过多长时间?

3.戴无菌手套时,戴上手套的手,持手套的内面取出手套,对吗?

无菌技术是预防医院内感染的一项重要而基础的技术,医护人员必须正确熟练地掌握,在技术操作中严守操作规程,以确保患者安全,防止医源性感染的发生。

一、基本概念

1. 无菌技术　无菌技术是指在执行医疗、护理操作过程中,防止一切微生物侵入人体和防止无菌物品、无菌区域被污染的操作技术和管理方法。

2. 无菌物品　无菌物品是指经过物理或化学方法灭菌后未被污染的物品。

3. 无菌区域　无菌区域是指经过灭菌处理后未被污染的区域。

4. 非无菌物品　非无菌物品是指未经灭菌处理或经过灭菌处理后又被污染的物品。

5. 非无菌区域　非无菌区域是指未经灭菌处理或经过灭菌处理后又被污染的区域。

二、无菌技术操作原则

（一）操作前准备

1. 环境准备　无菌技术操作的环境应清洁、宽敞、定期消毒。操作台清洁、干燥、平坦,物品布局合理。操作前 30 min 应停止清扫工作,减少走动以避免尘埃飞扬。

2. 操作者准备　无菌操作前,操作者修剪指甲、洗手,戴好帽子、口罩,必要时穿无菌衣、戴无菌手套。

（二）无菌物品保管原则

（1）无菌物品和非无菌物品应分开放置,并有明显标志。

（2）无菌物品必须存放在无菌容器或无菌包内,不可长时间暴露于空气中;无菌包或无菌容器外要注明物品的名称、灭菌日期,粘贴化学指示胶带,并按灭菌日期先后顺序存放和使用。

（3）无菌包在未被污染的情况下有效期为 7 日,近期或包布受潮应重新灭菌。

（三）操作中保持无菌的原则

（1）进行无菌操作时，操作者身体应与无菌区保持一定距离，并面向无菌区；手臂应保持在腰部或治疗台面以上，手不可触及无菌物品或跨越无菌区；避免面对无菌区谈笑、咳嗽、打喷嚏。

（2）必须使用无菌持物钳取用无菌物品。无菌物品一经取出，即使未用，也不可再放回。

（3）无菌物品被污染或疑有污染，不可再用，应予以更换并重新灭菌。

（4）一套无菌物品只能供一位患者使用一次，以防止交叉感染。

【护考提示】
　1. 无菌技术的定义。
　2. 无菌操作原则有哪些？

三、基本无菌技术

（一）无菌持物钳的使用

1. 目的　无菌持物钳用于取用或传递无菌物品，保持无菌物品的无菌。

2. 评估

（1）根据夹取物品的种类选择合适的持物钳（镊）。

（2）操作环境是否整洁、宽敞、安全。

（3）无菌物品存放是否合理，无菌包或无菌容器外标签是否清楚、有无失效。

3. 计划

（1）护士准备：着装整洁，剪指甲，洗手，戴口罩，熟悉操作方法。

（2）用物准备：无菌持物钳、无菌浸泡容器等。

①无菌持物钳的种类：无菌持物钳有三叉钳、卵圆钳和镊子等。卵圆钳下端有两个卵圆形小环，可夹取刀、剪、镊、治疗碗、弯盘等。三叉钳下端较粗，呈三叉形并以一定弧度向内弯曲，常用于夹取较大或较重物品，如瓶、罐、盆、骨科器械等。镊子分长、短两种，其尖端细小，轻巧方便，适用于夹取针头、棉球、纱布等。

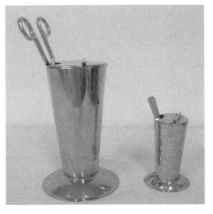

图 10-4　无菌持物钳的湿式保存法

②无菌持物钳的存放方法：有干燥保存法和湿式保存法，目前常用的是干燥保存法。干燥保存法即将盛有无菌持物钳的无菌干罐保存在无菌包内，在集中治疗前开包使用，4 h 更换。湿式保存法即将无菌持物钳经压力蒸汽灭菌后浸泡在盛有消毒液的大口有盖无菌容器内，要浸没持物钳轴节以上 2～3 cm 或镊子长度的 1/2，每个容器内只能放置一把无菌持物钳（图 10-4）。

（3）环境准备：操作区整洁、宽敞、明亮；操作台清洁、干燥、平坦，符合无菌操作要求。

4. 操作　无菌持物钳的使用操作步骤和要点见表 10-6 所示。

表 10-6 无菌持物钳的使用操作步骤和要点

操作流程	操作步骤	操作要点
1. 取钳	打开无菌持物钳容器盖,手心向下,持无菌持物钳的上 1/3 部分,闭合前端,并将钳移至容器中央,垂直取出(图 10-5)	不可从容器盖孔中取放无菌持物钳,取放时钳端不可触及容器边缘及液面上的容器内壁,以免造成污染
2. 用钳	使用时始终保持钳端向下	不可倒转向上,以防消毒液倒流污染钳端
3. 放回钳	使用后,应立即闭合钳端并垂直放入容器内,盖上容器盖	浸泡时打开钳的轴节,便于与消毒液充分接触

5. 评价

(1)无菌物品、无菌持物钳无污染。

(2)取放无菌持物钳时,未触及容器液面以上部位。

(3)使用时钳端始终向下,使用完毕后及时将无菌持物钳放入无菌容器内。

6. 注意事项

(1)无菌持物钳只能用于夹取和传递无菌物品,但不能夹取无菌油纱布,防止油粘于钳端而影响消毒效果;不可用无菌持物钳换药或消毒皮肤,以防被污染。

(2)使用过程中,无菌持物钳应保持在使用者腰部水平以上,不可过高或过低,以免超出视线范围造成污染。

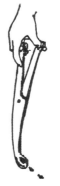

图 10-5 取钳

(3)无菌持物钳就地使用,到远处取物时,应将持物钳和容器一起移至操作处。

(4)无菌持物钳如被污染或可疑污染,应重新灭菌。

(二)无菌容器的使用

1. 目的 无菌容器用于存放无菌物品并使其在一定时间内保持无菌状态。

2. 评估

(1)操作环境是否整洁、宽敞;操作台是否清洁、干燥、平坦。

(2)无菌容器的种类及其内容物名称,灭菌效果、有效期。

3. 计划

(1)护士准备:衣帽整洁、修剪指甲、洗手、戴口罩。

(2)用物准备:无菌持物钳及其存放容器、无菌容器(无菌盒、罐、盘、储槽等)、笔等。

(3)环境准备:操作区整洁、宽敞、明亮;操作台清洁、干燥、平坦,符合无菌要求。

4. 操作 无菌容器的使用方法如表 10-7 所示。

表 10-7 无菌容器的使用方法

操作流程	操作步骤	操作要点
1. 检查核对	检查无菌容器名称、灭菌日期、化学指示胶带变色是否符合要求	不符合要求的无菌容器不可使用
2. 开盖	由对侧向近侧(或由一侧向另一侧)打开容器盖,将容器盖移离容器,内面向上置于稳妥处或内面向下持盖于手中(图 10-6)	盖子不能在无菌容器上方翻转,拿盖时手不可触及盖的边缘及内面

续表

操 作 流 程	操 作 步 骤	操 作 要 点
3. 取物	用无菌持物钳夹取无菌物品	垂直夹取物品,不可在容器内翻找
4. 盖上容器盖	取物后,立即将盖翻转,使内面向下,由近侧向对侧或由一侧向另一侧盖严,记录打开容器的日期、时间	避免容器内的无菌物品在空气中暴露过久;无菌容器一经打开,在未被污染的情况下24 h内有效
5. 持无菌容器	手持无菌容器时,应托住容器的底部(图10-7)	手不可触及容器的边缘及内面

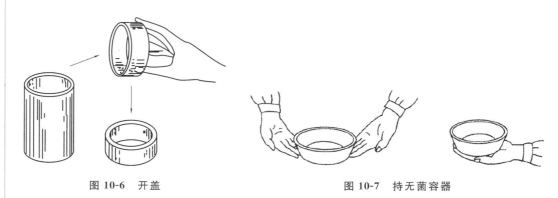

图 10-6　开盖　　　　　　　　　　图 10-7　持无菌容器

5. 评价

（1）用无菌持物钳取物时,钳及物品未触及容器边缘。

（2）手未触及无菌容器盖的内面及边缘。

6. 注意事项

（1）使用无菌容器时,不可污染盖的内面、容器边缘及内面。

（2）取无菌物品时,钳及物品不能触及容器的边缘。

（3）无菌物品一经取出,即使未用也不可再放回容器内。

（4）无菌容器应定期消毒灭菌,一般有效期为7天。

（三）无菌包的使用

1. 目的　无菌包用于存放无菌物品并保持包内物品在一定时间内处于无菌状态,以供无菌操作使用。

2. 评估

（1）操作环境是否整洁、宽敞;操作台是否清洁、干燥、平坦。

（2）无菌包的名称,是否在有效期内。

3. 计划

（1）护士准备:衣帽整洁,修剪指甲、洗手、戴口罩。

（2）用物准备:

①无菌包:选用质厚、致密、未脱脂的纯棉布制成双层包布,将需灭菌的物品放于包布内包扎后经灭菌处理,即成无菌包。无菌包包扎法:将需灭菌的物品放于包布中央,化学指示卡置于其中,将包布近侧角向上折叠盖住物品,再分别折盖左右两角并将角尖向外翻折,然后盖上最后一角将系带以"＋"字形扎妥或用化学指示胶带粘贴封包,包外注明物品名称、灭菌日期和失效日期,粘贴指示胶带(图10-8)。如为玻璃制品应先用棉垫包裹后再包扎。

Note

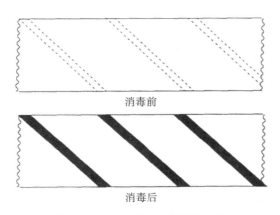

消毒前

消毒后

图 10-8　高压蒸汽灭菌指示胶带

②其他用物:无菌持物钳及其存放容器、盛放无菌物品的容器、笔、标签等。

(3)环境准备:操作区整洁、宽敞、明亮;操作台清洁、干燥、平坦,符合无菌要求。

4. 操作　无菌包的使用操作步骤和要点如表 10-8 所示。

表 10-8　无菌包的使用操作步骤和要点

操作流程	操作步骤	操作要点
1. 查对	检查无菌包的名称、灭菌日期、有效期、化学指示胶带变色是否符合要求,包布有无潮湿、破损等不能使用的情况	一般灭菌物品有效期为 7 天,如标签模糊、过期或包布潮湿则需重新灭菌
2. 松解包扎	将无菌包放于清洁、干燥、平坦处,撕开粘贴的胶带或解开系带卷放在包布下	
3. 开包	依次逐层打开包布外角、左右两角,最后打开内角	手不可触及包布的内面
4. 取物	检视包内化学指示卡变色符合要求后,用无菌持物钳夹取所需物品,放于无菌区域内	
5. 还原	如包内物品未用完,按原折痕包起,用"一"字形扎好,注明开包日期及时间。如包内物品一次性取完,可将包托在一只手上打开,另一只手将包布四角抓住,稳妥地将包内物品投放在无菌区内	"一"字形包扎表示此包已开过,开包后的无菌物品在 24 h 内有效

5. 评价

(1)打开无菌包时,妥善处理系带,不可到处拖扫。

(2)打开或还原无菌包时,手及有菌物品未触及包布内面和无菌物品。

(3)包扎无菌包的方法正确,松紧适宜。

6. 注意事项

(1)打开无菌包时,手不可触及包布的内面,操作时手臂勿跨越无菌区。

(2)包内物品未用完时,应按原折痕关包,系带横向扎好,注明开包日期及时间,24 h 内有效。

(3)如包内物品超过有效期、被污染或包布受潮,则需重新灭菌。

(四)铺无菌盘

1. 目的　将无菌治疗巾铺在清洁、干燥的治疗盘内,形成无菌区域,放置无菌物品、

139

以供治疗用。

2. 评估

（1）操作环境是否整洁、宽敞；操作台是否清洁、干燥、平坦。

（2）无菌治疗巾是否在有效期内。

3. 计划

（1）护士准备：衣帽整洁，修甲指甲、洗手、戴口罩。

（2）用物准备：无菌持物钳、无菌治疗巾包、无菌物品及其存放容器、治疗盘、笔、标签等。治疗巾折叠方法有两种：①纵折法：将治疗巾纵向对折两次，再横向对折两次，开口边向外。②横折法：将治疗巾先横向对折后再纵向对折，然后重复一次（图 10-9）。

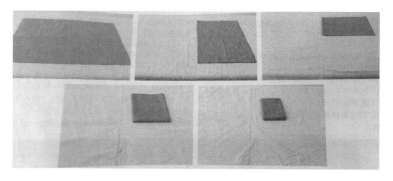

图 10-9　横折法

（3）环境准备：操作区整洁、宽敞、明亮；操作台清洁、干燥、平坦，符合无菌操作要求。

4. 操作　铺无菌盘操作流程如表 10-9 所示。

表 10-9　铺无菌盘操作流程

操作流程	操作步骤	操作要点
1. 查对	检查无菌物品的名称、灭菌日期、有效期、化学指示胶带变色是否符合要求，无菌包是否干燥，治疗盘是否清洁、干燥	确保质量可靠
2. 取巾	打开无菌治疗巾包，用无菌持物钳夹取一块治疗巾放于治疗盘内	包内无菌治疗巾未用完，应按原折痕包好，注明开包日期和时间，24 h 内有效
3. 铺盘	单层底铺盘法：双手捏住治疗巾一边外面两角，轻轻抖开，双折平铺于治疗盘中，将上层向远端呈扇形折叠，边缘向外，治疗巾内构成无菌区（图 10-10） 双层底铺盘法：双手捏住治疗巾一边外面两角，轻轻抖开，从远到近折三折，成双底层，上层呈扇形折叠，开口边向外（图 10-11）	手不可触及无菌治疗巾内面
4. 放物	将治疗所需无菌物品按无菌要求放入盘内	不可跨越无菌区
5. 覆盖	双手捏住反折治疗巾两角外面，拉平扇形折叠层，盖于物品上，边缘对齐，开口处向上反折 2 次，两侧边缘分别向下折 1 次	
6. 记录	注明铺盘名称及日期，整理用物	保持盘内无菌，4 h 内有效

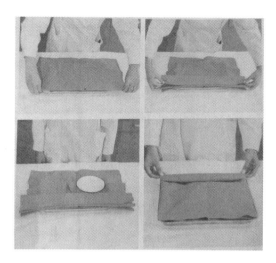

图 10-10　单层底铺盘法

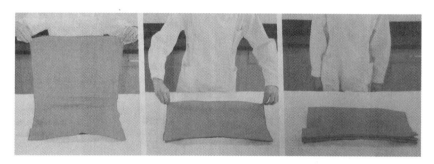

图 10-11　双层底铺盘法

5. 评价

（1）无菌巾的位置恰当，放入无菌物品后上、下两层的边缘能对齐。

（2）无菌巾内物品放置有序，取用方便。

（3）无菌物品及无菌区未被污染。

6. 注意事项

（1）铺无菌盘的区域必须清洁、干燥、宽敞，无菌巾避免潮湿。

（2）铺盘时不可跨域无菌区。

（3）无菌盘有效时限不超过 4 h。

（五）取用无菌溶液

1. 目的　将无菌密封瓶内的液体倒入无菌容器内，供无菌操作使用。

2. 评估

（1）操作环境是否整洁、宽敞；操作台是否清洁、干燥、平坦。

（2）无菌溶液是否在有效期内。

3. 计划

（1）护士准备：衣帽整洁，修剪指甲、洗手，戴口罩。

（2）用物准备：无菌溶液、无菌容器、开瓶器、纱布、弯盘、消毒液、无菌棉签、笔等。

（3）环境准备：操作区整洁、宽敞、明亮；操作台清洁、干燥、平坦，符合无菌操作要求。

4. 操作　取用无菌溶液操作流程如表 10-10 所示。

表 10-10　取用无菌溶液操作流程

操作流程	操作步骤	操作要点
1. 取瓶	取盛有无菌溶液的密封瓶，用纱布擦净瓶外灰尘	
2. 查对	核对瓶签上的药名、剂量、浓度和有效期，检查瓶盖有无松动，瓶体及瓶底有无裂痕，查看液体有无混浊、沉淀、变色、絮状物等不能使用的情况	对光检查，确定质量可靠方可使用
3. 开盖	核对无误后，开启瓶盖，消毒瓶口及瓶盖 2 遍，用一只手的拇指、食指捏住橡胶塞将其拉出	手不可触及瓶口及瓶塞内面
4. 倒溶液	另一只手握持溶液瓶，瓶签朝向掌心，倒出少量溶液于弯盘中，冲洗瓶口后，再由原处倒溶液至无菌容器中（图 10-12）	倒溶液时，瓶口不能接触容器边缘
5. 盖瓶盖	倒毕，立即将橡皮塞盖上，消毒橡皮塞边缘及上方后将瓶盖盖好	如橡皮塞、瓶口污染无法再消毒，则剩余溶液应即刻用完或丢弃
6. 记录	在瓶签上注明开瓶日期、时间	开启后瓶内剩余溶液在 24 h 内有效

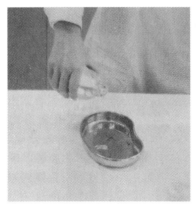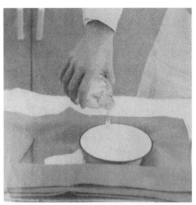

图 10-12　倒溶液

5. 评价

（1）手未触及瓶口及瓶内。

（2）倒溶液时，瓶签未浸湿，液体未溅至桌面。

6. 注意事项

（1）取药前仔细检查、核对。

（2）开瓶时手不可触及瓶口和瓶塞内面。

（3）倒溶液时，勿沾湿瓶签，勿使瓶口接触容器口周围；不可将物品伸入无菌溶液瓶内蘸取溶液；已倒出的溶液不可再倒回瓶内。

（六）戴、脱无菌手套

1. 目的　进行无菌操作或接触无菌物品时戴无菌手套，以保持无菌物品不被污染，保护患者，防止感染。

2．评估

（1）操作环境是否整洁、宽敞；操作台是否清洁、干燥、平坦。

（2）无菌手套尺码是否合适，包装是否漏气，是否在有效期内。

3．计划

（1）护士准备：衣帽整洁，修剪指甲、洗手，戴口罩。

（2）用物准备：无菌手套、弯盘。

（3）环境准备：操作区整洁、宽敞、明亮；操作台清洁、干燥、平坦。

4．操作　戴、脱无菌手套操作流程如表10-11所示。

表 10-11　戴、脱无菌手套操作流程

操 作 流 程	操 作 步 骤	操 作 要 点
1．核对	核对无菌手套尺码、灭菌日期、有效期及包装是否完好	选择大小合适的手套
2．涂滑石粉	将无菌手套包放在清洁、干燥的台面上打开，摊开手套，取出滑石粉，涂擦双手	避免在手套上方涂擦滑石粉
3．戴手套	分次提取法：一只手掀开手套袋开口处，另一只手捏住一只手套的翻折部分取出手套，对准五指戴上。未戴手套的手掀起另一袋口，已戴好手套的手插入另一只手套的翻折内面（手套外面），取出手套，同法戴好（图10-13）	戴手套时防止手套外面（无菌面）触及任何非无菌物品，未戴手套的手不可触及手套的外面
	一次性提取法：两只手同时掀开手套袋开口处，分别捏住两只手套的翻折部分取出手套。将两只手套掌心相对，先戴一只手，再以戴好的手套的手指插入另一只手套的翻折内面，同法戴好（图10-14）。将手套的翻折扣套在工作服衣袖外面	已戴手套的手不可触及未戴手套的手及另一手套的内面
4．调整	双手对合交叉调整手套位置，同时检查手套是否有破损	
5．脱手套	操作完毕，脱手套前洗净血渍、污渍，用戴手套的手捏住另一只手套口翻转脱下，已脱手套的手插入另一只手套内口，向外翻转脱下	避免手套污染面接触到手
6．整理	将用过的手套放入医用垃圾袋内按医疗废物处理，在流动水下洗净双手	

5．评价

（1）滑石粉未脱落于手套及无菌区内。

（2）戴、脱手套时未强行拉扯手套边缘，没有污染。

（3）操作始终在腰部或操作台面以上水平进行。

6．注意事项

（1）戴手套后双手应保持在腰部以上，视线范围以内，避免污染。

（2）发现手套有破损或不慎污染或疑有污染，应立即更换。

（3）脱手套时，应从手套口往下翻转脱下，不可强拉手指和手套的边缘，以免损坏。

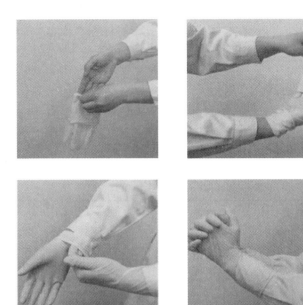

图 10-13 分次提取法

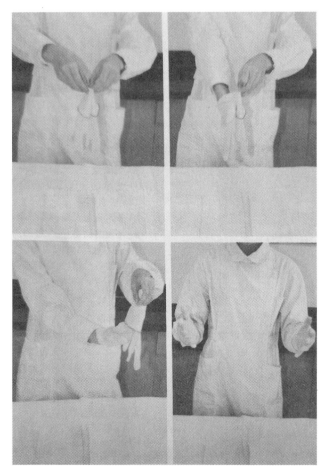

图 10-14 一次性提取法

任务五　隔离与防护技术

案例引导

患者,男,42岁。因剧烈腹泻来诊。根据临床症状和查体结果,高度怀疑为"霍乱"。患者目前正在等待实验室检查结果以确认诊断。

请问:

1. 此时对该患者的正确处置方法是什么?

2. 该患者经检查确诊为霍乱,护士应告知其家属患者的隔离时间是多久?

3. 该患者治疗无效不幸死亡,其尸体应如何进行终末处理?

一、隔离技术的基本知识

隔离是防止院内感染的重要措施之一,护士必须重视和认真做好隔离工作,严格执行隔离技术,对患者及其家属做好健康教育,使其自觉遵守隔离制度,积极配合各种隔离措施的实施。

（一）隔离的概念

隔离（isolation）是将传染病患者和高度易感人群安置在指定的地方,暂时避免与周围人群接触,以达到控制传染源,切断传播途径,保护易感人群的目的。对传染病患者采取的隔离称为传染源隔离,对易感人群采取的隔离称为保护性隔离。

（二）传染病区隔离单位的设置

1. 隔离区的布局　传染病区应与普通病区分开,远离食堂、水源和其他公共场所,相邻病区楼相隔约 30 m,侧面防护距离约 10 m,以防止空气对流传播。病区设有工作人员与患者分别进出的门和通道,设立三区的缓冲间,配备必要的卫生、消毒及隔离设备。

2. 隔离区患者的安置

（1）以患者为隔离单位:每个患者有独立的环境及用具,与其他患者及不同病种患者间进行隔离。

（2）以病室为隔离单位:同一病种患者安排在同一病室内,每间病室不应超过 4 人,病床间距不应少于 1.1 m,但病原体不同的患者应分开收治。

（3）凡未确诊或发生混合感染或有强烈传染性及病情危重的患者,应住单独隔离室。

（三）隔离区域的划分及隔离要求

1. 清洁区（clean area）　清洁区指未被病原微生物污染的区域。如治疗室、医护人员值班室、配餐室、库房、更衣室等场所以及病区以外的区域（食堂、药房、营养室）等。

隔离要求:患者及患者接触过的物品不得进入清洁区;工作人员接触患者后需刷洗手、脱去隔离衣及鞋方可进入清洁区。

145

2. 半污染区（semi-contamination area） 半污染区指有可能被病原微生物污染的区域。如医护人员办公室、护士站、患者用后的物品及医疗器械等的处理室、病室内走廊、检验室、消毒室等。

隔离要求：穿着隔离衣的工作人员通过走廊时，不得接触墙壁、家具等；各类检验标本有固定的存放盘和架，检验完的标本及容器等应严格按要求分别处理。

3. 污染区（contaminated area） 污染区指患者直接或间接接触、被病原微生物污染的区域，如病室、患者使用的卫生间及浴室、处置间、污物间、病区外走廊等。

隔离要求：污染区的物品未经消毒处理，不得带到他处；工作人员进入污染区时，务必穿隔离衣，戴口罩和帽子，必要时换隔离鞋；离开前脱隔离衣、鞋，并消毒双手。

二、隔离原则

（一）一般消毒隔离

1. 隔离标志明确，卫生设施齐全 病房和病室门前悬挂隔离标志，门口放置用消毒液浸湿的脚垫，门外设立隔离衣悬挂架（柜或壁橱）、流水洗手池，备消毒液、手刷、干手设备及避污纸。

2. 工作人员进出隔离室符合要求

（1）工作人员进隔离室应按规定戴口罩、帽子，穿隔离衣，只能在规定范围内活动。

（2）穿隔离衣前，必须将所需的物品备齐，各种护理操作应有计划地集中执行，尽可能减少穿脱隔离衣的次数和消毒手的频率。

（3）一切操作要严格遵守隔离规程。

（4）接触患者或污染物品后、离开隔离室前均必须消毒双手。

（5）探陪人员进出隔离室应根据隔离种类采取相应的隔离措施。

3. 分类处理隔离室内物品

（1）凡患者接触过的物品或落地的物品应视为污染，消毒后方可使用。

（2）患者的衣物、信件、钱币等经熏蒸消毒后才能交家属带回。

（3）患者的排泄物、分泌物、呕吐物须经消毒处理后方可排放。

（4）需送出病区处理的物品，必须置于有明显标记的污物袋内。

4. 隔离室环境消毒

（1）病室每日进行空气消毒，可用紫外线照射或消毒液喷雾。

（2）每日晨间护理后，用消毒液擦拭床及床旁桌椅。

5. 加强隔离患者的心理护理 了解患者的心理变化，尽量解除患者因隔离而产生的恐惧、孤独、自卑等心理反应；在严密执行隔离要求的同时，要对患者热情、关心，向患者及其家属解释隔离的重要性及暂时性，以取得信任与合作。

6. 掌握解除隔离的标准 传染性分泌物三次培养结果均为阴性或已度过隔离期，医生开出医嘱后，方可解除隔离。

（二）终末消毒处理

终末消毒（terminal disinfection）是指对出院、转科或死亡患者和所住病室、用物、医疗器械等进行的消毒处理。

1. 患者的终末消毒处理 患者出院或转科前应沐浴、换上清洁衣服，个人用物经消毒一并带出。如患者死亡，用浸透消毒液的棉球填塞其口、鼻、耳、阴道、肛门等孔道，然后用一次性尸单或消毒液浸湿的尸单包裹尸体。

2. 病室的终末消毒处理　将被服放入标明"隔离"字样的污衣袋内,经消毒后再清洗;关闭病室门窗,打开床旁桌、摊开棉被、竖起床垫,用消毒液熏蒸或用紫外线照射,然后打开门窗通风;床垫、被芯和枕芯还可用日光暴晒处理;用消毒液擦拭家具、地面;体温计用消毒液浸泡;血压计及听诊器送熏蒸箱消毒。

三、隔离的种类及措施

隔离的种类按病原体传播途径不同分为以下几种。我国多数医院采用的隔离系统是以切断传染途径为制订隔离措施的依据。

(一)传染性隔离

1. 严密隔离(absolute isolation)　严密隔离适用于经飞沫、分泌物、排泄物直接或间接传播的烈性传染病,如霍乱、鼠疫、严重急性呼吸综合征(SARS)、禽流感等。凡传染性强、病死率高的传染病均需采取严密隔离。其隔离的主要措施如下。

(1)患者应住单间病房,通向过道的门窗须关闭。室内用具力求简单、耐消毒,室外挂明显的标志。禁止患者出病室,禁止探视与陪护。

(2)接触患者时,工作人员必须戴好口罩、帽子,穿隔离衣和隔离鞋,戴手套,必要时注射疫苗或采取预防措施,消毒措施必须严格。

(3)患者的分泌物、呕吐物和排泄物应严格消毒处理。

(4)污染纸张、敷料装袋标记,送焚烧处理。

(5)室内空气及地面用消毒液喷洒或紫外线照射消毒,每日 1 次。

2. 呼吸道隔离(respiratory tract isolation)　呼吸道隔离用于防止通过空气传播的感染性疾病,如肺结核、流行性脑脊髓膜炎、百日咳、腮腺炎、麻疹等。其隔离的主要措施如下。

(1)同一病原菌感染者可同住一室,有条件时尽量使隔离病室远离其他病室。

(2)通向走道的门窗须关闭,患者离开病室需戴口罩。

(3)工作人员进入病室需戴口罩,并保持口罩干燥,必要时穿隔离衣。

(4)为患者准备专用的痰杯,口鼻分泌物需经消毒处理后方可丢弃。

(5)室内空气用紫外线照射或消毒液喷洒消毒,每日 1 次。

3. 消化道隔离(digestive tract isolation)　消化道隔离适用于通过消化道分泌物及粪便间接或直接污染了食物或水源而传播的疾病,如伤寒、细菌性痢疾、甲型肝炎、戊型肝炎等。其隔离的主要措施如下。

(1)不同病种患者最好能分开居住,如条件受限也可同居一室,但应做好床边隔离,床间距不少于 2 m,每一床应加隔离标志,患者间不能交换物品。

(2)接触此类患者时,应按病种分别穿隔离衣,接触污染物时戴手套。

(3)患者的食具、便器各自专用,严格消毒,剩余的食物或排泄物均应消毒处理后方可倒掉。

(4)病室应有防蝇、灭蟑螂设备,保持无蝇、无蟑螂。

(5)被粪便污染的物品要随时装袋,做好标记,送消毒或焚烧处理。

4. 接触隔离(contact isolation)　接触隔离适用于经体表或伤口直接或间接接触而感染的疾病。如新生儿脓疱病、破伤风、气性坏疽、狂犬病、铜绿假单胞菌感染等。其隔离的主要措施如下。

（1）患者应住单间病室，不许接触他人。

（2）接触此类患者时，须戴口罩、帽子、手套，穿隔离衣，工作人员的手或皮肤有破损时应避免接触患者或进行医护操作，必要时戴手套进行。

（3）凡患者接触过的一切物品，如被单、衣物、换药器械均应先灭菌，然后再进行清洁、消毒、灭菌。被患者污染的敷料应装袋标记，焚烧处理。

5. 血液、体液隔离（blood-body liquid isolation）　血液、体液隔离指对经血液、体液传播疾病的隔离，适用于乙型肝炎、艾滋病、梅毒等。主要的隔离措施如下。

（1）同种病原菌感染者可同住一室，但在患者自理能力低下或出血不能控制、易造成环境污染的情况下应单独隔离。

（2）接触患者血液或体液时应戴口罩、手套，必要时应戴防渗透的口罩及护目镜。

（3）护理患者前、后应认真洗手或手消毒，若手被血液、体液污染或可能污染，应立即用消毒液洗手。

（4）被血液、体液污染或高度怀疑被污染的物品，应装入有标记的污物袋中，送消毒或焚烧；被血液、体液污染的室内物品表面，应立即用 1500～2000 mg/L 含氯消毒剂擦拭或喷雾消毒。

（5）防止注射针头等利器刺伤，患者用过的针头等应放入防渗漏、耐刺的废物收集器内，直接送焚烧处理。

（6）HIV 患者或 HIV 感染者不能与其他患者共用中心吸氧、吸引系统。

6. 昆虫隔离（insect isolation）　昆虫隔离适用于以昆虫为媒介传播的疾病，如乙型脑炎、疟疾、斑疹伤寒、流行性出血热等。主要的隔离措施如下。

（1）斑疹伤寒及回归热：由虱传播。患者入院时必须沐浴、更衣，经灭虱处理后方可进入同种病室，患者衣物需灭虱后带回或保管。

（2）疟疾及乙型脑炎：由蚊传播。病室应有蚊帐、纱门、纱窗等防蚊设施，定期喷洒灭蚊剂等。

（3）流行性出血热：由寄生在鼠身上的螨叮咬人，吸血后传播，患者入院时必须沐浴、更衣、灭螨；病室应有防鼠设备。

（二）保护性隔离

保护性隔离也称反向隔离，适用于抵抗力低或极易感染的患者，如严重烧伤、早产儿、白血病、脏器移植及免疫缺陷的患者等。主要的隔离措施如下。

（1）设专用隔离室，患者住单间病房。病室内空气、地面、家具等均应严格消毒。

（2）凡进入此病室必须戴帽子、口罩，穿无菌隔离衣（外面为清洁面，内面为污染面）及消毒拖鞋。

（3）接触患者前、后均应洗手。

（4）凡患呼吸道疾病或咽部带菌者，应避免接触患者。

（5）未经消毒处理的物品不可带入隔离区。

（6）探视者应采取相应的隔离措施，必要时谢绝探视。

四、常用隔离技术

隔离技术是为了保护患者和工作人员，避免相互传播，减少感染和交叉感染的发生而实施的一系列操作技术。

（一）口罩、帽子的使用

1. 目的

（1）口罩：保护患者和工作人员，避免互相传染，并防止飞沫污染无菌物品或清洁食物等。

（2）帽子：防止工作人员的头发、头屑散落或头发被污染。

2. 评估　患者病情、采取的隔离种类。

3. 计划

（1）护士准备：着装整洁，剪指甲，洗手。

（2）用物准备：棉布帽子、纱布口罩（或一次性使用的帽子、口罩）、污物袋等。

（3）环境准备：整洁、宽敞。

4. 操作　口罩、帽子的使用方法如表 10-12 所示。

表 10-12　口罩、帽子的使用方法

操作流程	操作步骤	操作要点
1. 戴口罩、帽子	洗手，戴口罩、帽子。口罩下方带系于颈后，上方带系于头顶中部（图 10-15），如戴一次性口罩，需将双手指尖放在鼻夹上，从中间位置开始，用手指向内按压，并逐渐向两侧移动，根据鼻梁形状塑造鼻夹	帽子应将头发全部遮住，口罩应罩住口、鼻及下巴
2. 使用时	口罩污染或潮湿应立即更换	接触严密隔离患者后立即更换
3. 使用后	洗手及时取下口罩，双手握住口罩两侧带子，将污染面向内折叠，放入胸前清洁小口袋或小塑料袋内，离开污染区前将口罩、帽子放入特定的污物袋内，以便集中处理	口罩不能挂在胸前 手不可接触口罩的污染面

5. 评价

（1）戴口罩、帽子方法正确。

（2）取下口罩方法正确，口罩放置妥当。

（3）保持口罩、帽子的清洁、干燥并定时更换。

6. 注意事项

（1）戴、脱口罩前应洗手，戴口罩后，不可用污染的手接触口罩；若口罩潮湿，应立即更换。

（2）口罩使用后，立即取下，不可悬挂在胸前，取下时手不可触及污染面。

（二）避污纸的使用

避污纸是备用的清洁纸片，用避污纸遮盖拿取物品或进行简单操作，可以保持双手或物品不被污染，可省略消毒洗手的流程。取避污纸时，从里面抓取，不可掀开撕取（图 10-16），避污纸用后随即丢入污物桶内，集中焚烧处理。在使用过程中，注意保持避污纸清洁以防交叉感染。

（三）穿、脱隔离衣法

1. 目的　保护工作人员和患者，防止病原微生物播散，避免交叉感染。

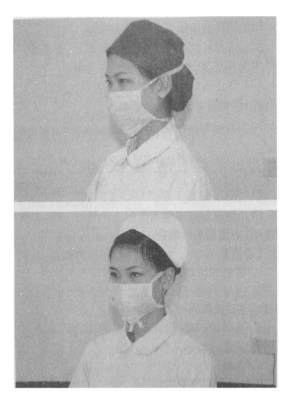

图 10-15　戴口罩、帽子

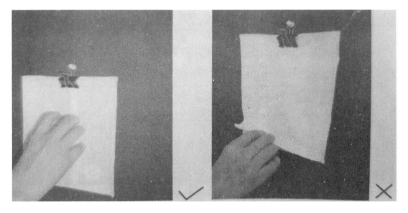

图 10-16　避污纸的使用

2. 评估

(1) 患者目前采取的隔离种类、隔离措施。

(2) 隔离衣干燥、清洁、无破洞，长短合适。

(3) 确定隔离衣清洁面和污染面。

3. 计划

(1) 护士准备：穿工作服，洗手，戴口罩、帽子；取下手表；卷袖过肘(冬季至前臂中部)。

(2) 用物准备：隔离衣、挂衣架、消毒洗手设备、污物袋。

(3) 环境准备：符合隔离要求，宽敞，物品摆放合理。

4. 操作　穿、脱隔离衣法操作流程和步骤如表 10-13 所示。

表 10-13　穿、脱隔离衣法操作流程和步骤

操 作 流 程	操 作 步 骤	操 作 要 点
▲ 穿隔离衣(图 10-17)		
1. 取隔离衣	手持衣领取下隔离衣,清洁面朝向自己,将衣领两端向外折齐,露出袖内口	隔离衣的衣领及内面为清洁面
2. 穿衣袖	右手持衣领,左手伸入袖筒内,举起手臂,将衣袖穿上;换左手持衣领,依上法穿好右袖,举双手将衣袖上抖,露出手腕	手不可触及隔离衣的污染面
3. 扣领扣	双手持衣领,由前向后理顺领边,扣上领扣	衣袖勿触及面部、衣领和帽子
4. 扣袖扣	扣好袖扣或系上带子	此时手被污染
5. 系腰带	从腰部自一侧衣缝向下约 5 cm 处将隔离衣后身向前拉,见到衣边捏住外侧,同法捏住另一侧边缘。双手分别捏住两侧衣边同时向后拉,在背后将边缘对齐,向一侧折叠,按住折叠处,将腰带在背后交叉,回到前面打一活结,系好	捏住衣边的外面,手不可触及清洁面　两侧边缘对齐,折叠处不能松散
▲ 脱隔离衣(图 10-18)		
1. 解腰带	解开腰带在前面打一活结	
2. 解袖口	解开袖口,在肘部将部分衣袖塞入工作服内,露出双手前臂	避免袖口污染隔离衣的清洁面
3. 消毒手	按消毒洗手的方法刷洗双手、擦干或烘干	刷手时不能弄湿隔离衣,隔离衣也不能污染水池
4. 解领扣	解开领扣	注意保持衣领清洁
5. 脱衣袖	右手伸入左侧衣袖内,拉下衣袖过手,再用衣袖遮住的左手在外面拉下右手衣袖过手,解开腰带,双手在袖内使袖子对齐,双臂逐渐退出	衣袖不可污染手及手臂
6. 挂隔离衣	双手持衣领,将隔离衣两边对齐折好,挂在衣钩上;如隔离衣不再穿用或需更换则将清洁面向外折叠放入污衣袋内	隔离衣挂在半污染区,清洁面向外;挂在污染区则污染面向外

5. 评价

(1)隔离衣长短合适。

(2)隔离观念强,穿、脱隔离衣时未污染。

(3)手的消毒方法正确,刷手时隔离衣未被溅湿,也未污染洗手池。

6. 注意事项

(1)隔离衣长短要合适,须全部遮盖工作服;有破损时则不可使用。

(2)隔离衣的衣领及内面为清洁面(如为反向隔离,则内面为污染面),穿脱时要避免污染。

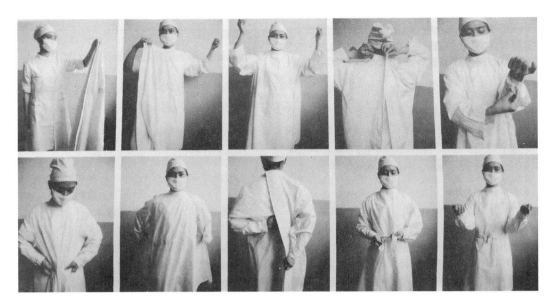

图 10-17　穿隔离衣

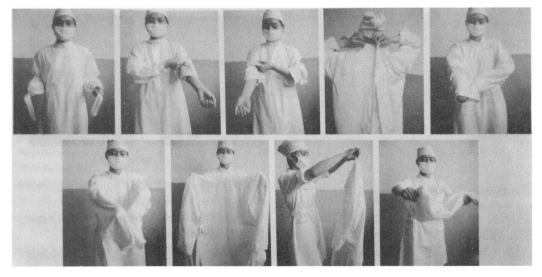

图 10-18　脱隔离衣

（3）隔离衣挂在半污染区，清洁面向外；挂在污染区，则污染面向外。

（4）穿隔离衣后不得进入清洁区；双手应保持在腰部以上视线范围以内，避免接触清洁物品。

（5）隔离衣应每日更换，如有潮湿或污染，应立即更换。

> **穿、脱隔离衣口诀**
>
> 　　穿：一整口帽卷衣袖，二提衣领穿左手，三伸右臂齐上抖，四扣领口五扣袖，折襟系带半曲肘。
>
> 　　脱：一松腰带解袖口，二塞衣袖消毒手，三解领口四脱袖，五对肩缝挂衣钩。

五、护理职业防护

（一）概念

1. 护理职业防护　护理职业防护是指在护理工作中采取多种有效措施,保护护士免受职业损伤因素的侵袭,或将其所受伤害降到最低程度。

2. 护理职业暴露　护理职业暴露是指护士在医院特定的环境中,在为患者提供护理服务过程中,经常暴露于感染患者的血液、体液及排泄物污染的环境之中,如污染的注射器、针头、各种导管等;还有各种理化损伤因子,如光、热、电磁辐射等及工作压力的影响,有感染某种疾病的危险。

3. 标准预防　标准预防是指认为患者的血液、体液、分泌物、排泄物均具有传染性,需进行隔离,不论是否有明显的血迹、污染,是否接触非完整的皮肤与黏膜,接触上述物质者,必须采取预防措施。

（二）防护措施

1. 洗手　凡接触患者或接触患者血液、体液、分泌物、排泄物后,均应立即彻底清洗、消毒双手和受污染的皮肤。

2. 戴手套　当手可能接触到患者的血液、体液、排泄物、分泌物,破损的皮肤、黏膜组织时,为特殊传染病患者检查、治疗、护理前;解除污染物品或在微生物实验室操作前均应戴一次性手套或无菌乳胶手套;接触两个患者之间要换手套,接触同一患者不同感染部位时应换手套或用蘸消毒剂的毛巾擦拭手套表面。做到一人一用一消毒（或灭菌）或废弃。不可戴着同一手套接触不同的患者和物品。脱手套后必须及时洗手。

3. 戴口罩、眼罩　当患者体内物质可能溅到面部、口腔、鼻腔或眼结膜时应戴口罩和眼罩或防护眼镜。

4. 穿隔离衣或塑料围裙　当工作服可能受到血液、体液污染时应穿隔离衣或塑料围裙。

5. 废物分类收集处理　感染性废物置黄色塑料袋内密封运送,无害化处理。

6. 标本的处理　任何标本都应视为有传染性,应以适当和安全的方法采集标本和运送标本,避免造成污染。

7. 避免注射器针头或锐器损伤　锐器（如针头、穿刺针、安瓿）用后应放入防渗漏、耐刺的锐器回收盒内,进行无害化处理。

（三）纠正锐器伤的危险行为

（1）禁止用双手分离污染的针头和注射器。
（2）禁止用手直接接触使用后的针头、刀片等锐器。
（3）禁止用手折弯或弄直针头。
（4）禁止双手回套已使用过的针头帽。
（5）禁止直接传递锐器（手术中锐器用弯盘或托盘传递）。
（6）禁止徒手携带裸露针头等锐器。
（7）禁止用消毒液浸泡针头。
（8）禁止直接接触医疗垃圾。

（四）锐器伤的紧急处理方法

临床护理工作中一旦发生锐器伤,应迅速采取下列紧急处理措施。

（1）立即用健侧手从近心端向远心端挤压，排出伤口部位的血液，避免在伤口部位来回挤压，以免产生虹吸现象，将污染血液回吸入血管，增加感染机会。

（2）用肥皂水彻底清洗伤口并用流动净水冲洗伤口 5 min。

（3）用 0.5％碘伏或 2％碘酊、70％～75％乙醇消毒伤口。

（4）向主管部门汇报并填写锐器伤登记表，进行血源性传播疾病的检查和随访。

（5）请有关专家评估锐器伤并指导处理，根据患者血液中病毒含量和伤口的深度、暴露时间、范围进行评估，做相应的处理。如被刺伤者为 HBV 阴性者，皮下注射乙肝疫苗 10 μg、5 μg、5 μg（按 0 个月、1 个月、6 个月间隔）；若为 HBV 阳性者，应在 4～24 h 内注射乙肝免疫高价球蛋白，同时进行血液乙肝标志物检查。

职业安全是近年来医护人员日益关注的重要问题。随着科技的进步，医护人员越来越认识到临床护理工作中存在着很多职业感染的机会，树立职业安全意识非常必要，做好普及性预防是加强职业安全的重要方法。

（王金平）

直通护考
在线答题

项目十一　药物治疗技术

扫码看PPT

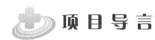

能力目标

1. 能正确说出给药途径及原则，并能正确描述各种给药法的定义。
2. 能正确描述各种注射法常用部位及注意事项。
3. 能学会不同途径给药的技能。
4. 能运用护理程序正确完成各种给药操作。

项目导言

　　药物在预防、诊断和治疗疾病中起着非常重要的作用。临床上药物治疗是最常用的一种治疗手段，由于护士是药物治疗的直接执行者，因此，为了合理、安全、有效地给药，护士必须了解常用药物的药理学知识，并掌握正确的给药技术且要能准确地评估患者用药后的疗效与反应。

任务一　给药的基本知识

案例引导

　　张某，女，46岁，因发热、咳嗽2天入院，入院时体温40.0 ℃。遵医嘱予维生素C片0.1 g，口服，一天三次；止咳糖浆10 mL，口服，一天三次。

　　请问：

　　1. 口服给药法的目的是什么？

　　2. 作为管床护士应如何指导患者服药？

一、药物的种类、领取和保管原则

（一）药物的种类

1. 内服药　内服药分为固体剂型和液体剂型，其中固体剂型包括片剂、丸剂、粉剂、

Note

散剂、胶囊及纸型等，液体剂型包括溶液剂、合剂、酊剂等。

2．外用药 有软膏、溶液剂、粉剂、洗剂、搽剂、碘剂、栓剂、滴剂、涂膜剂等。

3．注射药 有水剂、粉剂、油剂、结晶、混悬液等。

4．新型制剂 有粘贴敷片、植入慢溶药片、胰岛素泵等。

（二）药物的领取

药物的领取各医院规定不同，一般应遵循由护士凭医生处方领取的原则。

1．病区内常用药物 病区内设有药柜，存放一定基数的常用药物，由专人负责，根据消耗量填写领取药单，定期到药房领取、补充，便于病区内正常使用。各病区的住院患者每天所用药物很多，其中口服药由中心药房专人负责配备、核对，病区护士负责核对领回后再次进行核对和分发；患者所用注射类的药品、抢救药品、临时医嘱的口服药等，均由病区护士专人负责，根据使用量填写领药单，定期到药房领取，以确保治疗的正常进行。

2．贵重药和特殊药物 患者使用的贵重药、特殊药物，由医生开具处方，护士凭处方领取后，方可给患者使用。

3．剧毒药和麻醉药 病区内配备一定基数的剧毒药和麻醉药，使用后凭医生处方和空安瓿领取补充。

（三）药物的保管原则

1．药柜保管 药柜应放置于通风、干燥、光线明亮处，但避免阳光直射，专人负责，保持整洁。

2．药物分类放置标签醒目 药物按内服、外用、注射等分类放置，并根据有效期先后顺序有计划地使用，以防失效。麻醉药、剧毒药及贵重药应加锁保管，并严格交接。药瓶标签明确，字迹清晰，注明药物名称（中文外文对照）、浓度、剂量、规格。内服药贴蓝边标签，外用药贴红边标签，剧毒药和麻醉药贴黑边标签。

3．定期检查药品质量 凡没有标签或标签模糊不清，有效期已过，或有混浊、沉淀、发霉、异味、变质、潮解等现象，均不可使用。

4．根据药物不同性质妥善保存 药物的性质决定药物的保存方法，应分类保存各类药物，避免药物变质影响疗效，甚至增加毒副作用。

（1）易被热破坏的药物，如疫苗、抗毒血清、免疫球蛋白等生物制品以及抗生素等，应置于 2～10 ℃冰箱内冷藏保存。

（2）易氧化和遇光变质的药物应避光保存，如氨茶碱、维生素 C、盐酸肾上腺素等，应装在有色密闭瓶中，注射用针剂放在黑纸遮盖的盒内，并置于阴凉处。

（3）易挥发、潮解、风化的药物，如过氧乙酸、乙醇、乙醚、酵母片、糖衣片，应装在密闭瓶内，用后注意盖紧瓶盖。

（4）易燃、易爆炸的药物，如环氧乙烷、乙醚、乙醇，应密闭单独存放，远离明火，置于阴凉低温处，以防意外。

（5）患者专用药物，应单独存放，并注明床号、姓名。

二、药疗原则

（一）根据医嘱给药

给药是一种非独立性的护理操作，必须有医嘱作为依据。因此，给药中护士必须严格遵照医嘱执行，不得擅自更改。如对医嘱有疑问，应向医生了解清楚后方可给药，避免盲目执行医嘱。一般情况下，护士只执行书面医嘱，且由医生签名后方能生效执行。紧急情况下,护士可执行口头医嘱,但要在指定时间内补写医嘱,并由医生签名。护士应具有一定的药理知识,熟悉临床常用药物的作用机制、毒副作用、用法、配伍禁忌、中毒表现及处理方法,才能准确根据医嘱给药。

（二）严格执行查对制度

（1）"三查":操作前、操作中、操作后查("八对"内容)。

（2）"八对":对床号、姓名、药名、浓度、剂量、方法、时间和有效期。

（3）严格检查药物质量,确保药物未变质,并在有效期内。

（三）正确安全合理给药

（1）做到五准确,即将准确的药物、按准确的剂量、用准确的方法、在准确的时间、给予准确的患者。

（2）备好的药物应及时使用,避免久置引起药液污染或药效降低。

（3）按需要进行药物过敏试验,对易发生过敏反应的药物,用药前应了解患者的用药史、过敏史,并按要求做药物过敏试验,结果阴性方可使用,使用中加强观察。

（4）注意药物配伍禁忌,两种或两种以上药物配伍使用时,要注意配伍禁忌,避免发生药源性疾病。

（5）指导患者用药,给药前应向患者解释,以取得合作,征得患者的同意后方应据药物性质给予相应的用药指导,提高患者自我合理用药的能力。

（四）观察用药反应

用药后密切观察药物治疗效果和不良反应,并及时记录和处理,以确保患者用药安全。

三、给药途径

给药途径依据药物的性质、剂型,机体对药物的吸收情况和用药目的不同而定,药物在使用时选择最适宜的给药途径与方法,方能获得最佳的效果。

常用的给药途径有口服、舌下含服、吸入、皮肤外敷、直肠以及注射(皮内、皮下、肌内、静脉和动脉注射)给药。除动、静脉注射药物直接进入血液循环外,其他给药途径药物均有一个吸收过程。按吸收速度由快至慢的顺序为吸入→舌下含服→直肠黏膜→肌内注射→皮下注射→口服→皮肤外敷。

四、给药次数和时间间隔

给药次数和时间间隔取决于药物的半衰期,以维持药物在血液中的有效浓度,发挥最大药效而又不至于引起毒性反应为最佳选择,同时要兼顾药物的特性和人体的生理节奏。临床常用外文缩写表示用药次数和时间间隔,常用外文缩写及中文意译见表 11-1,医院常用给药时间与安排(外文缩写)见表 11-2。

表 11-1　常用外文缩写及中文意译

外 文 缩 写	中 文 意 译	外 文 缩 写	中 文 意 译
id/ID	皮内注射	Aq	水
h/H	皮下注射	Aq. dest	蒸馏水
im/IM	肌内注射	Comp	复方
iv/IV	静脉注射	Lip	液体
po/PO	口服	Mist	合剂

续表

外 文 缩 写	中 文 意 译	外 文 缩 写	中 文 意 译
ivgtt/ivdrip	静脉滴注	Ol	油剂
qod	隔日 1 次	Pulv	粉剂
qd	每日 1 次	Syr	糖浆剂
qn	每晚 1 次	Tr	酊剂
bid	每日 2 次	Cap	胶囊剂
tid	每日 3 次	Tab	片剂
qid	每日 4 次	Pil	丸剂
12n	中午 12 点	Ung	软膏剂
12mn	午夜 12 点	inj	注射剂
biw	每周 2 次	g	克
qh	每小时 1 次	gtt	滴、滴剂
q6h	每 6 h 1 次	mL	毫升
pc	饭后	aa	各
Hs	临睡前	ad	加至
st(statim)	立即	C	与或和
am	上午	R：Rp	处方/请取
pm	下午	OD	右眼
ac	饭前	OS	左眼
DC	停止	OU	双眼
prn	需要时（长期）	AS	左耳
sos	需要时（限用 1 次，12 h 有效）	AD	右耳
		AU	双耳

表 11-2　医院常用给药时间与安排（外文缩写）

给 药 时 间	给 药 安 排	给 药 时 间	给 药 安 排
qm	06：00	q2h	06：00,08：00,10：00,12：00,14：00……
qd	08：00	q3h	06：00,09：00,12：00,15：00,18：00……
bid	08：00,16：00	q4h	08：00,12：00,16：00,20：00,0：00……
tid	08：00,12：00,16：00	q6h	08：00,14：00,20：00,2：00
qid	08：00,12：00,16：00,20：00	qn	20：00

【护考提示】

1. 内服药（标签为蓝色边），外用药（标签为红色边），剧毒药（标签为黑色边）。注意：剧毒药和麻醉药，应凭医生处方和空安瓿领取补充。

2. 吸收速度由快至慢的给药顺序为吸入→舌下含服→直肠黏膜→肌内注射→皮下注射→口服→皮肤外敷。

（邓叶青）

任务二 口服给药技术

案例引导

患者王某,男,54 岁,以发热、咳嗽 2 日入院,T 39 ℃。遵医嘱给予维生素 C 0.1 g,3 次/日,口服;维生素 B_1 10 mg,3 次/日,口服;止咳糖浆 10 mL,3 次/日,口服。

请问:

1. 护士应该如何正确执行医嘱?

2. 护士如何指导患者正确服药?

一、口服给药的概念及特点

口服给药是临床上最常用、方便、经济且较安全的给药途径。药物经口服后被胃肠黏膜吸收入血液循环,从而达到局部或全身治疗的目的。口服给药虽然方便、经济又较安全,但由于其吸收率较低且易受到胃内容物影响,产生药效的时间较长,故不适用于急救、禁食、呕吐不止、意识不清等患者。医院内口服给药通常包括摆药、发药和发药后处理。目前医院内的摆药方式主要有病区护士摆药和中心药房摆药。

二、口服给药的方法

(一)摆药

1. 病区护士摆药

(1)操作前准备:①环境准备:宽敞、明亮。②护士准备:着装整齐,洗手,修剪指甲,戴口罩。③用物准备:执行单(服药本)、药车、小药卡、药品、药杯、药匙、量杯、滴管、研钵、包药纸、湿纱布或小毛巾。

(2)操作步骤:①按床号顺序依次插好小药卡,放入药杯。②根据执行单(服药本)按顺序摆药。③摆药结束,认真查对无误后盖上发药车。④发药前当班护士再次核对,无误后方可发药。

2. 中心药房摆药 中心药房摆药是由病区护士每日上午处理完医嘱后,将患者 24 h 所需药物通过电脑传送至中心药房,药剂师根据执行单负责摆药、核对,病区护士下午至中心药房再次核对后取回或中心药房送至科室核对、签字,当班护士依照服药时间按时查对、发药。

3. 重要提示

(1)摆药期间要严格查对,每次摆 24 h 的药量。

(2)摆药时先摆固体药物,后摆水剂及油剂。

(3)取片剂、粉剂时要用药匙。同一患者的数种药物可放入同一个药杯中,粉剂、口含片等特殊药物需用纸包好。婴幼儿、鼻饲患者或有食管静脉曲张患者的药片需用研钵碾碎。

（4）摆水剂时应用量杯，药液摇匀后，左手持量杯，拇指放在所需刻度处，视线与刻度平齐，右手持药瓶，缓慢倒出药液，倒毕用湿纱布擦净瓶口，放回原处。同时有多种水剂时应分别倒入不同的小药瓶中，更换药液品种时应清洗量杯。

（5）药液不足 1 mL 时，以 1 mL＝15 滴计算。为避免药液黏附在小药瓶壁上造成浪费，可在药杯内先盛少量凉开水再将药液滴入。

（二）发药

1. 评估患者

（1）患者病情，目前治疗、用药情况。

（2）患者年龄、意识状态。

（3）患者的吞咽能力，有无口腔、食管疾病及恶心、呕吐症状。

（4）患者对口服给药相关知识的了解及配合程度。

2. 操作前准备

（1）护士准备：着装整齐，洗手，戴口罩。

（2）患者准备：①了解此次口服给药的目的、方法及配合要点。②取舒适体位。

（3）用物准备：执行单（服药本）、发药车、吸管、水壶（内盛温开水）。

3. 操作步骤

（1）推发药车至患者床旁、核对：根据执行单（服药本）再次核对药名、剂量、时间、用法及患者腕带等。

（2）一次性取出该患者的所有药物并让患者说出自己的姓名，无误后发至患者，同时提供温开水并确认患者服入。

（3）收回药杯。

（三）发药后处理

药杯收回后首先浸泡消毒，之后再用清水冲洗、晾干，最后收起备用。此外，每日均要清洁发药车（盘），并整理药柜。

口服给药法操作步骤如表 11-3 所示。

表 11-3　口服给药法操作步骤

操 作 步 骤	要点与说明
1. 摆药 （1）查对：查对服药本、小药卡，将小药卡按床号顺序插在药盘上，摆好小药杯 （2）规范配药：先配固体药，后配水剂和油剂 ①固体药用药匙取；婴幼儿、鼻饲患者需将药片研碎；粉剂药物或含片需用纸包好；单剂量包装的药物发给患者时再拆开包装 ②液体药用量杯取，先将药液摇匀，一手持量杯，拇指置于所需刻度，举量杯使所需刻度和视线平齐，另一手持药瓶，瓶签朝掌心，倒入所需药液；将药液倒入小药瓶中盖好；溶液瓶口用湿纱布擦净，洗净量杯。药液不足 1 mL 时用滴管吸取，按照 1 mL＝15 滴计算；油剂或用滴计算的药液，应先在药杯内放入少量温开水 （3）核对：全部药摆完后，根据服药本核对	为一位患者备齐全部药品后再为另一位患者配药；仔细核对，确保无遗漏 严格执行查对制度，药瓶标签及从瓶中取出的药物均应核对 确保剂量准确 如患者需同时服用几种药液，应将药液分别置于不同的药杯内 量取不同种药液时应先洗净量杯或滴管

续表

操 作 步 骤	要点与说明
2. 发药 （1）再次核对：在发药前当班护士再核对一次，无误后方可发药 （2）发药：按时发药，带服药本送药；核对床号、姓名、腕带；同一患者的药一次性取离药盘，发给患者；向患者交代服药注意事项，看服到口；若患者对所发药物有疑问，应重新核对，确认无误后方可服用；患者因故不在或暂时不能服用时，做好交班	确保备药无误 保证患者准确服药
3. 发药后处理 （1）药杯处理：收回药杯，先浸泡消毒，然后冲洗清洁，待干后备用 （2）整理：分类处理用物，清洁药盘 （3）观察用药效果 （4）洗手，记录	油剂药物的药杯消毒前应先用纸巾擦拭 防止交叉感染 记录执行时间及反应，签名

三、口服给药的注意事项

（1）对牙齿有腐蚀作用的药物，可用吸管吸入并及时漱口。此外，服用铁剂时忌饮茶，以防铁剂和茶叶中的鞣酸结合形成难溶性铁盐，阻碍吸收。

（2）服用对呼吸道黏膜起安抚作用的药物后不宜立即饮水，以免降低疗效。

（3）健胃药应在饭前服，助消化药及对胃黏膜有刺激的药物应在饭后服，驱虫药应空腹时服用。

（4）抗生素及磺胺类药物应该准时服用，以保证有效的血药浓度。

（5）服磺胺类药物后要多饮水，因尿少时易析出结晶，引起肾小管阻塞。

（6）缓释片、肠溶片、胶囊不可嚼碎；舌下含片应放在舌下或两颊黏膜与牙齿之间。

（7）服强心苷类药物时应先测量脉率（心率）及节律，如脉率低于 60 次/分或节律异常，均应暂停服用并向医生报告。

（闫　兰）

直通护考
在线答题

任务三　雾化吸入给药技术

雾化吸入法（nebulization）是用雾化装置将药液变成细微的气雾喷出，经口或鼻吸入，以达到湿化呼吸道、减轻局部炎症、祛痰、解除支气管痉挛等目的。雾化吸入时，药物可直接作用于呼吸道局部，对呼吸道疾病起效快，所以临床应用广泛。常用的方法有超声波雾化吸入法、氧气雾化吸入法。

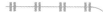

 案 例 引 导

张某，男，48岁，因咳嗽、咳痰5天入院。入院后医嘱：庆大霉素16万U，α-糜蛋白酶4000U，0.9%氯化钠溶液50 mL，超声波雾化吸入，一天三次。

请问：

1. 该名患者进行超声波雾化吸入的目的是什么？

2. 作为护士你该如何指导患者进行雾化吸入？

一、雾化吸入法的目的

1. 湿化呼吸道　常用于呼吸道湿化不足、痰液黏稠、呼吸道不畅患者。

2. 预防呼吸道感染　常用于胸部手术前后的患者。

3. 改善通气功能　解除支气管痉挛，保持呼吸道通畅。常用于支气管哮喘等患者。

4. 控制呼吸道感染　消除炎症，减轻呼吸道黏膜水肿，稀释痰液，帮助祛痰。常用于咽喉炎、支气管扩张、肺炎、肺脓肿、肺结核等患者。

5. 治疗肺癌　间歇吸入抗癌药物治疗肺癌。

二、雾化吸入法常用药物

1. 稀释痰液药物　常用α-糜蛋白酶、乙酰半胱氨酸（痰易净）等，可稀释痰液，帮助祛痰。

2. 抗生素类药物　常用庆大霉素、卡那霉素，可控制呼吸道感染，消除炎症。

3. 解除支气管痉挛药物　常用氨茶碱、沙丁胺醇（舒喘灵）等，可使支气管扩张，解除支气管痉挛。

4. 减轻呼吸道黏膜水肿药物　常用地塞米松等，地塞米松与抗生素常同时使用，可增强抗炎效果，减轻呼吸道黏膜水肿。

三、常用雾化吸入法

（一）超声波雾化吸入法

超声波雾化吸入法（ultrasonic nebulization）是利用超声波声能，将药液变成细微的气雾，由呼吸道吸入，以达到改善呼吸道通气功能和防治呼吸道疾病的目的。

1. 基本结构　超声波雾化吸入器由超声波发生器、水槽、晶体换能器、雾化罐、透声膜、螺纹管和口含嘴或面罩组成。

2. 作用原理　超声波发生器通电后输出高频电能，电能通过水槽底部的晶体换能器转换为超声波声能，声能振动并透过雾化罐底部的透声膜作用于罐内的药液，使药液表面张力和惯性受到破坏，成为细微雾滴喷出，通过螺纹管随患者深而慢的吸气进入呼吸道。

3. 作用特点　雾量大小可以调节，雾滴小而均匀（直径在5 μm以下），药液随着深而慢的吸气可被吸入终末支气管及肺泡。因雾化器电子部分产热，能对雾化液轻度加温，患者吸入的气雾温暖、舒适。

4. 目的　同雾化吸入法的目的。

5. 操作前准备

（1）评估患者并解释

①评估：患者病情、治疗及用药情况，呼吸道情况，如呼吸道是否感染、通畅，有无支气管痉挛、黏膜水肿、痰液等；患者面部及口腔黏膜状况，如有无感染、溃疡等；患者的意识状态、自理能力、心理状态及对雾化给药的认知和合作程度。

②解释：向患者及其家属解释操作的目的、方法、注意事项及配合要点。

（2）环境准备　整洁、安静、舒适、安全，室内温湿度适宜。

（3）护士准备　修剪指甲、衣帽整洁、洗手、戴口罩。

（4）用物准备　治疗车上放超声波雾化吸入器一套，治疗盘内放置药液、冷蒸馏水、50 mL 注射器、弯盘、纸巾等。

6. 操作步骤　超声波雾化吸入法的操作步骤见表 11-4。

表 11-4　超声波雾化吸入法的操作步骤

操作流程	流 程 说 明	操 作 要 点
1. 检查设备	·检查超声波雾化吸入器	·确保设备功能正常
2. 连接装置	·将雾化吸入器主机与各附件连接，选择口含管	·检查雾化吸入器各部件是否完好，有无松动脱落现象
3. 水槽加水	·水槽内加入冷蒸馏水约 250 mL，水量应浸没雾化罐底部的透声膜	·水槽内不可加温水或热水，水槽无水时不可开机，避免损坏机器
4. 罐内加药	·将药液稀释至 30～50 mL，加入雾化罐内，将雾化罐放入水槽，盖紧水槽盖	·检查有无漏液
5. 核对解释	·携用物至床旁，核对患者，解释目的，协助患者取舒适卧位，漱口	·严格执行查对制度，防止差错
6. 开机调节	·接通电源，打开电源开关，预热 3～5 min，再打开雾化开关，调节雾量、设定治疗时间	·根据需要调节雾量，大挡雾量 3 mL/min、中挡雾量 2 mL/min、小挡雾量 1 mL/min，一般雾化时间为 15～20 min
7. 雾化吸入	·当气雾喷出时，将口含管（面罩）放入患者口中，让患者紧闭口唇深呼吸，进行雾化吸入	·嘱患者进行深而慢的呼吸，使气雾进入呼吸道深部
8. 巡视观察	·观察患者治疗及装置情况	·发现水槽内水温超过 50 ℃或水量不足时应关机，更换或加入冷蒸馏水
9. 结束雾化	·治疗毕，取下口含管，关雾化开关，再关电源开关	·连续使用时需间隔 30 min
10. 整理记录	·协助患者清洁口腔，擦拭面部，取舒适卧位 ·倒掉水槽内的水并擦干，雾化罐、螺纹管、口含管消毒浸泡 1 h ·洗手，记录	·防止交叉感染 ·记录执行时间、治疗效果、患者反应并签名

7. 评价

（1）患者及其家属了解用药目的，能积极配合。

（2）患者的不适症状得到改善,无不良反应发生。

（3）护士的操作及指导方法规范,护患沟通有效,患者及其家属满意。

8. 注意事项

（1）严格执行查对制度和消毒隔离原则。

（2）使用前,先检查机器各部有无松动、脱落等异常情况;机器和雾化罐编号要一致。

（3）水槽底部的晶体换能器和雾化罐底部的透声膜薄而质脆,易破碎,应轻按,不能用力过猛。

（4）水槽和雾化罐切忌加温水或热水,水槽内无水时不可以开机,以免损坏机器。使用中注意测量水槽内的温度,超出 50 ℃ 应关机换水。特殊情况需连续使用时,中间须间隔 30 min。

（5）治疗过程中如发现雾化管内的药液过少需添加药液时,可直接从小孔中加入,不必关机。

（6）每次使用完毕,将雾化罐和口含管于消毒溶液内浸泡 1 h,洗净晾干后备用。

（二）氧气雾化吸入法

氧气雾化吸入法是利用高速氧气气流,使药液变成雾状,再由呼吸道吸入,达到治疗目的的方法。

1. 氧气雾化吸入器的构造及原理　氧气雾化吸入器为一特制玻璃器具,有 A、B、C、D、E 五个管口,在球形器内注入药液,管口接上氧气,气流自 E 管向 D 管口冲出,当用中指堵住 D 管口时,气流即被迫从 B 管口冲出,高速气流使 C 管口附近空气密度突然降低,形成负压,球形器内药液经 C 管吸出,当药液上升到 C 管口时,又被来自 B 管口的急速气流吹散,形成雾状微粒从 A 管口喷出。

2. 氧气雾化吸入方法

1）目的　同雾化吸入法的目的。

2）操作前准备

（1）评估患者并解释

①评估:患者病情、治疗及用药情况,呼吸道情况,如呼吸道是否感染、通畅,有无支气管痉挛、黏膜水肿、痰液等;患者面部及口腔黏膜状况,如有无感染、溃疡等;患者的意识状态、自理能力、心理状态及对雾化给药的认知和合作程度。

②解释:向患者及其家属解释操作的目的、方法、注意事项及配合要点。

（2）环境准备　整洁、安静、舒适、安全,室内温湿度适宜,氧气放置安全,远离火源。

（3）护士准备　修剪指甲、衣帽整洁、洗手、戴口罩。

（4）用物准备　氧气雾化吸入器 1 个、供氧装置（湿化瓶内勿盛水）、根据医嘱备药液、弯盘、10 mL 注射器、纸巾等。

3）操作步骤　氧气雾化吸入法的操作步骤见表 11-5。

表 11-5　氧气雾化吸入法的操作步骤

操 作 流 程	流 程 说 明	操 作 要 点
1. 准备用物	·根据医嘱将药液稀释至 5 mL 注入雾化吸入器内	·使用前要检查雾化吸入器、氧气装置是否完好
2. 核对解释	·携用物至床旁,核对解释,嘱患者取坐位或半坐位,漱口	·严格执行检查制度
3. 连接氧气	·将雾化吸入器的进气口与氧气装置的输出口连接,调节氧流量为 6～8 L/min	·教会患者正确使用氧气雾化吸入器

续表

操 作 流 程	流 程 说 明	操 作 要 点
4. 雾化吸入	• 嘱患者手持雾化吸入器,将口含管放入口中,紧闭嘴唇深吸气,用鼻呼气,如此反复直至药液吸完	• 各部件连接紧密,勿漏气
5. 巡视观察	• 携用物至床旁,核对患者	• 操作中严禁烟火和易燃品
6. 结束雾化	• 治疗毕,先取下雾化吸入器,再关氧气开关	• 嘱患者进行深而慢的呼吸,使气雾进入呼吸道深部
	• 观察患者治疗及装置情况	
	• 协助患者清洁口腔,擦拭面部,取舒适卧位	• 防止交叉感染
7. 整理记录	• 倒掉水槽内的水并擦干,雾化罐、螺纹管、口含管消毒浸泡 1 h	• 记录执行时间、治疗效果、患者反应并签名
	• 洗手,记录	

4）评价

（1）患者及其家属了解用药目的,能积极配合。

（2）患者的不适症状得到改善,无不良反应发生。

（3）护士的操作及指导方法规范,护患沟通有效,患者及其家属满意。

5）注意事项

（1）严格执行查对制度和消毒隔离原则。

（2）使用氧气雾化装置前,检查雾化吸入器,确保各部件完好、无松动等。

（3）正确使用供氧装置,操作前严禁接触烟火和易燃品,注意用氧安全,做到防火、防油、防热、防震。雾化时氧流量不可过大,以免损坏雾化吸入器。

（4）氧气湿化瓶内勿盛水,以免湿化瓶内液体进入雾化吸入器,稀释药液影响疗效。

（5）密切观察患者痰液排出情况,配合咳嗽、拍背、体位引流、吸痰等方法协助排痰,保持呼吸道通畅。雾化过程中如患者感到疲劳,可关闭氧气停止雾化,适时再行吸入。

【护考提示】

1. 雾化吸入法的目的

（1）预防和控制呼吸道感染,如使用庆大霉素等抗生素等。

（2）解除支气管痉挛,如使用氨茶碱、沙丁胺醇等。

（3）稀化痰液,帮助祛痰,如使用 α-糜蛋白酶等。

（4）减轻呼吸道黏膜水肿,如使用地塞米松等。

2. 氧气雾化吸入法操作方法

连接氧气装置与雾化吸入器,氧气湿化瓶内不放水,调节氧流量为 $6\sim8$ L/min。协助患者取舒适体位,指导患者手持雾化吸入器,将口含管放入口中,嘱患者紧闭口唇深吸气,呼气用鼻,使药液充分到达支气管及肺部,更好地发挥药效。如此反复至药液吸完。

（邓叶青）

Note

任务四　各种注射给药技术

注射给药是将无菌药液或生物制剂注入体内的方法。注射给药技术通常分为皮内注射法、皮下注射法、肌内注射法、静脉注射法和动脉注射法。

子任务一　皮内注射法

案例引导

患者,男,42 岁,T 38.5 ℃,P 112 次/分,主诉:吞咽困难且疼痛。门诊以"化脓性扁桃腺炎"收入院,入院后医嘱行青霉素过敏试验。

请问:

1. 护士应该如何正确执行医嘱?

2. 需要给患者交代哪些注意事项?

一、皮内注射法的概念

皮内注射法是将少量药液注入表皮和真皮之间的方法。

二、目的和常用部位

(一) 目的

(1) 各种药物过敏试验。

(2) 预防接种。

(3) 局部麻醉的先驱步骤。

(二) 常用部位

通常选择在毛发和色素较少、皮肤较薄的部位。药物过敏试验常选择前臂掌侧下段;预防接种可选在上臂三角肌下缘;局部麻醉选择在局麻部位。

三、皮内注射的方法

(一) 护理评估

(1) 患者的病情、年龄、用药史、过敏史及家族史。

(2) 患者认知及合作程度。

(3) 注射部位局部皮肤情况。

(二) 操作前准备

1. 护士准备　按要求着装,洗手,戴口罩。

2. 患者准备

（1）了解皮内注射的目的、方法、注意事项及配合要点。

（2）取舒适体位，暴露注射部位。

3. 用物准备　注射盘（75％乙醇、棉签、1 mL 注射器、按医嘱备药液）、注射卡、PDA（如有）、快速手消毒液、治疗车（锐器盒、医疗垃圾袋）等。如为药物过敏试验，另备 0.1％盐酸肾上腺素一支及 5 mL 一次性注射器一支。

4. 环境准备　清洁、宽敞、光线明亮，方便操作。

（三）操作步骤

1. 核对、检查药液　根据医嘱核对药液（药名、剂量、浓度）、给药时间和给药方法，检查药物有无过期及变质；若为药物过敏试验需检查皮试液的配制时间。

2. 抽吸药液　检查一次性注射器的有效期及有无漏气，消毒并正确抽吸药液；若为药物过敏试验应正确配制皮试液。

3. 核对并解释　携用物至患者床旁，核对姓名、床号和腕带（有 PDA 可扫描腕带确认患者信息，至少使用两种方法核对）；向患者及其家属解释皮内注射的目的、方法、注意事项及配合要点。

4. 安置体位　协助患者取坐位、半坐卧位或侧卧位，治疗车位置放置合理，便于操作。

5. 消毒　快速手消毒液洗手，75％乙醇消毒注射局部皮肤，消毒面积 5 cm×5 cm，待干。

6. 二次核对　二次核对，排尽一次性注射器内空气。

7. 进针、推药　左手绷紧患者前臂掌侧皮肤，右手以平执式持注射器，针尖斜面向上与皮肤成 5°角刺入皮内，放平注射器，左手拇指固定针栓，右手注入药液 0.1 mL，局部形成一圆形隆起的皮丘，皮肤变白，毛孔变大。

8. 拔针　推注完毕，迅速拔针。

9. 再次核对　再次核对，交代注意事项，若为药物过敏试验，嘱患者静候 15～20 min 后观察结果。

10. 清理用物　注射器针头放在锐器盒内，用过的棉签和一次性注射器弃在医疗垃圾袋中。

11. 洗手　使用快速手消毒液消毒或洗手，记录、签名。

12. 观察、记录　15～20 min 后观察患者局部皮肤反应、判断结果并记录。

【重要提示】

1. 切忌选择碘酊或刺激性较强的消毒液消毒局部皮肤，以免影响皮试结果的观察和判断。

2. 避免反复用力涂擦局部皮肤。

3. 针尖斜面向上以 5°角刺入，斜面全部进入皮内即可，切勿刺入太深进入皮下。

4. 注入药物的剂量要准确，拔针后局部不可用棉签擦滴落的药液。

5. 药物过敏试验若需做对照试验时，须用另一注射器及针头，在另一侧前臂相同部位，注入 0.1 mL 等渗生理盐水或用 75％乙醇涂擦局部皮肤 5 cm。

6. 为患者做药物过敏试验前，抢救物品和药品要处于备用状态。

皮内注射法操作步骤如表 11-6 所示。

表 11-6　皮内注射法操作步骤

操作步骤	要点与说明
1. 洗手、戴口罩、查对并按医嘱抽吸药液	• 严格执行查对制度和无菌操作原则
2. 携用物至患者床旁,核对床号、姓名等,并解释操作目的及方法	• 确认患者。若做药物过敏试验,需详细询问用药史、过敏史及家族史
3. 选择注射部位并以70%乙醇消毒皮肤	• 忌用碘酊类消毒剂,以免影响结果观察
4. 二次核对,排气	• 确保无误
5. 一手绷紧患者皮肤,另一手以平执式持注射器,针头斜面向上与皮肤成5°角刺入。待针头斜面完全进入皮内后,放平注射器,用绷皮肤手的拇指固定针栓,另一手推注药液0.1 mL,使局部形成一皮丘,随即拔出针头	• 进针角度过大易注入皮下 • 注入的药量要准确 • 隆起的皮丘呈半球状,皮肤变白并显露毛孔
6. 再次核对,整理,交代注意事项并协助患者取舒适体位	• 嘱患者勿按揉局部,以免影响结果观察。若有不适立即告知
7. 洗手、观察并记录	• 药物过敏试验在15～20 min后观察结果

四、注意事项

（1）操作过程要严格遵守查对制度及无菌操作原则。

（2）为患者做药物过敏试验前,要详细询问患者的用药史、过敏史及家族史。

（3）做药物过敏试验应备好抢救药品及注射器,告知患者不可离开病室(注射室),15～20 min后观察结果。在此过程中若有任何不适,均应立即告知,以便及时处理。

（4）告知患者,若注射局部有瘙痒等不适,不可挠、揉。

（5）皮试结果若为阳性,应告知患者及其家属并将结果记录在病历上。

子任务二　皮下注射法

案 例 引 导

李某,男,63岁,身高166 cm,体重60 kg,腰围78 cm,有糖尿病史8年,近期因餐后血糖升高来医院门诊就医,医生给予胰岛素皮下注射治疗。

请问:

护士应该如何正确执行医嘱?

一、皮下注射法的概念

皮下注射法是将少量药液或生物制剂注入皮下组织的方法。

二、目的和常用部位

（一）目的

（1）在一定时间内需要发生药效但不宜口服给药时。

（2）预防接种。

（3）局部麻醉用药。

（二）常用部位

常选用上臂三角肌下缘，大腿前侧、外侧或两侧腹壁、后背。

三、皮内注射的方法

（一）护理评估

（1）患者的病情、年龄、用药史、过敏史及目前治疗方案。

（2）患者认知及合作程度。

（3）注射部位局部皮肤情况。

（二）操作前准备

1. 护士准备　按要求着装，洗手，戴口罩。

2. 患者准备

（1）了解皮下注射的目的、方法、注意事项及配合要点。

（2）取舒适体位，暴露注射部位。

3. 用物准备　注射盘（安尔碘、棉签、注射器、药液）、注射卡、PDA（如有）、快速手消毒液、治疗车（锐器盒、医疗垃圾袋）等。

4. 环境准备　清洁、宽敞、光线明亮，方便操作。

（三）操作步骤

1. 核对并检查、抽吸药液　根据医嘱核对药液（药名、剂量、浓度）、给药时间和给药方法，检查药物有无过期及变质；检查一次性注射器的有效期及有无漏气；消毒且正确抽吸药物并排出空气。

2. 核对并解释　携用物至患者床旁，核对姓名、床号和腕带（有 PDA 可扫描腕带确认患者信息，至少两种方法核对）；向患者及其家属解释皮下注射的目的和配合要点。

3. 安置体位　协助患者取合适体位（可取坐位、半坐卧位或侧卧位）；治疗车放置合理，便于操作。

4. 选择注射部位　通常选择上臂三角肌下缘，后背，大腿前侧、外侧或腹壁。

5. 消毒　用快速手消毒液洗手，安尔碘消毒注射部位皮肤，消毒面积 5 cm×5 cm，待干。

6. 二次核对　二次查对，排尽注射器空气。

7. 进针　左手绷紧患者皮肤，右手持注射器，食指固定针栓，针尖斜面向上，与皮肤成 30°～40°角迅速刺入针梗的 2/3。

8. 推药　右手固定注射器及针栓，左手回抽活塞柄，若无回血，缓慢推注药液。

9. 拔针、按压　推注完毕，置无菌干棉签于穿刺点旁，迅速拔针并按压穿刺点片刻。

10. 再次核对 再次核对(三查),协助患者取舒适卧位。

11. 清理用物 注射器针头放在锐器盒内,用过的棉签和注射器放入医疗垃圾箱中(垃圾分类处理)。

12. 洗手、记录 使用快速手消毒液消毒或洗手,记录。

【重要提示】

1. 严格执行查对制度和无菌操作原则。

2. 刺激性强的药物不宜做皮下注射。

3. 持针时,手不可触及针梗。

4. 针头刺入角度不宜超过45°,以免刺入肌层。

5. 三角肌下缘注射时,针头稍向外侧,避免损伤神经。

6. 在过于消瘦部位或腹部皮下注射时,可捏起局部组织进针。

7. 当短效和长效两种胰岛素合用时,应先抽吸正规胰岛素,后抽吸鱼精蛋白锌胰岛素。

皮下注射法操作步骤如表11-7所示。

表 11-7 皮下注射法操作步骤

操 作 步 骤	要点与说明
1. 洗手、戴口罩,查对并按医嘱抽吸药液	· 严格执行查对制度和无菌操作原则
2. 携用物至患者床旁,核对床号、姓名等,并解释操作目的及方法	· 确认患者,建立信任与安全感,以取得配合
3. 选择注射部位,常规消毒,待干	· 长期注射者,应轮流交替更换注射部位
4. 二次核对,排气	· 确保无误
5. 一手绷紧患者局部皮肤(过瘦者提起皮肤),另一手以平执式持注射器,食指固定针栓,针尖斜面向上,与皮肤成30°～40°角,快速刺入皮下,针梗进入约1/2或2/3	· 持针时,手不可触及针梗以免污染 · 针头刺入角度不宜超过45°,以免刺入肌层
6. 松开绷紧皮肤的手,抽动活塞,若无回血则缓慢推注药液	· 确保针头未刺入血管内
7. 注射毕,用无菌干棉签轻压针刺处,快速拔针后按压片刻	· 告知胰岛素注射患者,注射完毕局部不可揉压
8. 再次核对,整理,并协助患者取舒适卧位	
9. 回治疗室清理用物,洗手、记录	

四、注意事项

(1)严格执行查对制度及无菌操作原则。

(2)对皮肤有刺激作用的药物一般不进行皮下注射。

(3)告知胰岛素注射患者,注射完毕局部不可揉压。

子任务三　肌内注射法

案例引导

　　李某,男,43 岁,因双下肢无力、麻木、行走困难 3 个月入院,既往无药物过敏史。入院后医嘱给予扩张血管、营养神经、肌内注射腺苷钴胺。

　　请问:

　　1. 护士应该如何正确执行医嘱?

　　2. 相关的注意事项有哪些?

一、肌内注射法的概念

肌内注射法是将一定量药液注入肌肉组织内的方法。

二、目的和常用部位

(一) 目的

肌内注射法用于药物不能或不宜口服或静脉注射,但发生药效需要比皮下注射法更快时。

(二) 常用部位

一般选择肌肉较为丰厚,与大血管和神经距离相对较远的部位。其中以臀大肌最为常用,其次为臀中肌、臀小肌和股外侧肌,再次为上臂三角肌。

常用肌内注射的定位方法如下。

1. 臀大肌注射定位法

(1) 十字法:从臀裂顶点向左或右作一水平线,然后从髂嵴最高点作一垂直平分线,则一侧臀部被划分为 4 个象限,选其外上象限为注射部位,注意避开内角。

(2) 连线法:取髂前上棘与尾骨连线的外上 1/3 处为注射部位。

2. 臀中肌、臀小肌注射定位法

(1) 以食指尖和中指尖分别置于髂前上棘和髂嵴下缘处,这样髂嵴、食指、中指之间便构成一个三角形区域,此区域即为注射部位。

(2) 髂前上棘外侧三横指处(以患者自己手指的宽度为标准)。

3. 股外侧肌注射定位法　取大腿中段外侧,膝上 10 cm,髋关节下 10 cm,宽约 7.5 cm。此区域范围较广,可供反复多次注射。

4. 上臂三角肌注射定位法　取上臂外侧,肩峰下 2～3 横指处。此处肌肉较臀部肌肉薄,只能进行小剂量注射。

三、肌内注射的方法

(一) 护理评估

(1) 患者的病情、年龄、用药史、过敏史及目前治疗方案。

（2）患者认知及合作程度。

（3）注射部位局部皮肤情况。

（二）操作前准备

1. 护士准备　按要求着装，洗手，戴口罩。

2. 患者准备

（1）了解肌内注射的目的、方法、注意事项及配合要点。

（2）取正确体位，暴露注射部位。

3. 用物准备　注射盘（安尔碘、棉签、注射器、药液）、注射卡、PDA（如有）、快速手消毒液、治疗车（锐器盒、医疗垃圾袋）等。

4. 环境准备　清洁、宽敞、光线明亮，拉围帘保护患者隐私。

（三）操作步骤

1. 核对并检查、抽吸药液　根据医嘱核对药液（名称、剂量、浓度）、给药时间和给药方法，检查药物有无过期及变质；检查一次性注射器的有效期及有无漏气；消毒且正确抽吸药液并排出空气。

2. 核对并解释　携用物至患者床旁，核对姓名、床号和腕带（有 PDA 可扫描腕带确认患者信息，至少两种方法核对）；向患者及其家属解释肌内注射的目的和配合要点。

3. 安置体位　协助患者取合适体位（可取坐位、侧卧位、俯卧位或仰卧位）；治疗车放置合理，便于操作。

4. 选择并消毒注射部位　选择、评估注射部位；用快速手消毒液消毒或洗手，安尔碘消毒注射部位局部皮肤，消毒面积 5 cm×5 cm，待干。

5. 二次核对　二次查对，排尽注射器空气。

6. 进针　左手拇指和食指绷紧注射部位皮肤，右手以执笔式持注射器，中指固定针栓，针头与皮肤成 90°角迅速刺入针梗的 1/2～2/3，推药，右手固定注射器及针栓，左手抽动活塞，若无回血，缓慢推注药液。

7. 拔针、按压　推注完毕，置无菌干棉签于穿刺点旁，迅速拔针并按压穿刺点片刻。

8. 再次核对　再次核对（三查）并协助患者取舒适卧位。

9. 清理用物　注射器针头放在锐器盒内，用过的棉签和一次性注射器弃在医疗垃圾袋中（垃圾分类处理）。

10. 洗手、记录　快速手消毒液消毒或洗手，记录。

【重要提示】

1. 严格执行查对制度和无菌操作原则。

2. 2 岁以下婴幼儿最好选用臀中肌、臀小肌注射，避免损伤坐骨神经。

3. 注射部位局部不可有炎症、硬结、破损、瘢痕。

4. 注入 2 种及 2 种以上药物时，应注意配伍禁忌。

5. 多种药液注射时，先注射刺激性较小的药液，后注射刺激性较强的药液。

6. 进针时切勿将针梗全部刺入，以防针梗从根部衔接处折断，无法取出。一旦发生断针，应先嘱患者保持原位不动，同时迅速用血管钳夹住断端拔出；如断端全部埋入肌肉，应速请外科医生处理。

7. 消瘦者及患儿进针时深度应酌减。

8. 长期注射者应交替更换注射部位,并选用细长针头,以防硬结的发生。

9. 动作要轻柔、熟练,并且要做到"二快一慢"。

肌内注射法操作步骤如表 11-8 所示。

表 11-8　肌内注射法操作步骤

操作步骤	要点与说明
1. 洗手、戴口罩,查对并按医嘱抽吸药液	·操作全过程严格执行查对制度和无菌操作原则
2. 携用物至患者床旁,核对床号、姓名等,并解释操作目的及方法	·确认患者,建立信任与安全感,以取得配合
3. 协助患者取合适体位,选择注射部位	·合适体位可使患者局部放松
4. 常规消毒皮肤,待干	
5. 二次核对,排尽空气	·确保无误
6. 一手拇指、食指绷紧患者局部皮肤,另一手以执笔式持注射器,用前臂带动腕部的力量将针头迅速垂直刺入肌肉	·切勿将针梗全部刺入,以防针梗从根部衔接处折断,难以取出 ·消瘦者及患儿进针深度应酌减
7. 松开绷紧皮肤的手,抽动活塞,若无回血,固定针栓缓慢推注药液	·确保针头未刺入血管内
8. 注射毕,用干棉签轻压进针处,快速拔针	
9. 轻轻按压片刻,观察有无渗血或药液渗出	
10. 再次核对,整理,并协助患者取舒适卧位	
11. 回治疗室清理用物,洗手、记录	

四、注意事项

(1) 为使臀部肌肉放松以减轻疼痛,可取下列各种体位。

①侧卧位:上方腿伸直,下方腿稍弯曲。

②俯卧位:足尖相对,足跟分开。

③仰卧位:常用于危重患者及不能翻身的患者。

(2) 油剂药物注射时要固定好针栓,以防用力过大,针头与针筒脱开而导致药液外溢;混悬液进针前要摇匀药液,进针后固定针栓稍快速推药,以免药液沉淀,造成堵塞。

(3) 长期多次注射引起局部硬结者可热敷、理疗或外敷活血化瘀的中药,如蒲公英、金黄散等。

子任务四　静脉注射法

案例引导

　　王某,女,41岁,因突发言语不清伴右侧肢体活动受限3 h,入院后诊断脑梗死。医嘱:0.9%氯化钠注射液20 mL,阿替普酶注射液5 mg静脉注射。

请问:

护士应该如何正确执行医嘱?

一、静脉注射法的概念

静脉注射法是自静脉注入药液的方法。

二、目的和常用部位

（一）目的

（1）注入药物,用于不宜口服、皮下注射、肌内注射或需迅速发挥药效时。

（2）用于因所用药物浓度高、刺激性大或量大而不宜使用其他注射方法时。

（3）注入药物做某些诊断性检查。

（4）静脉营养治疗。

（二）常用静脉

四肢浅静脉、小儿头皮静脉、股静脉。

三、静脉注射的方法

（一）护理评估

（1）患者的病情、意识状态、肢体活动能力。

（2）患者认知及合作程度。

（3）患者的用药史、过敏史及注射部位静脉情况。

（二）操作前准备

1. 护士准备　按要求着装,洗手,戴口罩。

2. 患者准备

（1）了解静脉注射的目的、方法、注意事项及配合要点。

（2）取舒适体位,暴露注射部位。

3. 用物准备　注射盘（安尔碘、棉签、注射器、药液）、注射卡、PDA（如有）、止血带、一次性治疗巾、胶布、快速手消毒液、治疗车（锐器盒、医疗垃圾袋）等。

4. 环境准备　清洁、宽敞、光线明亮。

（三）操作步骤

1. 核对并检查、抽吸药液　根据医嘱核对药液（药名、剂量、浓度）及给药方法,检查药物有无过期及变质;检查一次性注射器的有效期及有无漏气;消毒且正确抽吸药液并排出空气。

2. 核对并解释 携用物至患者床旁,核对姓名、床号和腕带(有 PDA 可扫描腕带确认患者信息,至少两种方法核对);向患者及其家属解释静脉注射的目的和配合要点。

3. 安置体位 协助患者取合适体位(可取坐位、侧卧位、俯卧位或仰卧位);治疗车放置合理,便于操作。

4. 选择并消毒注射部位 选择、评估注射部位及静脉;用快速手消毒液洗手,在穿刺部位下方放置一次性治疗巾,在穿刺部位的上方(近心端)约 6 cm 处扎紧止血带,止血带末端向上,安尔碘消毒注射部位局部皮肤,消毒面积大于 5 cm×5 cm,待干。

5. 二次核对 二次查对,排尽注射器内空气。

6. 进针 嘱患者握拳,护士以左手拇指和食指绷紧患者注射部位皮肤,右手持注射器,中指固定针栓,针头斜面向上并与皮肤成 15°～30°角刺入皮下,再沿静脉走向潜行刺入静脉,见回血后再沿静脉走向进 0.5～1 cm,松开止血带。

7. 注射 嘱患者松拳,固定针头,缓慢注入少许药液,如无异常,即用胶布固定针头,而后缓缓推注药液。

8. 拔针、按压 推注完毕,置无菌干棉签于穿刺点旁,迅速拔针并按压穿刺点。

9. 再次核对 再次核对(三查)并协助患者取舒适卧位。

10. 清理用物 注射器针头放在锐器盒内,用过的棉签和注射器放入医疗垃圾袋中(垃圾分类处理)。

11. 洗手、记录 快速手消毒液消毒或洗手,记录。

【重要提示】
1. 股静脉位于股三角区,在股神经和股动脉的内侧。护士应熟记股静脉的解剖位置及其与毗邻组织的关系,以防操作时误伤重要的神经与血管。
2. 股静脉注射时,用一手食指触得股动脉搏动最明显部位并予以固定;另一手持注射器,在股动脉内侧 0.5 cm 处,针头与皮肤成 90°或 45°角刺入;抽动活塞见暗红色回血,提示已进入股静脉,即固定针头,注入药物。注射完毕,拔出针头,局部用无菌纱布加压止血 3～5 min,然后用胶布固定。
3. 幼儿头皮静脉极其丰富,表浅易见且不易滑动,故幼儿多采用头皮静脉注射。
4. 常用的头皮静脉有额上静脉、颞浅静脉、耳后静脉和枕后静脉。但使用时,需注意与头皮动脉相鉴别。

静脉注射法操作步骤如表 11-9 所示。

表 11-9 静脉注射法操作步骤

操作步骤	要点与说明
1. 洗手、戴口罩,按医嘱备好药液	• 操作全过程严格执行三查七对制度
2. 携用物至患者处,核对并向患者解释操作目的与方法	• 确认患者,建立信任与安全感,以取得其配合
3. 选择合适静脉,在穿刺部位的上方(近心端)约 6 cm 处扎紧止血带,止血带末端向上,局部皮肤常规消毒,待干	• 应选粗直、弹性好、不易滑动且易固定的静脉,注意避开关节及静脉瓣 • 需长期静脉给药者,应保护静脉,有计划地由小到大、由远心端到近心端选择血管

续表

操作步骤	要点与说明
4. 二次核对，排尽空气	· 确保无误
5. 嘱患者握拳，以左手拇指绷紧患者注射部位皮肤，右手持注射器，针头斜面向上并与皮肤成 $15°\sim30°$ 角，自静脉上方或侧方刺入皮下，再沿静脉走向潜行刺入静脉	· 穿刺时要沉着，一旦出现局部血肿，应立即拔出针头，按压局部，另选静脉重新穿刺
6. 见回血后可再沿静脉进针 $0.5\sim1$ cm，松开止血带，嘱患者松拳，固定针头，缓慢注入药液	· 对组织有强烈刺激的药物，注射时先用生理盐水穿刺，穿刺成功后取下注射器（针头不动），调换抽有药液的注射器再进行推药，以免药液外溢于组织内而发生坏死
7. 注射毕，快速拔出针头，用棉签按压片刻或嘱患者屈肘	
8. 再次核对，整理，并协助患者取舒适体位	
9. 回治疗室清理用物，洗手、记录	

四、注意事项

（1）严格执行查对制度及无菌操作原则。

（2）长期静脉注射者应从远心端到近心端选择静脉血管，以保护血管。

（3）股静脉穿刺时，若回血呈鲜红色，提示误进股动脉，应立即拔出针头，局部加压至少 5 min，改由另一侧穿刺股静脉。

（4）根据患者年龄、病情及药物性质，掌握推注药液的速度，并随时听取患者主诉，观察其局部情况及病情变化。

（5）钙剂等刺激性较强的药物禁止头皮静脉注射，防止因药物外渗引起头皮坏死。

（6）注射过程中要试抽回血，以确认针头是否仍在血管内。若局部疼痛、肿胀、无回血，提示针头已脱出静脉，应拔出针头，更换部位，重新穿刺。

五、特殊患者的穿刺要点

1. 肥胖患者 肥胖患者皮下脂肪较厚，静脉位置比较深，在皮肤表面较难辨认。可先扎止血带，摸清静脉走向后，稍加大进针角度（$30°\sim40°$ 角），沿静脉走向从血管的上方进针。

2. 水肿患者 可按静脉走行位置用手指按压局部，使静脉充分显露后，快速消毒、穿刺。

3. 脱水患者 因静脉充盈不良导致穿刺困难时，可局部热敷、按摩，待血管充盈后穿刺。

4. 老年人 因老年人皮下脂肪较少，血管易滑动，且脆性较大而易被穿破。注射时，可先以一手食指和拇指分别置于穿刺段静脉上下端，固定静脉后再沿其走向穿刺。穿刺时用力不可过猛，松止血带时亦要轻。

六、静脉注射失败的常见原因

1. 针头未刺入血管内 穿刺后未见回血就推注药液，局部隆起、疼痛。

2.针头斜面未完全进入血管内 穿刺后可见回血,但松止血带后,再抽又无回血。原因是刺入过浅,当松解止血带时静脉回缩,使针头脱出,药液注入皮下。

3.针尖刺破对侧血管壁 针尖斜面部分在对侧血管壁外。穿刺后可见回血,推注药液后患者主诉疼痛但局部无隆起。

4.针尖穿透对侧血管壁 穿刺后无回血,推注药液后患者主诉疼痛但局部无隆起。原因是刺入过深。

【组织拓展】

　　1.静脉注射泵是将药物精确、均匀、定量地注入人体静脉的注射装置。

　　2.静脉注射泵常用于幼儿及某些特殊药物的使用。

　　3.在使用过程中注意观察药液注入情况和患者的反应。

(闫　兰)

直通护考
在线答题

项目十二　药物过敏试验技术

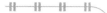

扫码看 PPT

能力目标

1. 能说出常见的药物过敏试验方法。
2. 能阐述青霉素过敏的临床表现、抢救及预防措施。
3. 能学会青霉素、头孢类药物等过敏的紧急处理方法。
4. 能运用护理程序对过敏性休克患者进行护理。

项目导言

　　药物过敏反应是指有特异体质的患者使用某种药物后产生的不良反应。它与药物的剂量无关。药物过敏反应的发病率不高，主要有两种形式：一种是在用药当时就发生，称为即发反应；另一种是潜伏半小时甚至几日后才发生，称为迟发反应。

　　青霉素、链霉素、磺胺类药、普鲁卡因、破伤风抗毒素、细胞色素 C 等，常可引起不同程度的过敏反应。轻者可致皮肤过敏反应，如出现荨麻疹、药物疹、消化道过敏反应（如恶心、呕吐、腹痛、腹泻）以及呼吸道的一些症状等，重者可引起过敏性休克，这是一种最危险的全身性过敏反应，如抢救不及时，可危及生命。链霉素毒性反应往往表现为耳鸣、耳聋及指端麻木等。过敏反应通常不发生在首次用药，仅发生在过敏体质的人。

任务一　青霉素过敏试验技术

案例引导

　　患者，女，48 岁，因肾小球肾炎入院，护士遵医嘱给予青霉素皮试液 0.1 mL 皮内注射，随即患者出现胸闷、呼吸困难、面色苍白、冷汗、发绀症状。

　　请问：

　　1. 该患者发生了什么情况？

　　2. 面对患者目前的情况，作为护士，你该如何抢救？

一、青霉素过敏反应的临床表现

1. 过敏性休克　在做青霉素皮试后、注射过程中及注射后均可发生过敏性休克,一般多在用药后 20 min 内,有时呈闪电式,属Ⅰ型变态反应,其临床表现综合如下。

（1）呼吸道阻塞症状:胸闷、气促、窒息感、呼吸困难、发绀。

（2）循环衰竭症状:面色苍白、四肢湿冷、脉搏细弱、血压下降、压差小、尿少。

（3）中枢神经系统症状:烦躁不安、昏迷、抽搐、大小便失禁等。

2. 血清病型反应　一般在用药后 7～12 日发生,临床表现与血清病相似,可见发热、荨麻疹、关节肿痛、淋巴结肿大、腹痛、皮肤瘙痒等。

3. 各器官或组织的过敏反应

（1）呼吸道过敏反应:引起哮喘或促发原有的哮喘发作。

（2）消化道过敏反应:腹痛、腹泻、便血等,可引起过敏性紫癜。

（3）皮肤过敏反应:瘙痒、荨麻疹、血管神经性水肿,严重者可引起剥脱性皮炎。

二、青霉素过敏性休克的处理

（1）立即停药、就地抢救,平卧,注意保暖。

（2）立即皮下注射肾上腺素 1 mg。

（3）纠正缺氧,改善呼吸,给患者吸氧,呼吸抑制者进行人工呼吸,喉头水肿患者立即行气管切开术并做气管插管。

（4）遵医嘱给予抗休克、抗过敏、扩容、升压药物。

（5）如果心搏骤停,立即进行复苏抢救。

（6）病情观察,密切观察患者反应及生命体征、神志、尿量等。

（7）做好心理护理。

【护考提示】
  1. 青霉素过敏反应的临床表现。
  2. 青霉素过敏反应的抢救措施。

三、青霉素过敏试验

（一）目的

预防青霉素过敏反应。

（二）操作前准备

1. 评估患者并解释

（1）辨识患者。

（2）患者的病情、用药史、家族史和过敏史。

（3）患者是否进食,空腹时不宜进行过敏试验。

（4）患者注射部位的皮肤情况、心理状态及合作程度。

2. 患者准备　患者了解青霉素过敏试验的目的和意义,能积极配合操作。

3. 护士准备　护士着装整洁,洗手,戴口罩。

4. 环境准备　整洁、安静、安全,温湿度适宜,符合无菌操作原则要求。

5．用物准备

（1）治疗车上层：注射盘内备皮肤常规消毒液、无菌棉签、砂轮、弯盘、启瓶器、青霉素、0.9％氯化钠溶液（生理盐水）、一次性 1 mL 和 5 mL 注射器、注射卡、快速手消毒液。另备 0.1％盐酸肾上腺素。

（2）治疗车下层：生活垃圾桶、医用垃圾桶、锐器回收盒。

（三）实施

1．试验液配制　以每毫升含 200～500 U 的青霉素生理盐水溶液（200～500 U/mL）为标准，皮内试验的剂量为 0.1 mL（含 20～50 U）。临床上青霉素的制剂规格有 40 万 U、80 万 U、160 万 U、400 万 U，表 12-1 中以每瓶含青霉素 80 万 U 为例进行配制。

表 12-1　青霉素皮试液的配制方法

步　骤	青　霉　素	加生理盐水/mL	药物浓度/(U/mL)	要　求
溶解药液	80 万 U	4	20 万	充分溶解
1 次稀释	取上液 0.1 mL	至 1	2 万	混匀
2 次稀释	取上液 0.1 mL	至 1	2000	混匀
3 次稀释	取上液 0.1～0.25 mL	至 1	200～500	混匀

2．试验方法　确定患者无青霉素过敏史后，按照皮内注射的方法于前臂掌侧下段注射 0.1 mL（含 20～50 U）青霉素皮试液，20 min 后观察试验结果，进行试验结果的判断。

3．结果判断

（1）阴性：局部皮丘无改变，周围无红肿，全身无自觉症状。

（2）阳性：局部皮丘隆起，并出现红晕硬块，直径大于 1 cm，或红晕周围有伪足，伴有明显的瘙痒感，严重时可出现过敏性休克。

（四）评价

（1）患者理解试验目的及注意事项，愿意配合操作。

（2）护士严格遵守操作规程，无菌观念强，操作熟练，动作轻巧。药液配制、试验方法及结果判断准确。

（3）护患沟通有效，配合良好。

（五）注意事项

（1）操作前必须仔细询问用药史、过敏史和家族史，对青霉素有过敏史者禁止做此项试验。

（2）曾使用过青霉素，但停药已超过 3 日或在使用过程中改用不同生产批号的制剂时，均需重做药物过敏试验。

（3）进行试验液配制时，抽吸药液量要准确，每次抽吸后应充分混匀，以确保试验液浓度的准确性。

（4）皮试后须严密观察患者反应，并准确、及时、真实记录。如试验结果为阳性，则禁用青霉素，并在体温单、医嘱单、病历卡、床头卡、门诊卡、注射卡上醒目地标明"青霉素阳性"，同时告知患者及其家属。

（5）青霉素水溶液极不稳定，放置过久除引起效价降低外，还可分解产生致敏物质，因此使用青霉素应现用现配。配制试验液或溶解青霉素的生理盐水应专用。

（6）如对试验结果有怀疑，应在对侧前臂掌侧下段皮内注射生理盐水 0.1 mL，20 min 后再观察试验结果。

知识拓展
12-1

直通护考
在线答题

Note

任务二　其他药物过敏试验的技术

案例一：

患者,男,30 岁,建筑工地工人,工作中不慎受外伤,急诊入院,入院后护士遵医嘱给予该患者 TAT 皮试液 0.1 mL 皮内注射,5 min 后,患者局部皮肤发红,皮丘红肿、硬结、瘙痒。

请问：

1. 护士为该患者进行 TAT 皮试的目的是什么？

2. 针对该患者目前的情况,护士该怎样处理？

案例二：

患者,女,29 岁,剖宫产手术后高烧不退,护士遵医嘱给予该患者头孢噻吩钠 1 g 静脉滴注,输液过程中患者突然出现胸闷、气喘、发绀症状,医护人员立即实施抢救。

请问：

1. 该患者发生了什么情况？

2. 护士应怎样预防该情况的发生？

一、头孢菌素过敏试验与过敏反应的处理

头孢菌素属于半合成的广谱、高效、低毒类抗生素。其由于较低的过敏反应发生率、比青霉素类产品更为优越的抗菌性能,目前大量用于对青霉素过敏和产生耐药的患者。但其因与青霉素有部分交叉过敏现象,有过敏史或是过敏体质者,需做过敏试验。现以先锋霉素为例介绍过敏试验方法。

1. 目的　预防头孢菌素过敏反应。

2. 操作前准备

（1）评估患者并解释：①辨识患者。②患者的病情、用药史、家族史和过敏史。③患者是否进食,空腹时不宜进行过敏试验。④患者的注射部位皮肤情况、心理状态及合作程度。

（2）患者准备：患者了解头孢菌素过敏试验的目的和意义,能积极配合操作。

（3）护士准备：护士着装整洁、洗手、戴口罩。

（4）环境准备：整洁、安静、安全,温湿度适宜,符合无菌操作原则要求。

（5）用物准备：①治疗车上层：注射盘内备皮肤常规消毒液、无菌棉签、砂轮、弯盘、启瓶器、头孢菌素、生理盐水、一次性 1 mL 和 5 mL 注射器、注射卡、快速手消毒液。另备

0.1%盐酸肾上腺素。②治疗车下层：生活垃圾桶、医用垃圾桶、锐器回收盒。

3. 实施

（1）试验液配制：以每毫升含 500 μg 的先锋霉素生理盐水溶液（500 μg/mL）为标准，皮内试验的剂量为 0.1 mL（含 50 μg）。具体配制方法如表 12-2 所示。

表 12-2　先锋霉素皮内试验液的配制方法

步　　骤	先 锋 霉 素	加生理盐水/mL	药 物 浓 度	要　　求
溶解药液	0.5 g	2	250 mg/mL	充分溶解
1 次稀释	取上液 0.2 mL	至 1	50 mg/mL	混匀
2 次稀释	取上液 0.1 mL	至 1	5 mg/mL	混匀
3 次稀释	取上液 0.1 mL	至 1	500 μg/mL	混匀

（2）试验方法：确定患者无先锋霉素过敏史后，按照皮内注射的方法于前臂掌侧下段注射 0.1 mL（含 50 μg）先锋霉素皮试液，记录时间，20 min 后观察试验结果，进行试验结果的判断。

（3）结果判断：同青霉素过敏试验。

4. 评价　同青霉素过敏试验。

5. 注意事项

（1）青霉素过敏者对头孢菌素类有部分交叉过敏，使用头孢菌素类要慎重，青霉素过敏性休克者绝对禁用头孢菌素类。

（2）在进行试验时，为防止出现假阳性，患者短时间内应禁用抗组胺药或糖皮质激素类药。

（3）即使试验结果为阴性，仍有可能产生过敏反应，故使用过程中注意严密观察患者的反应并做好抢救的准备。

二、链霉素过敏试验与过敏反应的处理

链霉素对多数革兰阴性杆菌有较强的抗菌作用，但因本身所含杂质（链霉素胍和二链霉胺）能释放组胺，导致机体出现过敏反应、毒性反应，容易产生耐受性，目前临床较少使用。虽然链霉素引起过敏反应临床上较少见，但一旦出现过敏性休克则比青霉素过敏反应更为严重，且病死率很高。因此，用药前必须做过敏试验，并加强观察，试验结果为阴性方可用药。

（一）试验方法

1. 目的　预防链霉素过敏反应。

2. 操作前准备

（1）评估：同青霉素过敏试验。

（2）计划：同青霉素过敏试验，用物准备增加葡萄糖酸钙或氯化钙、新斯的明。

3. 实施

（1）试验液配制：以每毫升含 2500 U 的链霉素生理盐水溶液（2500 U/mL）为标准，皮内试验的剂量为 0.1 mL（含 250 U），具体配制方法见表 12-3。

表 12-3　链霉素皮内试验液的配制方法

步　　骤	链　霉　素	加生理盐水/mL	药物浓度/(U/mL)	要　　求
溶解药液	100 万 U	3.5	25 万	充分溶解
1 次稀释	取上液 0.1 mL	至 1	2.5 万	混匀
2 次稀释	取上液 0.1 mL	至 1	2500	混匀

（2）试验方法：按照皮内注射的方法于前臂掌侧下段注射 0.1 mL（含 250 U）链霉素试验液，记录时间，20 min 后观察试验结果，判断试验结果并记录。

（3）结果判断：同青霉素过敏试验。

（4）记录结果：同青霉素过敏试验。

4. 评价　同青霉素过敏试验。

5. 注意事项

（1）对链霉素过敏试验阳性者，要禁用链霉素，同时告知医生，并在体温单、医嘱单、病历卡、床头卡、门诊卡、注射卡上醒目地标明"链霉素阳性"，同时告知患者及其家属。

（2）即使试验结果阴性，仍有可能产生过敏反应，故使用过程中要严密观察患者反应。

（二）链霉素过敏反应处理

链霉素过敏反应的临床表现与青霉素过敏反应相同，但较少见。轻者表现为发热、荨麻疹，严重者可出现过敏性休克。一旦发生过敏性休克，处理方法与青霉素过敏性休克相同。

链霉素的毒性反应比过敏反应更常见、更严重，可出现全身麻木、抽搐、肌肉无力、眩晕、耳鸣、耳聋等症状。患者若有抽搐，可静脉缓慢注射 10% 葡萄糖酸钙或氯化钙 10 mL，因链霉素与钙离子进行结合，可使中毒症状减轻。患者若出现肌肉无力、呼吸困难，遵医嘱皮下注射新斯的明 0.5～1.0 mg，必要时给予 0.25 mg 静脉注射。

三、破伤风抗毒素（TAT）过敏试验与过敏反应的处理

破伤风抗毒素（TAT）是一种特异性抗体，能中和患者体液中的破伤风毒素，使机体产生被动免疫，临床上常用于破伤风疾病预防和破伤风患者的救治。但 TAT 是马的免疫血清，对于人体来说是一种异种蛋白，具有抗原性，注射后易发生过敏反应。

因此，TAT 在首次用药前必须做过敏试验，曾用过 TAT 但超过 7 日者，如再次使用时应重新做过敏试验。

（一）试验方法

1. 目的　预防 TAT 过敏反应。

2. 操作前准备

（1）评估：同青霉素过敏试验。

（2）计划：同青霉素过敏试验，需将青霉素换成 TAT。

3. 实施

（1）试验液配制：以每毫升含 150 IU 的 TAT 生理盐水溶液（150 IU/mL）为标准，皮内试验的剂量为 0.1 mL（含 15 IU）。配制方法：若每支含 TAT 1500 IU（1 mL），抽取

0.1 mL 加生理盐水稀释到 1 mL 即为标准试验液。

（2）试验方法：按照皮内注射的方法于前臂掌侧下段注射 0.1 mL(含 15 IU)TAT 试验液,20 min 后观察试验结果,进行试验结果的判断并记录。

（3）结果判断：

①阴性:局部皮丘无改变,周围无红肿,全身无反应。

②阳性:局部反应为皮丘红肿,硬结直径大于 1.5 cm,红晕超过 4 cm,有时出现伪足,伴明显瘙痒感。全身过敏反应同青霉素过敏反应。

4. 评价　同青霉素过敏试验。

5. 注意事项

（1）操作前必须仔细询问患者用药史、过敏史和家族史,在首次用药前必须做过敏试验,曾用过 TAT 但超过 7 日者,如再次使用时应重新做过敏试验。

（2）进行试验液配制时,抽吸药液量要准确,以确保试验液浓度的准确性。

（3）如对试验结果有怀疑,应做对照反应试验,在对侧前臂掌侧下段皮内注射生理盐水 0.1 mL,20 min 后进行对照比较。试验结果为阴性反应,将需要剂量一次注射;如试验结果为阳性反应,应采取脱敏注射。

（二）TAT 脱敏注射法

TAT 脱敏注射法是采用多次剂量递增的方法,将 TAT 注入试验阳性者体内（表 12-4）。

表 12-4　TAT 脱敏注射法

次　　数	TAT/mL	加生理盐水/mL	注射途径	间隔时间/min
1	0.1	至 1	肌内注射	20
2	0.2	至 1	肌内注射	20
3	0.3	至 1	肌内注射	20
4	0.4	至 1	肌内注射	20

四、碘过敏试验与过敏反应的处理

临床上碘化物造影剂常用于支气管、脑血管、心血管、胆、肾脏、膀胱等组织和器官的造影。患者在使用该药物时可发生过敏反应,应在造影前 24～48 h 做过敏试验,阴性者方可做碘造影检查。

1. 目的　预防碘过敏反应。

2. 操作前准备

（1）评估:同青霉素过敏试验。

（2）计划:同青霉素过敏试验,需将青霉素换成碘液。

3. 实施

（1）试验方法:①口服法:口服 5%～10%碘化钾 5 mL,每日 3 次,连续 3 日,观察结果。②皮内注射法:皮内注射碘造影剂 0.1 mL,20 min 后观察,判断结果。③静脉注射法:缓慢静脉注射碘造影剂 1 mL(30%泛影葡胺 1 mL),观察 5～10 min 后,判断结果。在静脉注射碘造影剂前,必须先行皮内注射,然后行静脉注射,如试验结果阴性,方可进行碘造影检查。

（2）试验结果判断：①口服法：有口麻、头晕、心慌、恶心、呕吐、流泪、流涕、荨麻疹等症状为阳性。②皮内注射法：局部有硬块、红肿，直径超过 1 cm 为阳性。③静脉注射法：有血压、脉搏、呼吸和面色等改变为阳性。

4. 评价　同青霉素过敏试验。

5. 注意事项

（1）静脉注射造影剂前应先做皮内试验，结果为阴性时再行静脉注射试验，2 次结果均为阴性者方可进行碘造影检查。

（2）有少数人过敏试验阴性，但在注射碘造影剂时发生过敏反应，故造影时仍需备好急救物品。

五、普鲁卡因过敏试验及过敏反应处理

普鲁卡因属于局部麻醉药，少数患者用药后可发生过敏反应，故使用普鲁卡因前先做皮肤过敏试验，结果为阴性方可注射。

（一）普鲁卡因过敏试验

1. 目的　预防普鲁卡因过敏反应。

2. 操作前准备

（1）评估：同青霉素过敏试验。

（2）计划：同青霉素过敏试验。

3. 实施

（1）试验液配制：以 0.25% 普鲁卡因溶液为标准。具体配制方法：如为 1% 的普鲁卡因溶液，取 0.25 mL 加生理盐水稀释至 1 mL 即可；如为 2% 的普鲁卡因溶液，取 0.1 mL 加生理盐水稀释至 0.8 mL 即可。

（2）试验方法：取 0.25% 普鲁卡因溶液 0.1 mL 进行皮内注射，记录时间，20 min 后观察试验结果，进行试验结果的判断并记录。

（3）结果判断：同青霉素过敏试验。

（4）记录结果：同青霉素过敏试验。

4. 评价　同青霉素过敏试验。

（二）普鲁卡因过敏反应的处理

同青霉素过敏试验。

六、细胞色素 C 过敏试验

细胞色素 C 是细胞呼吸激活剂，常作为组织缺氧治疗的急救和辅助用药，偶有过敏反应发生，用药前需做过敏试验。

1. 试验方法

（1）皮内试验：取细胞色素 C（每支 2 mL 内含 15 mg）0.1 mL 加生理盐水至 1 mL（含细胞色素 C 0.75 mg），皮内注射 0.1 mL（含细胞色素 C 0.075 mg），20 min 后观察反应结果。

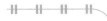

（2）划痕试验：在前臂下段内测，用 75% 乙醇常规消毒皮肤。取细胞色素 C 原液（每 1 mL 含细胞色素 C 7.5 mg）1 滴，滴于皮肤上，用无菌针头在表皮上划痕两道，长度约 0.5 cm，深度以有微量渗血为度。20 min 后观察结果，结果判断同青霉素过敏试验。

2. 结果判断　局部红肿、直径大于 1 cm，有丘疹者为阳性。

（李莉萍）

项目十三　静脉输液和输血技术

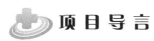 **能 力 目 标**

1. 能说出静脉输液技术的目的、常用溶液种类及作用、常用的输液部位。
2. 能阐述静脉输液技术的适应证、不良反应的原因及注意事项。
3. 能学会应用护理模型规范实施静脉输液技术的操作流程、正确计算输液速度与时间、准确判断与处理输液故障。
4. 能熟练运用静脉输液技术给患者提供治疗的支持,并做到严格执行无菌操作和查对制度,确保患者的安全。

项 目 导 言

将大量的无菌溶液、电解质或药液直接由静脉输入的治疗方法称为静脉输液法。因注射的部位不同,可分为外周静脉输液、中心静脉输液、全肠外营养(TPN)与输血等。静脉输液治疗是一种高度专业的技术,同样也是临床治疗和抢救的重要措施。通过静脉输液,可以迅速、有效地补充机体丧失的体液和电解质,增加患者血容量,改善微循环,维持机体的内环境稳定;也可输注药物达到治疗疾病的目的。因此,静脉输液技术是临床护士必须掌握的一项重要的护理操作。

任务一　静脉输液技术

 案 例 引 导

患者,女,65岁。因消化性溃疡伴上消化道出血收治入院。T 37.9 ℃,P 110次/分,R 22次/分,BP 87/55 mmHg。医生询问过病史和体格检查后,予以医嘱:0.9%氯化钠溶液100 mL+奥美拉唑40 mg,静脉滴注;5%葡萄糖溶液250 mL+氨甲苯酸0.3 g,静脉滴注;氨基酸注射液250 mL,静脉滴注。

请问:

1. 护士为该患者调节滴速至多少为宜?
2. 输液过程中出现溶液不滴的现象时,护士该如何处理?

一、静脉输液的原理及目的

（一）静脉输液的原理

静脉输液利用液体静压与大气压的物理原理，将液体输入人体静脉内。其必须具备以下三个条件：液体瓶有一定的高度，从而形成足够的水柱压；液体上方必须与大气相通（液体软包装袋除外），使液面受大气压的作用；维持输液管道通畅，不得扭曲、受压，针头不得堵塞，并确保在静脉管腔内。

（二）静脉输液的目的

（1）补充水和电解质，维持酸碱平衡。预防和纠正水、电解质紊乱。

（2）补充营养，供给热量，促进组织修复，获得正氮平衡。

（3）输入药物，控制感染，治疗疾病。

（4）增加血容量，维持血压，改善微循环。

二、静脉输液常用的溶液及其作用

（一）晶体溶液

1. 葡萄糖溶液　葡萄糖溶液用于补充热量和水分，如5%葡萄糖溶液、10%葡萄糖溶液。

2. 等渗电解质溶液　等渗电解质溶液用于补充水和电解质，如0.9%氯化钠溶液、复方氯化钠溶液。

3. 碱性溶液　碱性溶液可纠正酸中毒，调节酸碱平衡，常用的有5%碳酸氢钠溶液、11.2%乳酸钠溶液等。

4. 高渗溶液　高渗溶液用于利尿脱水，如20%甘露醇等。

（二）胶体溶液

1. 右旋糖酐　中分子右旋糖酐可提高血浆胶体渗透压，扩充血容量；低分子右旋糖酐可降低血液黏稠度，改善微循环。

2. 代血浆　代血浆可增加胶体渗透压及微循环血容量。

3. 浓缩白蛋白　浓缩白蛋白可维持机体胶体渗透压，补充蛋白质，减轻组织水肿。

4. 水解蛋白　水解蛋白可补充蛋白质，纠正低蛋白血症，促进组织修复。

（三）静脉营养液

静脉营养液可供给患者热能，维持其正氮平衡，补充各种维生素和矿物质。常用溶液有复方氨基酸、脂肪乳剂等。

三、常用输液部位

静脉输液时，应根据患者的年龄、神志、体位、病情缓急、病程长短、溶液种类、输液时间、静脉情况、即将进行的手术部位及合作程度等情况来选择合适穿刺部位。常用的输液部位包括以下几个。

（一）周围浅静脉

1. 上肢浅静脉　常用的上肢浅静脉有肘正中静脉，头静脉、贵要静脉、手背静脉网，其中手背静脉网是成人输液的首选部位，肘正中静脉、头静脉和贵要静脉还可作为经外周静脉穿刺的中心静脉导管（PICC）的穿刺部位。

2. 下肢浅静脉　常用的下肢浅静脉有大隐静脉、小隐静脉和足背静脉网。因下肢静脉有静脉瓣，容易形成血栓，有增加静脉栓塞和血栓性静脉炎的危险，故下肢浅静脉不作为静脉输液时的首选部位。

（二）头皮静脉

头皮静脉常用于 3 岁以下的小儿静脉输液。较大的头皮静脉有颞浅静脉、额静脉、耳后静脉及枕静脉。

（三）颈外静脉、锁骨下静脉

颈外静脉、锁骨下静脉常用于中心静脉插管，需要长期持续静脉输液或需要静脉高营养的患者。

四、输液速度及时间的计算

我国临床常用的输液器滴系数有 10 滴/毫升、15 滴/毫升、20 滴/毫升三种型号，根据输液器滴系数可用如下公式进行推理：

每小时输入的毫升数（mL/h）＝（每分钟滴数（滴/分）×60（min/h））/滴系数（滴/毫升）

因此，当滴系数为 10 滴/毫升、15 滴/毫升、20 滴/毫升时，分别代入上述公式即可得出：

滴系数为 10 滴/毫升，则每小时输入的毫升数＝每分钟滴数（滴/分）×6。

滴系数为 15 滴/毫升，则每小时输入的毫升数＝每分钟滴数（滴/分）×4。

滴系数为 20 滴/毫升，则每小时输入的毫升数＝每分钟滴数（滴/分）×3。

每个输液器的滴系数是固定不变的，故在已知每小时输入的毫升数和每分钟滴数两者之间的任意一个变量时，利用上述 3 个公式，即可得出另一个变量。

【举例】

（1）已知输入液体的总量和预计输完所用的时间，求每分钟滴数。

每分钟滴数＝液体的总量（mL）×滴系数（滴/毫升）/输液所用时间（min）

（2）已知输入液体的总量和每分钟滴数，求输完液体所用的时间。

输液所用时间（h）＝液体的总量（mL）×滴系数（滴/毫升）/[每分钟滴数（滴/分）×60（min）]

或者，

输液所用时间（min）＝液体的总量（mL）×滴系数（滴/毫升）/每分钟滴数（滴/分）

（3）已知每分钟滴数，计算每小时输入量。

每小时输入量（mL）＝每分钟滴数×60（min）/每毫升相当滴数（15 滴）

例：每分钟滴数为 54 滴，计算每小时输入量。

解：每小时输入量（mL）＝54×60/15＝216（mL）。

（4）已知输入总量与计划使用时间，计算每分钟滴数。

每分钟滴数＝输液总量×每毫升相当滴数（15 滴）/输液时间

例：日输入总量 2000 mL，需 10 h 输完，求每分钟滴数。

解：每分钟滴数＝2000×15/（10×60）＝30000/600＝50（滴）。

五、常见输液故障及排除方法

（一）溶液不滴排除方法

（1）针头滑出血管外，局部肿胀疼痛，应另选血管重新穿刺。

（2）针头斜面紧贴血管壁，可调整针头位置或适当变换肢体位置。

（3）针头阻塞，一手捏住滴管下输液管，另一手挤压靠近针头的输液管，若感觉有阻

知识拓展

13-1

力,松手后又无回血,表示针头已阻塞,应更换针头重新穿刺。

（4）压力过低,可抬高输液瓶位置。

（5）静脉痉挛,局部用热水袋或热毛巾热敷。

（二）茂菲滴管内液面过高排除方法

可倾斜溶液瓶,使瓶内的针头露出液面上,必要时用手挤压输液管上端,瓶内空气即进入输液管内,让液体缓缓流下,直至针头露出液面。

（三）茂菲滴管内液面过低排除方法

可捏紧滴管下端输液管,同时挤压上端输液管,迫使液体进入滴管内。

（四）茂菲滴管内液面自行下降排除方法

检查滴管上端输液管和滴管有无漏气、裂隙,必要时更换。

六、常见输液反应及护理

（一）发热反应

1. 原因　因输入致热物质引起。如输液瓶清洁灭菌不彻底,输入溶液或药物制品不纯。消毒保存不良,输液器消毒不严或被污染,输液过程中未能严格执行无菌操作等。

2. 临床表现　多发生于输液后数分钟至 1 h,表现为发冷、寒战、发热。轻者体温在 38 ℃左右,停止输液后数小时内可自行恢复正常;严重者初起寒战,继之高热,体温可达 40 ℃以上,并伴有头痛、恶心、呕吐、脉速等全身症状。

3. 护理

（1）预防:输液前认真检查药液的质量,输液用具包装及灭菌日期、有效期;严格执行无菌操作。

（2）处理:反应轻者,立即减慢滴注速度或停止输液,并及时通知医生;反应严重者,立即停止输液,并保留剩余溶液和输液器,必要时送检验科做细菌培养;高热者给予物理降温,严格观察其生命体征,必要时遵医嘱给予抗过敏药物或激素治疗。

（二）急性肺水肿

1. 原因　输液速度过快,短时间内输入过多液体,使患者循环血容量急剧增加,心脏负荷过重;患者原有心肺功能不良,尤多见于急性左心功能不全者。

2. 临床表现　突然出现呼吸困难、胸闷、咳嗽、咳粉红色泡沫样痰,严重时痰液可从口腔、鼻腔涌出。听诊肺部布满湿啰音,心率快且节律不齐。

3. 护理

（1）预防:输液过程中,密切观察,注意控制输液速度和输液量,尤其应注意老年人、儿童及心肺功能不全患者。

（2）处理:出现上述表现,立即停止输液并迅速通知医生,进行紧急处理。嘱患者取端坐位,双腿下垂,以减少下肢静脉回流,减轻心脏负担。同时安慰患者以减轻其紧张心理。高流量氧气吸入,一般氧流量为 6～8 L/min,湿化瓶内加入 20%～30% 的乙醇溶液以减低肺泡内泡沫的表面张力,使泡沫破裂消散。遵医嘱给予镇静剂、平喘、强心、利尿和扩血管药物。必要时进行四肢轮扎,用止血带或血压计袖带适当加压四肢以阻断静脉血流,但动脉血仍可通过。每 5～10 min 轮流放松一个肢体上的止血带。静脉放血200～300 mL 可有效减少回心血量,但应慎用,贫血者禁用。

（三）静脉炎

1. 原因　长期输注高浓度、刺激性较强的药液,或静脉内放置刺激性较强的塑料导管时间过长,引起局部静脉壁发生炎症反应。也可由于在输液过程中未能严格执行无菌操作,导致局部静脉感染。

2. 临床表现　沿静脉走向出现条索状红线,局部组织红、肿、热、痛,有时伴有畏寒、发热。

3. 护理

(1)预防:严格执行无菌技术操作,对血管壁有刺激性的药物应充分稀释后再使用,放慢滴注速度并防止药液漏出血管外。同时,有计划地更换输液部位,以保护静脉。

(2)处理:停止在此部位静脉输液,并将患肢抬高、制动。局部用 50%硫酸镁或 95%乙醇溶液行湿热敷,每日 2 次,每次 20 min;超短波理疗;中药治疗;如合并感染,遵医嘱给予抗生素。

(四)空气栓塞

1. 原因　输液导管内空气未排尽;导管连接不紧,有漏气;拔出深静脉导管后,穿刺点封闭不严密;加压输液、输血时无人守护;液体输完未及时更换药液或拔针。

2. 临床表现　患者感到胸部异常、不适或胸骨后疼痛,发生呼吸困难和严重的发绀,并伴有濒死感。听诊心前区可闻及响亮的、持续的"水泡声"。心电图里呈现心肌缺血和急性肺心病的改变。这是由于大量空气进入右心室后阻塞在肺动脉入口,使右心室内的血液不能进入肺动脉进行气体交换,引起机体严重缺氧。

3. 护理

(1)预防:输液前认真检查输液器,排尽输液导管内的空气。输液过程中加强巡视,及时添加药液或更换输液瓶;输液完毕及时拔针。拔出较粗的、近胸腔的深静脉导管后,立即严密封闭穿刺点。

(2)处理:如出现上述表现,立即将患者置于右侧头低足高位,使气体浮向右心室尖部,避免阻塞肺动脉入口。随着心脏的舒缩,空气被打成泡沫分次小量进入肺动脉内,逐渐被吸收。高流量氧气吸入,提高患者的血氧浓度,纠正其缺氧状态。有条件的可使用中心静脉导管抽出空气。严密观察患者病情变化,如有异常及时对症处理。

七、常用输液技术

(一)密闭式静脉输液技术

1. 目的　同静脉输液的目的。

2. 操作前准备

(1)评估:①辨识患者。②评估患者病情、心肺功能、药物性质、过敏史、意识状况、自理能力及合作程度。③评估患者皮肤、血管情况。

(2)患者准备:①了解静脉输液的目的、方法、注意事项及配合要点。②如厕,取舒适体位。

(3)环境准备:环境应整洁、安静、明亮、舒适、空气清新。

(4)护士准备:衣帽整洁、戴口罩、洗净双手。

(5)用物准备:①治疗车上层:治疗盘内备皮肤常规消毒液、无菌棉签、输液器、注射器、药液、溶液、输液贴或胶布、输液卡及输液瓶贴、输液执行单、纱布、砂轮、小垫枕、治疗巾、止血带、弯盘、启瓶器、瓶套、快速手消毒液、医嘱单、护理记录单、夹板或绷带(必要时备用)。②治疗车下层:医用垃圾桶、生活垃圾桶、锐器回收盒。

3. 操作流程 密闭式静脉输液技术操作流程见表 13-1。

表 13-1 密闭式静脉输液技术操作流程

操作流程	流程说明	操作要点
1. 核对备药	（1）两人核对溶液瓶签（药名、浓度、剂量、有效期） （2）检查溶液质量，瓶盖无松动、瓶身无裂痕（四无：无混浊、无沉淀、无变色、无絮状物） （3）检查药液、棉签、输液器、注射器等 （4）核对并转抄医嘱在输液卡上 （5）核对并转抄医嘱在输液瓶贴上 （6）将输液瓶贴粘贴于输液瓶上	检查棉签、输液器、注射器等时要注意检查包装、有效期、质量（无漏气）；在光线充足的条件下检查药瓶，采取直立、倒置检查法，时间不少于 10 s 输液瓶贴倒贴于输液瓶上，注意不要遮盖输液瓶上原有的标签
2. 备输液器	（1）检查输液器后打开包装袋，关闭输液器的调节器 （2）消毒输液瓶口至瓶颈部，将输液器针头插入瓶塞至针头根部	注意避免污染粗针头及已经消过毒的瓶塞
3. 核对解释	携用物至患者床旁，核对患者并解释	确认患者，取得合作
4. 初次排气	（1）将输液瓶挂于输液架内侧，将茂菲滴管倒置，针头夹于另一手中 （2）打开调节器，使液体流入滴管内，当达到 1/2～2/3 满时，迅速倒转滴管，使液体缓缓下降，直至液体流入头皮针管内 （3）关闭调节器，将输液管挂于输液架外侧	初步排气原则上不能排出药液；避免倒挂液体瓶时药液从通气管流出，造成药液浪费；排气时液体不流，挤捏茂菲滴管即可；茂菲滴管内液体至 1/2～2/3 满，反折茂菲滴管根部输液管时，气体少，排气成功率高；排尽空气，防止发生空气栓塞
5. 皮肤消毒	（1）选择穿刺部位，在穿刺静脉肢体下垫治疗巾和小垫枕 （2）嘱患者握拳，在穿刺点上方 10～15 cm 处系止血带，松开止血带，嘱患者松拳 （3）消毒穿刺部位皮肤，消毒范围必须大于 5 cm×5 cm （4）准备敷贴（将敷贴粘贴于治疗盘边缘备用） （5）再次消毒穿刺部位皮肤，系止血带，反方向消毒皮肤	首次消毒顺时针消毒，再次消毒逆时针消毒 消毒时棉签旋转消毒 止血带的打结处应靠近操作者的右侧，以免跨越无菌区
6. 核对排气	（1）再次核对患者，打开调节器 （2）再次排气至液体滴出，关闭调节器，取下护针帽	再次排气原则上排出药液不能超过 5 滴
7. 静脉穿刺	（1）嘱患者握拳，操作者一手拇指绷紧并固定患者静脉下端皮肤，另一手持针柄 （2）使针尖斜面向上并与皮肤成 15°～30°角进针，见回血后再将针头沿血管方向潜行少许 （3）穿刺成功后三松（松止血带，松调节器，嘱患者松拳）	穿刺前安慰患者使其消除紧张情绪

续表

操 作 流 程	流 程 说 明	操 作 要 点
8. 固定针头	用准备好的敷贴分别依次固定针柄、针梗，头皮针下段输液管呈"U"形贴于针梗上方	必要时用夹板固定关节，取出止血带、小垫枕、治疗巾
9. 调节滴速	根据患者年龄、病情、药物性质调节滴速（一般成人 40～60 滴/分；儿童 20～40 滴/分）	滴速调节时间不少于 30 s；对年老、体弱者，婴幼儿，心肺疾病患者及输入高渗盐水、含钾药物、升压药、扩血管药物时输液速度宜慢；心肺功能良好者输液速度可适当加快；严重脱水或输入脱水剂时，应快速输入
10. 记录挂卡	再次用医嘱核对输液瓶贴、输液卡并按要求填写，将输液卡挂于输液架上	签名时一定签全名，字体工整
11. 整理记录	（1）整理床单位，协助患者取舒适卧位，交代输液过程中注意事项，将呼叫器置于患者可取处 （2）快速手消毒，推治疗车回治疗室、核对安瓿、收拾用物（医疗垃圾、生活垃圾分类放置，统一回收处理，用消毒液擦拭治疗车、治疗盘，治疗盘反扣，晾干备用） （3）洗手，取口罩，签字	告知患者输液时不要随意移动输液的手臂，以免引起肿胀；告知患者输液时不要自行调节滴速，以免发生意外；告知患者输液过程中，如果有心慌、胸闷、液体不滴时，及时呼叫护士
12. 更换液体	（1）需连续输入液体时，核对后常规消毒第二瓶瓶塞 （2）拔出第一瓶的输液管和排气管，迅速插入第二瓶内，并检查输液管内有无气泡	注意核对患者
13. 巡视观察	输液过程中加强巡视，密切观察患者有无输液反应，及时处理输液故障	输液过程中要加强巡视，严密观察患者有无输液反应；严密观察输液部位有无肿胀或疼痛；严密观察液体滴入是否通畅，并及时处理输液故障
14. 拔针按压	（1）输液完毕，揭去针柄与头皮针管处输液贴，并对折贴于头皮针下段输液管上 （2）关闭调节器，轻压穿刺点上方，迅速拔针，按压片刻至无出血	拔针后告知患者不要揉搓穿刺点，以免造成肿胀
15. 整理记录	（1）整理床单位，协助患者取舒适卧位，快速手消毒，推治疗车回治疗室、收拾用物 （2）洗手，记录	污物按规定处理

4. 评价

（1）患者理解输液目的，病情好转，无输液反应及其他不适。

（2）护患沟通有效，患者主动配合，彼此需要得到满足。

5．注意事项

（1）严格执行无菌技术操作和查对制度。

（2）长期输液者，注意合理使用和保护静脉，一般从远端小静脉开始穿刺（抢救时例外）。

（3）根据病情需要，有计划地安排输液顺序，根据治疗原则，按病情急、缓及药物的半衰期等情况合理安排输液顺序。

（4）对于刺激性较强的药物或化疗药物，应确认针头已完全进入静脉内，方可输入药液。

（5）输液前应排尽输液管及针头内的空气，药液滴尽前按需要及时更换输液瓶或拔针，严防造成空气栓塞。

（6）需 24 h 连续输液者，应每天更换输液器。

（7）严禁在输液的肢体侧进行抽血化验或测量血压。

（二）静脉留置针输液技术

1．适应证

（1）适用于长期输液以及输液时间长、输液量较多的患者，老年患者，儿童及无自主意识患者。

（2）适用于需做糖耐量试验的患者、连续多次采集血液标本的患者，特别是危重患者或需要输全血或血液制品的患者，可随时打开静脉通路，及早用药（输液或输血）以提高抢救成功率。

（3）同时，对于一些传染病患者使用静脉留置针也可减少护士职业暴露的危险。

2．目的

（1）正确实施医嘱，给患者进行输液治疗，通过静脉给药，以达到纠正水、电解质失衡，维持酸碱平衡、供给热能及养分，控制感染和解毒等治疗目的。

（2）保护静脉，避免反复穿刺为患者带来的痛苦及血管损伤。

（3）保持静脉通路通畅，利于抢救和治疗。

3．操作前准备

（1）评估：同密闭式静脉输液技术。

（2）患者准备：同密闭式静脉输液技术。

（3）环境准备：同密闭式静脉输液技术。

（4）护士准备：衣帽整洁、洗手、戴口罩。

（5）用物准备：①治疗车上层：治疗盘内有皮肤消毒液（安尔碘）、无菌干棉签（一次性）、0.9％氯化钠溶液（250 mL 塑料袋）、输液器（单头）、密闭式静脉留置针（直型）、肝素封管液、5 mL 注射器、无菌透明敷贴、输液胶贴或胶带；止血带、治疗巾、小垫枕、血管钳、弯盘、输液瓶贴、输液执行单、输液执行记录卡、管道标签、快速手消毒液等。②治疗车下层：剪刀、医用垃圾桶，生活垃圾桶，锐器回收盒，输液架等。

4．操作流程　静脉留置针输液技术操作流程见表 13-2。

表 13-2　静脉留置针输液技术操作流程

操作流程	流程说明	操作要点
1．核对检查	（1）两人核对医嘱、输液卡和瓶贴 （2）核对药液标签 （3）检查药液质量 （4）贴瓶贴	输液卡和瓶贴核对时注意药名、浓度、剂量、有效期；输液瓶贴倒贴于输液瓶上，注意不要遮盖输液瓶上原有的标签

194

操作流程	流程说明	操作要点
2.准备药液	（1）开启瓶盖 （2）消毒瓶塞至瓶颈 （3）检查输液器包装、有效期与质量 （4）将输液器针头插入瓶塞	检查棉签、输液器、注射器等时要注意检查包装、有效期、质量（无漏气）；在光线充足的条件下检查药瓶（瓶盖无松动、瓶身无裂痕、液体无混浊、无沉淀、无变色、无絮状物），采取直立、倒置检查法
3.核对解释	（1）备齐用物携至患者床旁 （2）核对患者信息（床号、姓名、住院号） （3）向患者及其家属解释，取得合作	协助患者上洗手间 协助患者取舒适体位
4.初步排气	（1）再次检查药液质量后将输液瓶挂于输液架上排气，之后将带有护针帽的针头妥善固定在输液架上 （2）检查包装、型号、有效期并打开留置针包装，连接输液器（将输液器头皮针针尖插入肝素帽内） （3）排空装置内气体，检查有无气泡，将连好输液管的留置针放在原包装袋内置于治疗盘内	悬挂液体瓶时，注意关闭调节器，固定针栓和护针帽；避免倒挂液体瓶时药液从通气管流出，造成药液浪费 针尖无倒钩、边缘光滑时可使用 原则上不能排出药液 避免输液器针头污染
5.皮肤消毒	（1）协助患者取舒适体位；垫小垫枕与治疗巾 （2）选择静脉，扎止血带（距穿刺点上方10 cm） （3）消毒皮肤（直径≥8 cm；2次消毒或遵循消毒剂使用说明书） （4）检查准备敷贴	消毒时棉签旋转消毒 止血带的打结处应靠近操作者的右侧，以免跨越无菌区
6.核对排气	（1）再次核对患者 （2）打开调节器，再次排气至液体滴出 （3）检查有无气泡，旋转松动外套管，调整针头斜面向上，取下护针帽	再次排气，原则上排出药液不能超过5滴 避免外套管与针芯粘连
7.静脉穿刺	（1）嘱患者握拳，操作者一手拇指绷紧并固定患者静脉下端皮肤，另一手持针柄使针尖斜面向上并与皮肤成15°～30°角进针 （2）见回血后，压低角度，顺静脉方向继续进针，确保针芯在血管内，退出针芯0.2～0.5 cm,将外套管全部送入血管内 （3）穿刺成功后三松（松止血带，松调节器，嘱患者松拳），观察滴速，确认留置针在血管内后取出针芯 （4）将针芯放置于锐器回收盒内	穿刺前安慰患者使其消除紧张情绪 动作轻柔，防止针芯损伤血管

操作流程	流程说明	操作要点
8. 固定针头	(1) 一手固定针翼,另一手用透明贴膜固定留置针 (2) 注明置管日期、时间及签名 (3) 固定肝素帽下端及头皮针 (4) 取出止血带、小垫枕和治疗巾,将输液肢体放置舒适	管道标签上日期、时间要准确,签全名
9. 调节滴速	根据患者年龄、病情、药物性质调节滴速,并报告滴速;操作后核对患者,告知注意事项	滴速调节时间不少于 30 s;实际调节滴数与报告一致;一般成人 40～60 滴/分;儿童 20～40 滴/分
10. 整理记录	(1) 安置患者于安全舒适体位,放呼叫器于患者易取处,整理床单位及用物 (2) 七步洗手,记录输液执行记录卡 (3) 15～30 min 巡视病房一次	告知患者输液时不要自行调节滴速,以免发生意外;告知患者输液过程中,如果有心慌、胸闷、液体不滴时,及时呼叫护士;签名时一定签全名,字体工整
11. 冲管封管	(1) 核对解释,关闭调节器,松解固定肝素帽的胶布,拔出输液器针头 (2) 冲管:消毒肝素帽,抽取配制好的肝素液 5 mL 插入肝素帽内以脉冲式冲管 (3) 封管:推注封管液至剩余 1 mL 时,将针头退出,仅剩针尖斜面在肝素帽内,边推药液边拔针(推液速度大于拔针速度,带液拔针,针尖和肝素帽处各有一滴液体,且注射器内要留有封管液),小夹子夹住延长管,胶布固定肝素帽	静脉留置针常用封管液:①无菌生理盐水:每次用 5～10 mL,每隔 6～8 h 重复冲管 1 次。②稀释肝素溶液:每毫升生理盐水含肝素 10～100 U,每次用量 2～5 mL 边推药液边拔针,防止发生血液凝固,阻塞输液通道
12. 再次输液	(1) 常规消毒肝素帽,将输液器针头插入肝素帽内,胶布固定 (2) 打开调节器,打开延长管夹子,调节滴速,开始输液	注意执行无菌技术操作
13. 拔针按压	(1) 输液完毕,核对解释 (2) 揭去敷贴,用无菌干棉签轻压穿刺点上方,关闭调节夹,迅速拔出留置针 (3) 嘱患者按压至无出血,并告知其注意事项	
14. 安置整理	协助患者取安全舒适体位,询问需要,清理治疗用物,分类放置	
15. 洗手记录	(1) 七步洗手,取下口罩 (2) 记录输液结束时间及患者反应	污物按规定处理、放置

5. 评价

(1) 患者理解静脉输液留置针使用的目的,并配合操作。

（2）一次排气成功，一次穿刺成功，无皮下退针现象。

（3）护士无菌观念强，操作熟练，动作轻巧。

6. 注意事项

（1）使用静脉留置针时，必须严格执行无菌技术操作规程。

（2）密切观察患者生命体征的变化及局部情况。每次输液前后，均应检查穿刺部位及静脉走行方向有无红肿，并询问患者有无疼痛与不适。如有异常情况，应及时拔除导管并做相应处理。对仍需输液者应更换肢体另行穿刺。

（3）根据病情需要，有计划地安排输液顺序，根据治疗原则，按病情急、缓及药物的半衰期等情况合理安排输液顺序。

（4）对使用静脉留置针的肢体应妥善固定，尽量减少肢体的活动，避免被水沾湿。如需要洗脸或洗澡时应用塑料纸将局部包裹好。能下地活动的患者，静脉留置针不要低于下肢，以免由于重力作用造成回血，堵塞导管。

（5）每次输液前先抽回血，再用无菌生理盐水冲洗导管。如无回血、冲洗有阻力时，应考虑留置针导管堵塞，此时应拔出静脉留置针，切记不能用注射器使劲推注，以免将凝固的血栓推进血管，造成栓塞。

（6）严禁在输液的肢体侧进行抽血化验或测量血压。

【护考提示】

1. 输液常用溶液的种类及作用。

2. 输液常选择的穿刺部位、穿刺角度。

3. 输液过程中的滴速调节、常见的故障原因以及不良反应的处理。

直通护考
在线答题

（岳文靖）

任务二　静脉输血

案例引导

护士小王今日值夜班，接收了一名因肝硬化大量呕血的 38 岁男性患者。小王遵医嘱为患者立即输全血 400 mL，滴速调节为 56 滴/分。小王巡视病房，此时血液还剩 100 mL，患者主诉皮肤瘙痒，呼吸困难。小王发现患者的眼睑和口唇发生了水肿。

请问：

1. 为该患者输血的目的是什么？

2. 为什么患者突然出现上述症状？

3. 护士小王应采取哪些护理措施？

　　静脉输血是指将血液通过静脉输注给患者的一种治疗方法，在临床应用广泛。最早的静脉输血是在 1667 年，在随后的几百年人们通过研究和比对，确定了静脉输血可以挽救人的生命。1901 年病理学家兰德施泰纳发现了人类的 ABO 血型及凝血规律，之后又有医生发现了血液抗凝和交叉配血技术，使静脉输血成为一种常规的治疗方法，被医院普遍运用。

一、血型和交叉配血试验

（一）血型

1. ABO 血型　　A 型、B 型、O 型、AB 型。

2. Rh 血型　　Rh 阳型、Rh 阴型。

（二）交叉配血试验

1. 直接交叉配血试验　　受血者血清与供血者红细胞进行配血试验，检查受血者血清中有无破坏供血者红细胞的抗体。

2. 间接交叉配血试验　　供血者血清与受血者红细胞进行配血试验，检查供血者血清中有无破坏受血者红细胞的抗体。

二、血液制品的种类与适应证

　　血液可分为全血、成分血和其他血液制品。全血包括新鲜血、库血、自体血；成分血又分为红细胞、白细胞、血小板和血浆；其他血液制品包括白蛋白制剂、免疫球蛋白制剂、凝血因子制剂。

（一）全血

　　新鲜血基本上保留了原来血液的各种成分。库血是指经 4 ℃冷藏、有效期 2～3 周的全血，以红细胞和血浆蛋白为主，其余成分含量随储存期的延长逐渐减少，存放时间越长，血液成分变化越大，即酸性增加，钾离子浓度增高，因此输大量库血时，要防止酸中毒和高血钾。自体血是指手术中回收的血液或者自身提前储备好的血液，用于自身手术范围大或术中出血量较多时。

（二）成分血

　　成分血的优点是纯度高、针对性强、效能高、副作用小。其中红细胞适用于贫血、失血多的手术患者，白细胞适用于粒细胞减少合并严重感染的患者，血小板适用于血小板减少或血小板功能异常引起的严重出血者，血浆适用于补充血容量、凝血因子缺乏的患者。

三、静脉输血的目的及原则

（一）静脉输血的目的

（1）补充血容量。

（2）补充血红蛋白，纠正贫血。

（3）补充血浆蛋白。

（4）补充血小板和各种凝血因子。

（5）补充抗体和补体。

（6）吞噬吸附中毒物作用。

（二）静脉输血的原则

（1）提倡成分输血。

（2）同型血输血。

（3）交叉配血相容才能输注。

四、成分输血和自体输血

（1）成分输血：根据血液成分比重不同，将血液的各种成分加以分离提纯，依据病情需要输注有关的成分。

（2）自体输血：采集患者体内的血液或收集患者术中丢失的血液，经过洗涤、加工，再回输给患者本人的方法。

五、常见输血反应及防护

常见的静脉输血反应按相关因素可分为与输血质量有关的反应、与大量快速输血有关的反应、与输血操作有关的反应。

（一）与输血质量有关的反应

1. 发热反应　发热反应是输血反应中最常见的。

（1）原因：①血液、输血用具、血液保养液被致热源污染。②违反无菌技术操作原则。③多次输血后引起发热。

（2）临床表现：发冷、寒战、高热，体温升高至 38～41 ℃，可伴皮肤潮红、头痛、恶心、呕吐、肌肉酸痛等全身症状。

（3）预防：①严格管理输血用具、血液保养液。②严格执行无菌技术操作原则，防止污染。③若病情允许，尽量避免多次输血。

（4）护理措施：①轻者可减慢输血速度或暂停输血，严重者应立即停止输血。②遵医嘱给予退热、抗过敏药物或激素类药物。③剩余血液和输血用具送化验室检查。

2. 溶血反应

（1）原因：①输入异型血。②输入变质血。③血中药物导致红细胞大量破坏溶解。④Rh 系统不合。

（2）临床表现：头部胀痛、面色潮红、心前区压迫感、黄疸和血红蛋白尿，少尿、无尿，常因肾衰竭而死亡。

（3）预防：①认真做好血型鉴定和交叉配血试验。②输血前严格查对，遵守操作规程，杜绝事故的发生。③严格执行血液采集、保存制度，防止血液变质。

（4）护理措施：①出现溶血反应时应立即停止输血并通知医生紧急处理。②给予氧气吸入，保留静脉通路。③保留余血和患者输血前后的血液标本，一同送检。④双侧腰部封闭，肾区用热水袋热敷保护肾脏。⑤遵医嘱静脉注射 5％的碳酸氢钠溶液，碱化尿液。⑥密切观察病情变化。⑦出现休克时按抗休克治疗。⑧安慰患者，消除紧张情绪。

3. 过敏反应

（1）原因：①患者本身为过敏体质。②供血者血液中含有致敏物质。③多次输血后患者体内产生抗体。④供血者的某种抗体输入患者的体内。

（2）临床表现：轻者表现出皮肤瘙痒或荨麻疹，中度者表现为眼睑、口唇高度水肿，严重者发生过敏性休克。

（3）预防：①输血前给予抗过敏药物。②勿选用有过敏史的供血者。

（4）护理措施：①严密观察患者反应并及时处理。②轻度过敏反应者减慢输血速度，中、重度过敏反应者立即停止输血。③遵医嘱给予抗过敏、激素类药物。④对症处理，呼吸困难者给予氧气吸入，循环衰竭者给予抗休克治疗。⑤观察患者生命体征变化。

4. 细菌污染反应 略。

5. 传染病 疟疾、艾滋病、乙型肝炎、丙型肝炎。

（二）与大量快速输血有关的反应

1. 急性肺水肿

（1）原因：①输血速度过快。②患者心肺功能不良。

（2）临床表现：咳粉红色泡沫样痰。

（3）预防：严格控制输血速度。

（4）护理：①立即停止输血。②安置患者取端坐位，双腿下垂。③加压给氧，给予20%～30%乙醇湿化氧气。④遵医嘱给予镇静剂，以及平喘、强心、利尿和扩血管药物。⑤必要时四肢轮扎。⑥心理支持。

2. 出血倾向

（1）原因：①输入的库血中血小板减少。②输入的库血中凝血因子减少。③输血后有溶血反应。

（2）临床表现：皮肤、黏膜出现淤血、淤斑或手术伤口渗血。

（3）预防：大量输血时严格控制输入血液制品的质量。

（4）护理：①大量输库血时，应间隔输入新鲜血液、血小板浓缩悬液或凝血因子预防出血。②密切观察患者皮肤、黏膜有无出血点及淤斑等，特别注意观察患者伤口有无出血。

3. 枸橼酸钠中毒

（1）原因：输入大量的库血。

（2）临床表现：枸橼酸钠中毒主要是严重的酸中毒，表现为手足抽搐、血压下降、呼吸减慢、心率缓慢甚至心搏骤停。

（3）预防：每输库血 1000 mL 时，可遵医嘱给予 10%葡萄糖酸钙溶液 10 mL 静脉注射，以补充钙离子，预防低血钙的发生。

（4）护理：①密切观察患者输血后的反应。②发现枸橼酸钠中毒后，立即报告医生行血液净化治疗。

4. 酸碱平衡失调 酸碱平衡失调主要表现为钾离子浓度增高，钙离子浓度降低，呈现严重的酸血症状态。

5. 体温过低 由于大量输入冷藏的库血，患者体温下降，因此库血取回后应当在室温下放置片刻，使其自然复温后再进行输注。

（三）与输血操作有关的反应

（1）空气栓塞。

（2）微血管栓塞。

直通护考
在线答题

【护考提示】
1. 静脉输血的目的。
2. 静脉输血查对的具体内容。
3. 各种输血反应的原因、症状及护理。

任务三　静脉输血技术

案例引导

　　患者,男,43岁,因消化道大出血入院,经医生查体后,开具医嘱静脉输全血400 mL立即执行。

　　请问:

　　1. 输血的目的是什么?

　　2. 常见的输血反应有哪些?

　　3. 在患者输血过程中发生溶血反应时应怎样处理?

　　4. 简述患者输入大量库血后发生枸橼酸钠中毒的原因、症状及护理。

　　静脉输血是指将血液通过静脉输注给患者,以达到治疗疾病、促进健康的目的。

(一) 适应证

(1) 急性出血。

(2) 贫血或低蛋白血症。

(3) 重症感染。

(4) 凝血功能障碍。

(二) 禁忌证

(1) 急性肺水肿、肺栓塞。

(2) 充血性心力衰竭。

(3) 恶性高血压。

(4) 真性红细胞增多症。

(5) 肾功能极度衰竭。

(6) 对输血有变态反应。

(三) 目的

(1) 补充血容量,用于失血、失液引起的血容量减少或休克患者。

(2) 纠正贫血,用于血液系统疾病引起的严重贫血和某些慢性消耗性疾病患者。

(3) 供给血小板和各种凝血因子,用于凝血功能障碍和凝血因子缺乏者。

(4) 输入抗体、补体以增强机体免疫力,用于严重感染的患者。

(5) 增加白蛋白,维持胶体渗透压,减轻组织液的渗出和水肿,用于低蛋白血症的患者。

(6) 排除有害物质,用于一氧化碳中毒、苯酚等化学物质中毒时。

（四）操作前准备

1. 评估

（1）辨识患者。

（2）评估患者的病情、意识状况、治疗情况,血型、输血史及过敏史。

（3）评估患者对静脉输血的认知程度、合作程度及心理状态。

（4）评估患者皮肤是否完好,静脉有无肿胀、炎症,确定好穿刺血管。

2. 患者准备

（1）了解静脉输血的目的、方法、注意事项及配合要点。

（2）做好交叉配血试验。

3. 环境准备

（1）环境应整洁、安静、舒适、安全,半小时内停止清扫,无人员走动。

（2）输液架完好,无损坏。

4. 护士准备　着装符合要求、洗手、戴口罩。

5. 用物准备

（1）治疗车上放治疗盘、输液盘、快速手消毒液。

（2）治疗盘内放一次性输血器、生理盐水一瓶(必要时备网套)、所输血液制品、医嘱执行单、血型检验报告单、交叉配血试验报告单、血型牌、橡胶手套,一次性治疗巾等。

（3）输液盘内放碘伏、棉签、弯盘、止血带、一次性静脉留置针、留置针正压接头、透明敷贴、胶布等。

（五）操作流程

静脉输血法操作流程如表 13-3 所示。

表 13-3　静脉输血法操作流程

操作流程	流程说明	操作要点
1. 核对解释	至患者床旁,护士自我介绍,核对患者手腕带,并做好解释工作,协助患者取舒适卧位,预备穿刺血管	消除患者疑虑和不安,缓解其紧张情绪
2. 双人核对	由两人核对血型检验单及血袋上的标签(床号、姓名、住院号、血型、血袋号、血液种类、血量、有无凝集反应),检查血袋有效期、血液质量及输血装置是否完好	血型检验单及血袋需经过双人核对,核对无误后方可执行
3. 备生理盐水	（1）拭去生理盐水上的浮灰,洗手,戴口罩,核对药名、浓度、剂量和有效期,检查瓶口有无松动,瓶体有无裂隙,瓶内液体是否透亮、澄清、无絮状物(必要时套上网套) （2）开启生理盐水瓶盖露出瓶塞,按要求消毒瓶塞 （3）检查输血器合格后关闭输血器的调节开关,将输血器连同通气导管取出同时插入瓶塞至针头根部	严格执行无菌技术操作,袋装和塑瓶包装的生理盐水自带挂钩,玻璃瓶装生理盐水需备输液网套,输血前先输少量生理盐水冲洗输血器管道

操作流程	流程说明	操作要点
4. 静脉穿刺	（1）携用物至患者床旁，两人核对床号、姓名、药物 （2）将生理盐水挂于输液架上，排尽空气，关闭调节器，检查输液管内有无空气 （3）检查留置针型号及有效期，包装是否完好，取出留置针，将留置针连接输血器，排尽空气 （4）在穿刺处肢体下铺一次性治疗巾，检查留置针敷料外包装完好后打开，在确定穿刺点上方 10 cm 处扎止血带，按要求消毒皮肤，待干 （5）戴手套，旋转松动留置针外套管，再次核对并排尽空气，关闭调节器后取下针套 （6）左手绷紧皮肤固定静脉，右手持留置针针翼，使针头斜面向上，在血管上方使针头与皮肤成 15°～30°角进针 （7）见导管尾部有回血后降低穿刺角度，顺静脉方向再将留置针推进，左手撤枕芯，右手缓慢将留置针套管全部推入静脉内 （8）松开止血带，打开调节器，用留置针敷料做无缝式固定留置针导管，注明日期、时间并签名 （9）撤除止血带，根据病情及年龄适当调节速度	静脉输血需选大号留置针，消毒皮肤范围直径为 10 cm 以上，戴手套可以保护医护人员自身安全
5. 输血	（1）取血袋，再次经两人核对无误后以手腕旋转动作轻轻将血液摇匀 （2）将血袋放置于治疗盘内，打开血袋封口，按要求消毒血袋塑料管开口处，将输血器针头从生理盐水瓶口拔出插入塑料管内，将血袋倒挂于输液架上	不可剧烈晃动血袋，以免引起血细胞破坏导致溶血，血袋不可先挂于输液架上，以免插输血器过程中引起血液泄漏
6. 调节速度	调节静脉输血滴注速度，开始时速度宜慢，观察 15 min 待患者适应后，再根据患者病情及年龄适当调节滴速	输血开始滴速不超过 20 滴/分，成人一般 40～60 滴/分，儿童酌减
7. 记录	脱手套，再次两人核对，在执行单上记录输血时间、滴速，签全名，挂血型牌，并将血型检验报告单、交叉配血试验报告单置于输血卡袋内	
8. 宣教	向患者及其家属宣教输血的相关知识及注意事项，将呼叫器置于患者易取处，询问患者需要	告知患者血型及相关知识，如有不适可使用呼叫器通知护士
9. 整理	撤去一次性治疗巾及止血带，安置舒适卧位，整理床单位，清理用物，洗手、记录	按要求处理用物，在护理病历中记录输血开始的时间、血型、种类、血量，有无输血反应

Note

续表

操作流程	流程说明	操作要点
10. 观察、记录	输血过程中密切观察患者有无输血反应并记录于护理记录单中	
11. 续血的处理	当连续输注不同供血者的血液时，中间需用生理盐水冲洗输血器，再输下一袋血液	输注两袋血液之间用生理盐水冲洗管道是为了避免两袋血之间发生反应
12. 输血完毕	输血完毕继续输入生理盐水，使输血器内的血液全部输入体内，留置针正压封管后夹闭开关，用剪刀将输血器针头剪断，投入锐器盒中，输血管道放入医用垃圾桶，输血袋送输血科保留 24 h	继续输入生理盐水可保证输血量准确，保留血袋能帮助患者在输血后发生输血反应时及时检查分析原因
13. 整理记录	整理床单位，询问患者需要，清理用物，洗手，脱口罩，做好输血记录	记录输血完毕的时间及患者反应，并将血型检验报告单、交叉配血试验报告单放置于医疗病历中

（六）评价

（1）认真执行查对制度。

（2）遵循无菌技术操作原则和注射原则。

（3）护士操作熟练、规范，按时完成操作。

（七）注意事项

（1）严格执行无菌操作原则和查对制度。

（2）输血时需经两人核对，核对无误后方可输注。

（3）输注两袋及以上血液时，输注两袋血液之间需输入少量生理盐水。

（4）输血时，血液内不得随意加入其他药品。

（5）输血过程中应密切观察穿刺部位，观察有无输血反应，如有严重输血反应，应立即停止输血并保留余血，上报输血科并检查分析原因。

【护考提示】

1. 静脉输血的注意事项。

2. 静脉输血查对的内容。

（冯晓丽）

直通护考
在线答题

项目十四　排泄护理

能力目标

1. 能说出影响排尿、排便的因素。
2. 能阐述导致排尿、排便异常的原因。
3. 能正确完成导尿术、留置导尿术、大量不保留灌肠和保留灌肠的操作技术。
4. 能运用所学知识对排尿异常及排便异常患者进行护理。
5. 能运用所学知识对留置导尿术、保留灌肠患者进行健康教育。
6. 能运用所学知识对排尿异常和排便异常患者进行健康教育。

项目导言

　　排泄是人体的基本生理需要之一，是机体将新陈代谢所产生的产物排出体外的生理过程。人体可以通过皮肤、呼吸道、消化道及泌尿系统等途径将代谢产物排出，其中消化道和泌尿系统是主要的排泄途径。患者因疾病丧失自理能力或因缺乏有关的健康知识使其不能正常进行排尿、排便活动时，护士应运用与排泄有关的护理知识和技能，帮助或指导患者维持和恢复正常的排泄功能，满足其排泄的需要，使之获得健康和舒适状态。

任务一　排尿技术

案例引导

　　患者，女，行胃大部分切除术后 10 h 未排尿，主诉下腹胀痛，护士想了很多方法帮助其排尿无效。现遵医嘱为患者进行留置导尿术。

　　请问：

　　1. 该患者出现了什么护理问题？

　　2. 该患者留置导尿的目的是什么？留置导尿过程中应注意什么？

　　3. 为防止泌尿系统逆行感染，应做好哪些护理措施？

　　排尿是受大脑皮质层控制的反射活动，通过尿液可将人体代谢的终末产物、过剩盐类、有毒物质和药物排出体外，同时可以调节水、电解质及酸碱平衡，维持人体内环境的相对稳定。当排尿功能受损时，个体身心健康将会受到影响。因此护士在为患者护理的过程中，应密切观察患者的排泄状况，了解患者的身心需要，应用熟练的护理技术，解决患者存在的排尿问题，促进其身心健康。

一、排尿活动的评估

（一）尿液评估

1. 量与次数　尿量是反映肾脏功能的重要指标之一。一般成人白天排尿 3～5 次，夜间 0～1 次，每次尿量 200～400 mL，24 h 的尿量为 1000～2000 mL。

2. 性状

（1）颜色：正常新鲜尿液呈淡黄色或深黄色，为尿液中含有尿胆原和尿色素所致。当尿液浓缩时，可见量少色深。尿液的颜色还受某些食物、药物的影响，如进食大量胡萝卜或服用维生素 B_2，尿液的颜色呈深黄色。在病理情况时，尿液的颜色可有以下变化。

①血尿：一般认为新鲜尿离心后，尿沉渣每高倍镜视野红细胞≥3 个，表示尿液中红细胞异常增多，称为血尿。血尿颜色的深浅，与尿液中红细胞含量有关，血尿轻者尿色正常，仅显微镜下红细胞增多，每高倍镜视野红细胞≤40 个，称为镜下血尿；出血量多者尿色常呈洗肉水色、浓茶色或红色，每高倍镜视野红细胞≥40 个，称为肉眼血尿。血尿常见于急性肾小球肾炎、输尿管结石、泌尿系统肿瘤、结核病及感染等。

②血红蛋白尿：尿液中含有血红蛋白。主要是由于各种原因导致大量红细胞在血管内被破坏，血红蛋白经肾脏排出形成血红蛋白尿，一般尿液呈浓茶色、酱油样色，隐血试验阳性。常见于血型不合所致的溶血、恶性疟疾和阵发性睡眠性血红蛋白尿。

③胆红素尿：尿液中含有胆红素。一般尿液呈深黄色或黄褐色，振荡尿液后泡沫也呈黄色。常见于阻塞性黄疸和肝细胞性黄疸。

④乳糜尿：因尿液中含有淋巴液，故尿呈乳白色。常见于丝虫病。

（2）透明度：正常新鲜尿液清澈透明，放置后可出现微量絮状沉淀物，是由黏蛋白、核蛋白、盐类及上皮细胞凝结而成。新鲜尿液正常情况下出现混浊的原因可能是尿液含有大量尿盐，加热、加酸或加碱后，尿盐溶解，尿液即可澄清。当泌尿系统感染时，尿液中含有大量脓细胞、红细胞、上皮细胞、细菌或炎性渗出物，排出的新鲜尿液即呈白色絮状混浊，此种尿液在加热、加酸或加碱后，其浑浊度不变。蛋白尿不影响尿液的透明度，但振荡时可产生较多且不易消失的泡沫。

（3）酸碱反应：正常人尿液呈弱酸性，一般尿液 pH 值为 4.5～7.5，平均为 6。饮食的种类可影响尿液的酸碱性，如进食大量蔬菜时，尿液可呈碱性，进食大量肉类时，尿液可呈酸性。酸中毒患者的尿液可呈强酸性，严重呕吐患者的尿液可呈强碱性。

（4）比重：尿比重的高低主要取决于肾脏的浓缩功能。成人在正常情况下，尿比重波动于 1.015～1.025 之间，一般尿比重与尿量成反比。若尿比重经常固定于 1.010 左右，提示肾功能严重障碍。

（5）气味：正常尿液气味来自尿内的挥发性酸。尿液久置后，因尿素分解产生氨，故有氨臭味。若新鲜尿液有氨臭味，应怀疑有泌尿系统感染。糖尿病酮症酸中毒时，因尿液中含有丙酮，故有烂苹果气味。

【护考提示】

　　不同颜色的尿液常见于哪些疾病？

（二）影响排尿因素的评估

　　1. 疾病因素　神经系统的损伤和病变使排尿反射的神经传导和排尿的意识控制发生障碍,出现尿失禁;肾脏的病变会使尿液生成障碍,出现少尿或无尿;泌尿系统的肿瘤、结石或狭窄也可导致排尿障碍,出现尿潴留。老年男性前列腺肥大压迫尿道,可出现排尿困难。

　　2. 治疗及检查　外科手术或外伤可导致患者失血、失液,若补液不足,机体处于脱水状态,尿量减少;外科手术或外伤也可使患者输尿管、膀胱、尿道肌肉损伤而失去正常功能,不能控制排尿,发生尿潴留或尿失禁。手术中使用麻醉剂可干扰排尿反射,改变患者的排尿形态,导致尿潴留。某些诊断性检查前要求患者禁食禁水,使体液减少而影响尿量;有些检查(如膀胱镜检查)可能造成尿道损伤、水肿与不适,导致排尿形态的改变。某些药物直接影响排尿,如利尿剂可使尿量增加,镇痛剂、镇静剂影响神经传导而干扰排尿。

　　3. 液体和饮食摄入　如果其他影响体液平衡的因素不变,液体的摄入量和种类将直接影响尿量和排尿的频率。尿量和排尿次数与液体的摄入量成正比,液体摄入多,尿量和排尿次数均增加。摄入液体的种类也影响排尿,如咖啡、茶、酒类、饮料有利尿作用;有些食物的摄入也会影响排尿,如含水量多的水果、蔬菜等可增加液体摄入量,使尿量增多。饮用含盐较高的饮料或食物则会造成水钠潴留,使尿量减少。

　　4. 社会文化因素　大多数人在潜意识里会形成各自的排尿习惯,如早晨起床第一件事是排尿,晚上就寝前也要排空膀胱。而儿童期的排尿训练对成年后的排尿形态也有影响。排尿应该在隐蔽的场所进行。当个体处在缺乏隐蔽的环境时,就会产生许多压力,而影响正常的排尿。

　　5. 气候因素　夏季炎热,身体出汗量大,体内水分减少,血浆晶体渗透压升高,可引起抗利尿激素分泌增多,促进肾脏的重吸收功能,导致尿液浓缩和尿量减少;冬季寒冷,身体外周血管收缩,循环血容量增加,体内水分相对增多,反射性地抑制抗利尿激素的分泌,而使尿量增加。

　　6. 心理因素　心理因素对正常排尿的影响很大,压力会影响会阴部肌肉和膀胱括约肌的放松或收缩,如当个体处于过度的焦虑和紧张的情景中时,会出现尿频、尿急,有时也会出现尿潴留。排尿还受暗示的影响,任何听觉、视觉或其他身体感觉的刺激均可引起排尿反射的增强或抑制,如有的人听见流水声便产生尿意。

　　7. 其他因素　妇女在妊娠时,可因子宫增大压迫膀胱致使排尿次数增多。在月经周期中排尿形态也有改变,月经前,大多数妇女有液体潴留、尿量减少的现象;月经开始,尿量增加。老年人因膀胱肌肉张力减弱,出现尿频。婴儿因神经系统发育不完善,其排尿由反射作用产生,不受意识控制,2～3岁后才能自我控制。

【护考提示】

　　影响排尿的因素有哪些?

（三）异常排尿活动的评估

1. 尿量异常

（1）多尿：24 h 尿量超过 2500 mL。正常情况下见于饮用大量液体、妊娠；病理情况下见于糖尿病、尿崩症、急性肾功能不全（多尿期）等患者，多由内分泌代谢障碍或肾小管浓缩功能不全引起。

（2）少尿：24 h 尿量少于 400 mL 或每小时尿量少于 17 mL。常见于发热、液体摄入过少、休克；心脏、肾脏、肝脏功能衰竭患者。

（3）无尿或尿闭：24 h 尿量少于 100 mL 或 12 h 内无尿液产生者。常见于严重休克、急慢性肾功能衰竭、药物中毒等患者。

2. 膀胱刺激征 膀胱刺激征主要表现为尿频、尿急、尿痛三者同时出现。常见原因为膀胱及尿道感染、机械性刺激。

（1）尿频：单位时间内排尿次数增多，主要由膀胱炎症或机械性刺激引起，严重时几分钟排尿一次，每次尿量仅几毫升。

（2）尿急：患者突然有强烈尿意，不能控制需立即排尿，主要由膀胱三角或后尿道的刺激，造成排尿反射活动异常强烈而引起。每次尿量很少，常与尿频同时存在。

（3）尿痛：排尿时膀胱区及尿道感到疼痛、有烧灼感，可以发生在排尿初、中、末或排尿后，与膀胱、尿道或前列腺感染有关。男性多发生于尿道远端，女性发生于整个尿道。

3. 尿潴留 尿潴留指尿液大量存留在膀胱内而不能自主排出。当尿潴留时，膀胱容积可增至 3000～4000 mL，膀胱高度膨胀，可至脐部。患者主诉下腹胀痛，排尿困难。体检可见耻骨上膨隆，扪及囊样包块，叩诊呈实音，有压痛。常见原因如下。

（1）机械性梗阻：参与排尿的神经及肌肉功能正常，但在膀胱颈部或尿道存在梗阻性病变。①膀胱颈梗阻：如前列腺增生、纤维化及肿瘤，膀胱内结石、血块或异物，子宫肌瘤等膀胱颈邻近器官病变。②尿道梗阻：如炎症或损伤后的尿道狭窄，尿道结石、结核、肿瘤等。

（2）动力性梗阻：膀胱、尿道无器质性梗阻病变，排尿困难是由于各种原因造成控制排尿的中枢或周围神经受损害，导致膀胱逼尿肌无力或尿道括约肌痉挛。常见原因如下：①神经系统病变：如颅脑或脊髓肿瘤、糖尿病、多发性硬化及周围神经炎等。②手术因素：如麻醉、中枢神经手术或骨盆手术导致控制排尿的骨盆神经损伤或功能障碍。③药物作用：如抗胆碱药、抗抑郁药、抗组胺药和阿片类制剂等。④精神因素：如精神紧张、不习惯排尿环境或排尿方式等。

4. 尿失禁 尿失禁指排尿失去意识控制或不受意识控制，尿液不自主地流出。一般分为四种类型。

（1）持续性尿失禁：尿液持续地从膀胱或尿道瘘中流出，膀胱处于空虚状态。常见原因：①外伤、手术或先天性疾病引起的膀胱颈和尿道括约肌的损伤；②妇科手术、产伤所造成的膀胱阴道瘘。

（2）充溢性尿失禁：由于各种原因使膀胱排尿出口梗阻或膀胱逼尿肌失去正常张力，引起尿潴留，膀胱过度充盈，造成尿液从尿道不断溢出。常见原因：①神经系统病变：如脊髓损伤早期的脊髓休克阶段、脊髓肿瘤等导致的膀胱瘫痪等。②下尿路梗阻：如前列腺增生或肿瘤、尿道狭窄等。

（3）急迫性尿失禁：由于膀胱局部炎症、出口梗阻的刺激，患者反复出现低容量不自主排尿，常伴有尿频和尿急；或由于大脑皮质对脊髓排尿中枢的抑制减弱，膀胱逼尿肌不自主收缩或反射亢进,使膀胱收缩不受限制。主要原因:①膀胱局部炎症或激惹致膀胱功能失调:如下尿路感染、前列腺增生症及子宫脱垂等。②中枢神经系统疾病:如脑血管意外、脑瘤及帕金森病等。

（4）压力性尿失禁:膀胱逼尿肌功能正常,但由于尿道括约肌张力减低或骨盆底部尿道周围肌肉和韧带松弛,尿道阻力下降,患者平时尚能控制排尿,但当腹内压突然增高（如咳嗽、打喷嚏、大笑、运动等）时,膀胱内压超过尿道阻力,少量尿液不自主地由尿道口溢出。常见原因:①女性:多次分娩或绝经、更年期。②男性:常见于根治性前列腺切除术。这类尿失禁多在直立体位时发生。

二、排尿活动异常患者的护理

（一）尿潴留患者的护理

1. 提供隐蔽的排尿环境　关闭门窗,用屏风遮挡,以保护患者自尊;适当调整治疗和护理时间,使者安心排尿。

2. 调整体位和姿势　酌情协助卧床患者取合适体位,如扶卧床患者略抬高上身或坐起,尽可能使患者按习惯姿势排尿。应事先有计划地训练需绝对卧床休息或某些手术患者在床上排尿,以免因不适应排尿姿势的改变而导致尿潴留。

3. 诱导排尿　利用某些条件反射如听流水声或用温水冲洗会阴诱导排尿;亦可采用针刺中极、曲骨、三阴交穴或艾灸关元、中极穴等方法刺激排尿。

4. 热敷、按摩　热敷、按摩可放松肌肉,促进排尿。如果患者病情允许,可用手自膀胱底部向尿道方向推移、按压协助排尿。切记不可强力按压,以防膀胱破裂。

5. 心理护理　应与患者沟通,多关心体贴,给予其解释和安慰,消除其焦虑和紧张情绪。

6. 健康教育　指导患者养成定时排尿的习惯,教会患者正确的自我调节方法。

7. 必要时根据医嘱实施导尿术　略。

（二）尿失禁患者的护理

1. 皮肤护理　床上铺橡胶单和中单,也可使用尿垫或一次性纸尿裤;经常用温水清洗会阴部皮肤,勤换衣裤、床单、尿垫,保持局部皮肤清洁干燥。根据皮肤情况,定时按摩受压部位,防止压疮的发生。

2. 外部引流　必要时应用接尿装置引流尿液。女性患者可用女式尿壶紧贴外阴部接取尿液;男性患者可用尿壶接尿,也可用阴茎套连接集尿袋,接取尿液,但此方法不宜长时间使用,每日要定时取下阴茎套和尿壶,清洗会阴部和阴茎,并将局部暴露于空气中。

3. 重建正常的排尿功能

（1）摄入适当的液体:如病情允许（肾功能衰竭、心肺疾病患者禁用）,指导患者每日白天摄入液体 2000~3000 mL。因多饮水可以促进排尿反射,还可预防泌尿系统的感染。入睡前限制饮水,减少夜间尿量,以免影响患者休息。

（2）持续膀胱训练：观察排尿反应,定时使用便器,建立规则的排尿习惯,开始时每1～2 h使用便器一次,以后间隔时间可以逐渐延长。使用便器时,用手按摩膀胱,促进排尿,注意用力要适度。

（3）肌肉力量的锻炼：指导患者进行骨盆底部肌肉的锻炼,以增强控制排尿的能力。具体方法是患者取立、坐或卧位,试做排尿（排便）动作,先慢慢收紧盆底肌肉,再缓缓放松,每次10 s左右,连续10次,每日进行数次。以不觉疲乏为宜。

4. 留置导尿　长期尿失禁的患者,可行留置导尿术,避免尿液浸渍皮肤,导致皮肤发生破溃。根据患者的情况定时夹闭和引流尿液,重建膀胱储存尿液的功能。

5. 心理护理　无论是哪一种原因引起的尿失禁,都会给患者造成很大的心理压力,也给患者的生活带来许多不便。医护人员应尊重和理解患者,给予安慰、开导和鼓励,使其树立恢复健康的信心,积极配合治疗和护理。

【护考提示】
　　如何对尿潴留和尿失禁患者进行护理？

三、排尿相关的护理技术

（一）导尿术

导尿术是在严格执行无菌技术操作下,将导尿管经尿道插入膀胱引流尿液的方法。导尿易引起医源性感染,在导尿过程中若操作不当、使用的导尿物品被污染、违反无菌原则等均可导致泌尿系统的感染。因此,为患者导尿时必须严格遵守无菌技术操作原则及操作规程(图14-1、图14-2)。

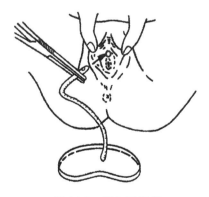
图14-1　插入导尿管

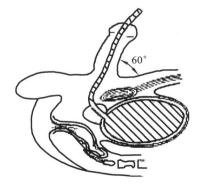
图14-2　导尿管插入位置

1. 目的

（1）为尿潴留患者引流出尿液,以减轻其痛苦。

（2）协助临床诊断：如测量膀胱容量、压力及检查残余尿液;进行尿道或膀胱造影、留取未受污染的尿标本做细菌培养等。

（3）为膀胱肿瘤患者进行膀胱化疗。

2. 操作前准备

（1）评估患者并解释：①评估：患者的年龄、临床诊断、病情、意识状态、生命体征、合作程度、心理状况、生活自理能力、体位、膀胱充盈度、会阴部皮肤黏膜情况及清洁程度。

②解释:向患者及其家属解释有关导尿术的目的、方法、注意事项和配合要点。根据患者的自理能力,嘱咐或帮助其清洁外阴。

(2) 患者准备:①患者及其家属了解导尿的目的、意义、过程、注意事项及配合方法。②清洁外阴,做好导尿的准备。

(3) 环境准备:温度适宜。光线充足或有足够的照明。关闭门窗,用屏风遮挡。

(4) 护士准备:着装整洁,修剪指甲,洗手,戴口罩。

(5) 用物准备:①治疗车上层:一次性导尿包(为生产厂商提供的灭菌导尿用物包,包括初步消毒、再次消毒和导尿用物。初步消毒用物有方盘,内盛数个消毒液棉球袋、镊子、纱布、手套;再次消毒及导尿用物有手套,孔巾,弯盘,气囊导尿管,内盛 4 个消毒液棉球袋、镊子 2 把、自带无菌液体的 10 mL 注射器、润滑油棉球袋、标本瓶、纱布、集尿袋、方盘、外包治疗巾)、快速手消毒液、弯盘,一次性垫巾或小橡胶单和治疗巾 1 套,浴巾,医嘱执行本。导尿管一般分为单腔导尿管(用于一次性导尿)、双腔导尿管(用于留置导尿)、三腔导尿管(用于膀胱冲洗或向膀胱内滴药)三种。②治疗车下层:便盆、便盆巾、生活垃圾桶、医用垃圾桶等。

③其他:根据需要准备屏风。

3. 操作步骤　导尿术操作步骤见表 14-1。

表 14-1　导尿术操作步骤

操作步骤	要点与说明
1. 核对:携用物至患者床旁,核对患者床号、姓名、腕带	确认患者
2. 准备	
(1) 移床旁椅至操作同侧的床尾,将便盆放床尾床旁椅上,打开便盆巾	便于操作,节省时间、体力
(2) 松开床尾盖被,帮助患者脱去对侧裤腿,盖在近侧腿部,并盖上浴巾,对侧腿用盖被遮盖	防止受凉
3. 安置体位:协助患者取屈膝仰卧位,两腿略外展,露出外阴	方便护士操作
4. 铺治疗巾:将治疗巾垫于患者臀下,弯盘置于近外阴处,进行初步消毒	保护床单不被污染
5. 根据男、女性患者尿道的解剖特点进行消毒、导尿	
▲女性患者	
(1) 初步消毒:护士一手持镊子夹取消毒液棉球初步消毒阴阜、大阴唇,另一戴手套的手分开大阴唇,消毒小阴唇和尿道口;污棉球置弯盘内;消毒完毕脱下手套置弯盘内,将弯盘及小方盘移至床尾处	每个棉球限用一次 平镊不可接触肛门区域 消毒顺序是由外向内、自上而下 每个棉球限用一次
(2) 开导尿包:用快速手消毒液消毒双手后,将导尿包放在患者两腿之间,按无菌技术操作原则打开治疗巾	嘱患者勿动肢体,保持安置的体位,避免无菌区域污染
(3) 戴无菌手套,铺孔巾:取出无菌手套,按无菌技术操作原则戴好无菌手套,取出孔巾,铺在患者的外阴处并暴露会阴部	扩大无菌区城,利于无菌操作,避免污染

续表

操作步骤	要点与说明
（4）整理用物，润滑导尿管：按操作顺序整理好用物，取出导尿管，用润滑液棉球润滑导尿管前段，根据需要将导尿管和集尿袋的引流管连接，取消毒液棉球放于弯盘内	润滑导尿管可减轻导尿管对黏膜的刺激和插管时的阻力
（5）再次消毒：弯盘置于外阴处，一手分开并固定小阴唇，另一手持镊子夹取消毒液棉球，分别消毒尿道口、两侧小阴唇。污棉球、弯盘、镊子放床尾弯盘内	再次消毒顺序是内→外→内，自上而下。每个棉球限用一次，避免已消毒的部位再污染 消毒尿道口时稍停片刻，充分发挥消毒液的消毒效果
（6）导尿：将方盘置于孔巾口旁，嘱患者张口呼吸，用另一镊子夹持导尿管对准尿道口轻轻插入尿道 4～6 cm，见尿液流出再插入 1 cm 左右，松开固定小阴唇的手下移固定导尿管，将尿液引入集尿袋内	张口呼吸可使患者肌肉和尿道括约肌松弛，有助于插管 插管时，动作要轻柔，避免损伤尿道黏膜
▲男性患者	
（1）初步消毒：护士一手持镊子夹取消毒液棉球进行初步消毒，依次为阴阜、阴茎、阴囊。另一戴手套的手取无菌纱布裹住阴茎将包皮向后推暴露尿道口，自尿道口向外向后旋转擦拭尿道口、龟头及冠状沟。污棉球、纱布置弯盘内；消毒完毕将小方盘、弯盘移至床尾，脱下手套	每个棉球限用一次 自阴茎根部向尿道口消毒 包皮和冠状沟易藏污垢，应注意仔细擦拭，预防感染
（2）开导尿包：用快速手消毒液消毒双手后，将导尿包放在患者两腿之间，按无菌技术操作原则打开治疗巾	嘱患者勿动肢体，保持安置的体位，避免无菌区域污染
（3）戴无菌手套，铺孔巾：取出无菌手套，按无菌技术操作原则戴好无菌手套，取出孔巾，铺在患者的外阴处并暴露阴茎	
（4）整理用物，润滑导尿管：按操作顺序整理好用物，取出导尿管，用润滑液棉球润滑导尿管前段，根据需要将导尿管和集尿袋的引流管连接，放于方盘内，取消毒液棉球放于弯盘内	避免尿液污染环境
（5）再次消毒：弯盘移至近外阴处，一手用纱布包住阴茎将包皮向后推，暴露尿道口。另一只手持镊子夹消毒液棉球再次消毒尿道口、龟头及冠状沟。污棉球、镊子放床尾弯盘内	由内向外，每个棉球限用一次，避免已消毒的部位再污染
（6）导尿：一手继续持无菌纱布固定阴茎并提起，使之与腹壁成 60°角，将方盘置于孔巾口旁，嘱患者张口呼吸，用另一镊子夹持导尿管对准尿道口轻轻插入尿道 20～22 cm，见尿液流出再插入 1～2 cm，将尿液引入集尿袋内	使耻骨前弯消失，利于插管 插管时，动作要轻柔，男性尿道有三个狭窄，切忌用力过快过猛而损伤尿道黏膜
6. 夹管、倒尿：将尿液引流入集尿袋内至合适量	注意观察患者的反应并询问其感觉
7. 取标本：若需做尿培养，用无菌标本瓶接取中段尿液 5 mL，盖好瓶盖，放置合适处	避免碰洒或污染
8. 整理记录	

212

续表

操 作 步 骤	要点与说明
（1）导尿完毕,轻轻拔出导尿管,撤下孔巾,擦净外阴,收拾导尿用物弃于医用垃圾桶内,撤出患者臀下的小橡胶单和治疗巾放在治疗车下层。脱去手套,用快速手消毒液消毒双手,协助患者穿好裤子。整理床单位	使患者舒适 保护患者隐私 标本及时送检,避免污染 记录导尿的时间、导出尿量、患者反应
（2）清理用物,测量尿量,尿标本贴标签后送检	
（3）消毒双手,记录	

4．评价

（1）操作程序正确、熟练。

（2）无菌观念强,操作过程无污染。

（3）患者主动配合,顺利完成导尿术。

5．注意事项

（1）严格执行查对制度和无菌技术操作原则。

（2）在操作过程中注意保护患者的隐私,防止患者着凉。

（3）膀胱高度膨胀且极度虚弱的患者,第一次放尿不得超过 1000 mL。因大量放尿可使腹腔内压急剧下降,血液大量滞留在腹腔内,导致血压下降而虚脱;同时膀胱内压突然降低,可导致膀胱黏膜急剧充血,发生血尿。

（4）老年女性尿道口回缩,插管时应仔细观察、辨认,避免误入阴道。

（5）为女性患者插导尿管时,如导尿管误入阴道,应更换无菌导尿管重新插管。

（6）为避免损伤和导致泌尿系统的感染,必须掌握男性和女性尿道的解剖特点。

【护考提示】

　　1. 男性尿道的解剖特点是什么?

　　2. 女性尿道的解剖特点是什么?

（二）留置导尿术

留置导尿术是指导尿后,将导尿管保留在膀胱内引流尿液的方法。

1．目的

（1）抢救危重、休克患者时,正确记录每小时尿量、测量尿比重,密切观察患者的病情变化。

（2）避免盆腔手术过程中误伤脏器,排空膀胱,使膀胱持续保持空虚状态。

（3）某些泌尿系统疾病患者手术后留置导尿管,便于引流和冲洗,并减轻手术切口的张力,促进切口的愈合。

（4）为昏迷、尿失禁或会阴部有伤口的患者引流尿液,保持会阴部的清洁干燥。

（5）为尿失禁患者训练膀胱功能。

2．操作前准备

（1）评估患者并解释:①评估:患者的年龄、临床诊断、病情、意识状态、生命体征、合作理解程度、心理状况、生活自理能力、膀胱充盈度、会阴部皮肤黏膜情况及清洁程度。②解释:向患者及其家属解释留置导尿的目的、方法、注意事项和配合要点。

（2）患者准备：①患者及其家属了解留置导尿的目的、过程和注意事项，学会在活动时如何防止导尿管脱落等，如患者不能配合时，请他人协助维持适当的体位。②清洁外阴，做好导尿的准备。

（3）环境准备：同导尿术。

（4）护士准备：着装整洁，修剪指甲，洗手，戴口罩。

（5）用物准备：同导尿术。

3．操作步骤　留置导尿术操作步骤见表14-2。

表 14-2　留置导尿术操作步骤

操 作 步 骤	要点与说明
1．核对：携用物至患者床旁，核对患者床号、姓名、腕带	确认患者
2．消毒、导尿：同导尿术，初步消毒、再次消毒会阴部及尿道口，插入导尿管	严格按无菌操作进行，防止泌尿系统感染
3．固定尿管：见尿液后再插入 7~10 cm。夹住导尿管尾端或连接集尿袋，连接注射器，根据导尿管上注明的气囊容积向气囊注入等量的无菌溶液，轻拉导尿管有阻力感，即证实导尿管固定于膀胱内	气囊导尿管：因导尿管前端有一气囊，当向气囊注入一定量的液体后，气囊膨大可将导尿管头端固定于膀胱内，防止导尿管滑脱
4．固定集尿袋：导尿成功后，夹闭引流管，撤下孔巾，擦净外阴，用安全别针将集尿袋的引流管固定在床单上，集尿袋固定于床沿下，开放导尿管	集尿袋应妥善固定在低于膀胱的高度 别针固定要稳妥，既要避免伤害患者，又不能使引流管滑脱 引流管要留出足够的长度，防止因翻身牵拉，使导尿管脱出 防止尿液逆流造成泌尿系统感染
5．整理记录 整理导尿用物弃于医用垃圾桶内，撤出患者臀下的小橡胶单和治疗巾放在治疗车下层，脱去手套 协助患者穿好裤子，取舒适卧位，整理床单位 洗手，记录	使患者舒适 保护患者隐私 记录留置导尿管的时间、患者反应等

4．评价

（1）操作程序正确、熟练。

（2）无菌观念强，操作过程无污染。

（3）操作中关心、爱护患者。

（4）对患者进行正确的健康教育。

（5）留置导尿后护理措施及时、有效，无并发症发生。

5．注意事项

（1）气囊导尿管固定时要注意不能过度牵拉导尿管，以防膨胀的气囊卡在尿道内口，压迫膀胱壁或尿道，导致黏膜损伤。

（2）注意保持引流通畅，避免因导尿管受压、扭曲、堵塞等导致泌尿系统感染。

（3）在离床活动时，应将导尿管远端固定在大腿上，以防导尿管脱出。集尿袋不得超过膀胱高度并避免挤压，防止尿液反流，导致感染的发生。

6. 留置导尿管患者的护理

（1）防止泌尿系统逆行感染的措施：①保持尿道口清洁：女性患者用消毒液棉球擦拭外阴及尿道口，男性患者擦拭尿道口、龟头及包皮，每日 1~2 次。排便后及时清洗肛门及会阴部皮肤。②定时更换集尿袋：注意观察并及时排空集尿袋内尿液并记录尿量。通常每周更换集尿袋 1~2 次，若有尿液性状、颜色改变，需及时更换。③定期更换导尿管：导尿管的更换频率通常根据导尿管的材质决定，一般为 1~4 周更换 1 次。

（2）摄入适当的液体：在病情允许的情况下，应鼓励患者每日摄入 2000 mL 以上水分（包括口服和静脉输液等），以达到冲洗尿道的目的。

（3）训练膀胱反射功能，可采用间歇性夹管方式夹闭导尿管，每 3~4 h 开放 1 次，使膀胱定时充盈排空，促进膀胱功能的恢复。

（4）密切观察：注意患者的主诉并观察其尿液情况，发现尿液混浊、沉淀、有结晶时，应及时处理，每周检查尿常规 1 次。

（三）膀胱冲洗

膀胱冲洗是利用导尿管，将无菌溶液灌入膀胱内，再利用虹吸原理将灌入的液体引流出来的方法。

1. 目的

（1）对留置导尿的患者，保持其尿液引流通畅。

（2）清洁膀胱：清除膀胱内的血凝块、黏液及细菌等，预防感染。

（3）治疗某些膀胱疾病，如膀胱炎、膀胱肿瘤等。

2. 操作前准备

（1）评估患者并解释：①评估：患者的年龄、临床诊断、病情、意识状态、生命体征、合作理解程度及心理状况、膀胱充盈度、会阴部皮肤黏膜情况及清洁程度。②解释：向患者及其家属解释有关膀胱冲洗的目的、方法、注意事项和配合要点。

（2）患者准备：患者及其家属了解膀胱冲洗的目的、过程、注意事项及配合方法。

（3）环境准备：温度适宜、酌情用屏风遮挡。

（4）护士准备：着装整洁，修剪指甲，洗手，戴口罩。

（5）用物准备（密闭式膀胱冲洗术）：①治疗车上层：按导尿术准备的导尿用物、无菌膀胱冲洗器 1 套、消毒液、无菌棉签、快速手消毒液、医嘱执行本等。②治疗车下层：便盆、便盆巾、生活垃圾桶、医用垃圾桶。③常用的冲洗液：根据医嘱准备的药液，常用冲洗液有生理盐水、0.02%呋喃西林溶液、3%硼酸溶液等。④灌入溶液的温度为 38~40 ℃。

3. 操作步骤　膀胱冲洗操作步骤如表 14-3 所示。

知识拓展
14-1

表 14-3　膀胱冲洗操作步骤

操作步骤	要点与说明
1. 核对：携用物至患者床旁，核对患者床号、姓名、腕带等信息	确认患者
2. 导尿、固定：按留置导尿术安置并固定导尿管	
3. 排空膀胱	便于冲洗液顺利滴入膀胱；有利于药液与膀胱壁充分接触，并保持有效浓度，达到冲洗的目的
4. 准备	

续表

操作步骤	要点与说明
连接冲洗液与膀胱冲洗器,将冲洗液倒挂于输液架上,排气后关闭导管 分开导尿管与集尿袋引流管接头连接处,消毒导尿管尾端开口和引流管接头,将导尿管和引流管分别与"Y"形管的两个分管相连接,"Y"形管的主管连接冲洗导管	膀胱冲洗装置类似静脉输液导管,其末端与"Y"形管的主管连接,"Y"形管的一个分管连接引流管,另一个分管连接导尿管。应用三腔管导尿时,可免用"Y"形管
5. 冲洗膀胱(图 14-3) （1）关闭引流管,开放冲洗管,使溶液滴入膀胱,调节滴速。待患者有尿意或滴入溶液 200～300 mL 后,关闭冲洗管,放开引流管,将冲洗液全部引流出来后,再关闭引流管 （2）按需要如此反复冲洗	瓶内液面距床面约 60 cm,以便产生一定的压力,使液体能够顺利滴入膀胱 滴速一般为 60～80 滴/分,滴速不宜过快,以免引起患者强烈尿意,迫使冲洗液从导尿管侧溢出尿道外 若患者出现不适或有出血情况,立即停止冲洗,并与医生联系 在冲洗过程中,询问患者感受,观察患者的反应及引流液性状
6. 整理记录 （1）冲洗完毕,取下冲洗管,消毒导尿管口和引流器接头并连接 （2）清洁外阴部,固定好导尿管 （3）协助患者取舒适卧位,整理床单位,清理物品 （4）洗手,记录	减少外阴部细菌的数量 记录冲洗液名称、冲洗量、引流量,引流液性质,冲洗过程中患者反应等

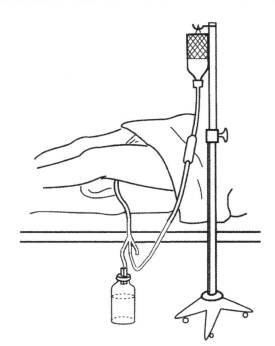

图 14-3　冲洗膀胱

4. 评价

（1）操作程序正确、熟练。

（2）操作中关心、爱护患者。

（3）膀胱炎等症状减轻。

5. 注意事项

（1）严格执行无菌技术操作。

（2）避免用力回抽造成黏膜损伤。若引流的液体量少于灌入的液体量，应考虑是否有血块或脓液阻塞，可增加冲洗次数或更换导尿管。

（3）冲洗时嘱患者深呼吸，尽量放松，以减少疼痛。若患者腹痛、腹胀、膀胱剧烈收缩等，应暂停冲洗。

（4）冲洗后如出血较多或血压下降，应立即报告医生予以处理，并注意准确记录冲洗液量及性状。

任务二　排便技术

案例引导

患者，男，58岁，诊断为肝硬化昏迷，便秘5日。医嘱大量不保留灌肠1次。请问：

1. 该患者可选用何种溶液？

2. 灌肠时应注意哪些问题？

3. 为帮助患者有效缓解便秘，护士应从哪些方面对患者进行健康教育？

食物进入消化道经胃和小肠消化吸收后，残渣储存于大肠内，除一部分水分被大肠吸收外，其余均经细菌发酵和腐败作用后形成粪便排出体外。正常情况下，粪便的性质与形状可以反映整个消化系统的功能状况。因此，护士通过对患者排便活动及粪便的观察，可以及早发现和鉴别消化道疾病，有助于诊断和选择有效的治疗、护理措施。

一、排便活动的评估

（一）粪便的评估内容

1. 次数和量　成人一般每日排便1～3次，婴幼儿每日排便3～5次。成人每日排便超过3次或每周少于3次，应视为排便异常，如腹泻、便秘。正常成人每日排便量约100～300 g。进食高蛋白、膳食纤维少等精细食物者，粪便量少而细腻。进食大量蔬菜、水果等粗纤维食物者，粪便量较多。当消化功能紊乱时，也会出现排便次数与量的改变，如肠道梗阻、腹泻等。

2. 粪便的性状

（1）形状：正常人的粪便柔软成形。便秘时粪便坚硬呈栗子样；消化不良或急性肠炎时为稀便或水样便；肠道部分梗阻或直肠狭窄时，粪便常呈扁条形或带状。

（2）颜色：正常成人的粪便呈黄褐色或棕黄色。婴儿粪便呈黄色或金黄色。粪便的颜色会受到某些食物或药物影响，如食用大量绿叶蔬菜，粪便呈暗绿色；摄入动物血或铁制剂，粪便呈无光样黑色。病理情况常见有柏油样便提示上消化道出血；白陶土色便提示胆道梗阻；暗红色血便提示下消化道出血；果酱样便见于肠套叠、阿米巴痢疾；粪便表面有鲜红色血液见于痔疮或肛裂。

（3）内容物：粪便内容物主要为食物残渣、大量脱落的肠上皮细胞、细菌以及机体代谢后的废物，如胆色素衍生物和钙、镁、汞等盐类。粪便中含有少量黏液，肉眼不易看见。当消化道感染或出血时粪便中可混有脓液、血液或肉眼可见的黏液。肠道寄生虫感染的患者粪便中可检查出蛔虫、蛲虫、绦虫节片等。

（4）气味：正常粪便的气味是由食物中的蛋白质被细菌分解发酵而产生的，且因膳食种类而异。肉食者味重，素食者味轻。严重腹泻患者，粪便呈碱性反应，气味极恶臭；下消化道溃疡、恶性肿瘤患者粪便呈腐败臭；上消化道出血的柏油样粪便呈腥臭味；消化不良、婴儿因糖类未充分消化或吸收脂肪酸产生气体，粪便呈酸性反应，气味为酸败臭。

【护考提示】

不同颜色的粪便对应哪些不同的疾病？

（二）影响排便因素的评估

1. 生理因素

（1）年龄：2 岁以下的婴幼儿由于神经肌肉系统发育不全，不能控制排便。老年人由于腹壁肌肉张力降低，胃肠蠕动减慢，肛门括约肌松弛，出现排便功能的异常。

（2）排便习惯：个体排便环境、时间、姿势发生改变均可影响正常排便。如在日常生活中，许多人都有自己固定的排便时间，使用某种固定的便具等。

2. 心理因素
精神抑郁可使身体活动减少、肠蠕动减弱而引起便秘。情绪紧张、焦虑可使迷走神经兴奋，肠蠕动增加而引起吸收不良、腹泻。

3. 社会文化因素
在现代社会，大多数社会文化认为排便是个人隐私，当个体因排便问题需要他人协助排便而丧失隐私时，就可能压抑排便的需要而造成排便功能异常。

4. 饮食与活动

（1）饮食与液体摄入：合理均衡的饮食与足量的液体摄入是维持正常排便的重要条件。高纤维食物可提供必要的粪便容积，加速食糜通过肠道，减少水分在大肠内的再吸收，有利于排便。每日摄入足量液体，可以液化肠内容物使食物能顺利通过肠道。若摄食量过少、食物中缺少膳食纤维或液体不足，均可导致粪便变硬、排便减少，发生便秘。

（2）活动：活动可维持肌肉张力并刺激肠蠕动，有助于维持正常的排便功能。当患者长期卧床、缺乏活动时，可因肌肉张力减退而导致排便困难。

5. 疾病因素
消化系统本身的疾病或其他系统的病变均可影响正常排便。如大肠癌、结肠炎、脊髓损伤、脑卒中等。

6. 治疗因素

（1）药物：某些药物能治疗或预防便秘和腹泻，如缓泻药和导泻剂可刺激肠蠕动，促使排便；但是如果药物剂量掌握不正确，可能会导致相反的结果。某些药物则干扰排便的正常形态，如长时间服用抗生素可抑制肠道正常菌群功能而引起腹泻；麻醉剂或镇痛药可使肠蠕动减弱而导致便秘。

（2）治疗和检查：某些治疗和检查会影响排便活动，如腹部、肛门手术会因为肠壁肌肉的暂时麻痹或伤口疼痛而造成排便困难；胃肠 X 线检查常需灌肠或服用钡剂，也可影响排便活动。

（三）异常排便活动的评估

1. 便秘 便秘指正常的排便形态改变，次数减少，粪便过干过硬，排便不畅、困难或常有排便不尽感。

（1）原因：强烈的情绪反应、排便习惯不良、某些器质性病变、中枢神经系统功能障碍、各类直肠肛门手术、某些药物的不合理使用，滥用缓泻剂、栓剂、灌肠，饮食结构不合理，饮水量不足，排便时间或活动受限制，长期卧床或活动减少等，均可抑制肠道功能而导致便秘的发生。

（2）症状和体征：腹痛、腹胀、食欲不佳、消化不良、乏力、舌苔变厚、头痛等。此外，粪便干硬，触诊腹部较硬实且紧张，有时可触及包块，肛诊可触及粪块。

2. 粪便嵌塞 粪便嵌塞指粪便持久滞留堆积在直肠内，导致坚硬不能排出。常发生于慢性便秘的患者。

（1）原因：便秘未能及时解除，粪便滞留在直肠内，水分被持续吸收；同时乙状结肠排下的粪便又不断加入，最终使粪块变得又大又硬不能排出，发生粪便嵌塞。

（2）症状和体征：患者有便意，腹部胀痛，直肠、肛门疼痛，肛门处有少量液化的粪便渗出，但不能排出粪便。直肠指检可触及粪块。

3. 腹泻 腹泻指正常排便形态改变，排便次数增多，粪便稀薄不成形，甚至呈水样便。短时腹泻是一种保护性反应，可以帮助机体排出刺激性物质和有害物质。但是，持续严重腹泻，可使机体内的大量水分和胃肠液丧失，导致水、电解质和酸碱平衡紊乱。长期腹泻者还会致机体无法吸收营养物质而出现营养不良。

（1）原因：情绪紧张焦虑、饮食不当或使用泻剂不当、消化系统发育不成熟、胃肠道疾病、某些内分泌疾病（如甲亢等）均可导致肠蠕动增加，发生腹泻。

（2）症状和体征：腹痛、肠痉挛、疲乏、恶心、呕吐、肠鸣，有急于排便的需要和难以控制的感觉。粪便松散，黏液样或水样，肠鸣音亢进。

4. 排便失禁 排便失禁指肛门括约肌不受意识控制而不自主地排便。

（1）原因：神经肌肉系统的病变或损伤如瘫痪、胃肠道疾病、精神障碍、情绪失调等。

（2）症状和体征：患者不自主地排出粪便。

5. 肠胀气 肠胀气指胃肠道内有过多气体积聚，不能排出。

（1）原因：食入过多产气性食物、吞入大量空气、肠蠕动减慢、肠道梗阻及肠道手术后。

（2）症状和体征：患者表现为腹胀、痉挛性疼痛、呃逆、肛门排气过多，腹部膨隆，叩诊呈鼓音。严重时肠胀气压迫膈肌和胸腔，可出现气急和呼吸困难。

二、排便活动异常患者的护理

（一）便秘患者的护理

1. 提供适当的排便环境 为患者提供单独隐蔽的环境,如拉上围帘或用屏风遮挡,请无关人员回避。给予充裕的排便时间,避开查房、治疗护理和进餐时间,以消除患者紧张情绪,安心排便。

2. 选取适宜的排便姿势 使患者尽可能采用惯用的姿势。床上使用便盆时,除非有特别禁忌,最好采取坐姿或抬高床头。病情允许时可协助患者下床排便。对手术患者,在手术前应有计划地训练其在床上使用便盆。

3. 指导腹部环形按摩 排便时,用手沿结肠解剖位置自右向左环形按摩,可使降结肠内容物向下移动,并可增加腹内压,促进排便。指端轻压肛门后端也可促进排便。

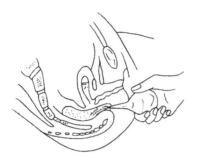

图 14-4　使用简易通便剂

4. 遵医嘱给予缓泻剂 根据患者的特点及病情选用缓泻剂。对于老年人、儿童应选作用缓和的缓泻剂,慢性便秘的患者可选用蓖麻油、番泻叶、酚酞(果导)、大黄等接触性缓泻剂。教育患者不能完全依赖缓泻剂,因为缓泻剂虽可暂时解除便秘,但长期使用或滥用又常成为慢性便秘的主要原因。

5. 使用简易通便剂 常用开塞露、甘油栓等。其作用机制是软化粪便,润滑肠壁,刺激肠蠕动促进排便(图 14-4)。

6. 灌肠 上述方法均无效时,遵医嘱给予灌肠。

7. 健康教育 帮助患者及其家属认识到维持正常排便习惯和获得有关排便知识的重要性。

（1）重新养成正常排便习惯:指导患者选择一个适合自身情况的排便时间,最佳的排便时间是晨起或餐后 2 h 内,坚持每日固定在此时间排便,即使无便意,亦可稍等,以形成条件反射;另外,排便时应全心全意,不宜分散注意力如看手机、看书等;不随意使用缓泻剂、栓剂及采用灌肠等方法。

（2）合理安排饮食:多食蔬菜、水果、豆类、粗粮等高纤维食物,如芹菜、香蕉等;少食辛辣刺激食物;可食用一些具有润肠通便作用的食物,如黑芝麻、蜂蜜、梅子汁等;多饮水,病情允许时每日摄入液体量不少于 2000 mL,尤其是每日晨起或餐前饮一杯温开水。

（3）鼓励适当运动:鼓励患者根据身体情况参加力所能及的运动,如散步、做操、打太极拳等。对长期卧床患者应勤翻身,并进行腹部环形按摩或对腹部进行热敷。此外,还应指导患者进行增强腹肌和盆底部肌肉的运动,以增加肠蠕动和肌张力,促进排便。

【护考提示】
　　如何对便秘患者进行护理?

（二）粪便嵌塞患者的护理

1. 润肠通便 早期可使用栓剂、口服缓泻剂来润肠通便。

2. 灌肠 必要时先行油类保留灌肠,2 h 后再做清洁灌肠(图 14-5)。

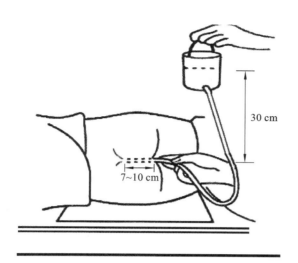

30 cm

7~10 cm

图 14-5　清洁灌肠

3.人工取便　一般在灌肠无效后按医嘱执行。方法为操作者戴上手套,将涂润滑剂的食指慢慢插入直肠内取出粪块。操作时应注意动作轻柔,触到硬物时注意大小、硬度,避免损伤直肠黏膜。人工取便易刺激迷走神经,心脏病、脊椎受损者须慎重使用。操作中若患者出现心悸、头晕,须立刻停止。

4.健康教育　向患者及其家属讲解有关排便的知识,建立合理的饮食结构,协助患者养成正常的排便习惯,防止便秘的发生。

（三）腹泻患者的护理

1.去除原因　如遵医嘱给予抗生素治疗肠道感染。

2.卧床休息　对无自理能力的患者应及时给予便盆,消除其焦虑不安的情绪。

3.饮食调理　饮食以清淡的流质或半流质食物为宜,忌油腻、辛辣、高纤维食物。鼓励患者饮水,少量多次,可酌情给予淡盐水。严重腹泻时可暂禁食。

4.防治水、电解质紊乱　遵医嘱给予止泻剂、口服补盐液或进行静脉输液。

5.皮肤护理　做好肛周皮肤护理,特别是婴幼儿、老年人、身体衰弱者,每次便后用软纸巾轻擦肛门,温水清洗,并在肛门周围涂油膏以避免排泄物刺激患者局部皮肤。

6.观察病情　密切观察并记录患者排便的性质、次数和量等,注意有无脱水指征,需要时留取标本送检。病情危重者须注意生命体征变化。疑为传染病者按肠道隔离原则护理。

7.心理护理　被粪便污染的衣裤、床单、被套以及便盆均会给患者带来不适,因此应及时协助患者更换衣裤、床单、被套和进行清洗沐浴,使患者感到舒适。便盆清洗干净后置于易取处,方便患者取用。

8.健康教育　向患者讲解有关腹泻的知识,指导患者养成良好的饮食和卫生习惯。

【护考提示】
　　如何对腹泻患者进行护理?

（四）排便失禁患者的护理

1.心理护理　排便失禁的患者心情紧张而窘迫,常感到自卑和忧郁,期望得到理解

Note

和帮助。护士应尊重和理解患者,给予其心理疏导和情感支持,帮助其树立信心,积极配合治疗和护理。

2. 皮肤护理　床上铺橡胶(或塑料)单和中单或一次性尿布,每次便后用温水洗净肛门周围及臀部皮肤,并在肛门周围涂搽软膏以保护皮肤,避免破损感染。注意观察患者骶尾部皮肤变化并定时翻身按摩其受压部位,预防压疮的发生。

3. 重建控制排便的能力　了解患者排便时间和规律,定时给予便盆。与医生协调定时应用导泻栓剂或灌肠,以刺激患者定时排便;教会患者进行肛门括约肌及盆底部肌肉收缩锻炼。指导患者取立、坐或卧位,试做排便动作,先慢慢收缩肌肉,然后慢慢放松,每次 10 s 左右,连续 10 次,每次锻炼 20～30 min,每日数次,以患者感觉不疲乏为宜。

4. 摄入足量液体　如无禁忌,保证患者每日摄入足量的液体。

5. 环境清洁　保持患者床褥、衣服清洁,及时更换污湿的衣裤、被单,定时开窗通风,保持室内空气清新。

（五）肠胀气患者的护理

1. 饮食调理　指导患者养成良好的饮食习惯(细嚼慢咽)。

2. 去除原因　勿食产气食物和饮料,积极治疗肠道疾病等。

3. 适当活动　病情允许时协助患者下床活动如散步,卧床患者可做床上活动或变换体位,以促进肠蠕动,减轻肠胀气。

4. 对症处理　轻微胀气时,可行腹部热敷或腹部按摩、针刺疗法。严重胀气时,按医嘱给予药物治疗或行肛管排气。

三、排便相关的护理技术

（一）灌肠法

灌肠法是将一定量的液体由肛门经直肠灌入结肠,以帮助患者清洁肠道、排便、排气或由肠道供给药物或营养,达到协助诊断和治疗疾病目的的方法。灌肠可分为不保留灌肠和保留灌肠。不保留灌肠根据灌入的液体量可分为大量不保留灌肠和小量不保留灌肠。为了达到清洁肠道的目的而反复使用大量不保留灌肠,则为清洁灌肠。

1. 大量不保留灌肠

（1）目的:①排便排气:解除便秘、肠胀气。②清洁肠道:为肠道手术、检查或分娩做准备。③减轻中毒:稀释并清除肠道内的有害物质。④降温:灌入低温液体,为高热患者降温。

（2）操作前准备:

①评估患者并解释:评估患者的年龄、临床诊断、病情、意识状态、心理状况、排便情况、理解配合能力、肛门皮肤黏膜情况,有无禁忌证;向患者及其家属解释大量不保留灌肠的目的、方法、注意事项和配合要点。

②患者准备:了解大量不保留灌肠的目的、方法、注意事项及配合要点;排尿。

③环境准备:室温适宜,光线充足或有足够的照明,关闭门窗,屏风遮挡患者。

④护士准备:衣帽整洁,修剪指甲,洗手,戴口罩。

⑤用物准备:治疗车上层放置一次性灌肠器包(包内有灌肠筒、引流管、肛管一套、孔巾、垫巾、肥皂冻、纸巾、手套),水温计,手消毒液,医嘱执行本,弯盘。治疗车下层放置便盆、便盆巾,生活垃圾桶,医用垃圾桶;根据医嘱准备的灌肠液(常用 0.1%～0.2% 的肥皂液、生理盐水。成人每次用量为 500～1000 mL,儿童每次用量为 200～500 mL。溶液温

度一般为 39～41 ℃,降温时为 28～32 ℃,中暑时为 4 ℃);输液架;根据需要备屏风。

（3）操作步骤:见表 14-4。

表 14-4　大量不保留灌肠操作步骤

操 作 步 骤	要点与说明
1. 核对:携用物至患者床旁,核对患者床号、姓名、腕带及灌肠液	确认患者 正确选用灌肠液
2. 安置体位:协助患者取左侧卧位,双膝屈曲,将裤脚拉至膝部,将患者臀部移近床沿	该姿势使乙状结肠、降结肠处于下方,利用重力作用使灌肠液顺利流入乙状结肠和降结肠 不能自我控制排便的患者可取仰卧位,臀下置便盆
3. 及时盖被,暴露臀部,消毒双手	保暖,保护患者隐私
4. 垫巾:取出并将垫巾铺于患者臀下,孔巾铺在患者臀部,暴露肛门,弯盘置于患者臀部旁边,纸巾放在治疗巾上	
5. 挂筒(袋)调压:取出灌肠筒,关闭引流管上的开关,将灌肠液倒入灌肠筒内,测量温度,灌肠筒挂于输液架上,筒内液面高于肛门 40～60 cm	压力过大时,液体流入速度过快,不易保留,而且容易造成肠道损伤
6. 戴手套	
7. 润管排气:润滑肛管前端,排尽管内气体,关闭开关	防止气体进入直肠
8. 插管:一手垫卫生纸,分开臀部,暴露肛门口,嘱患者做深呼吸,另一手将肛管轻轻插入直肠 7～10 cm(儿童插入深度为 4～7 cm)。固定肛管	深呼吸使患者放松,便于插入肛管 顺应肠道解剖结构,勿用力,以防损伤肠黏膜 如插入受阻,可退出少许,旋转再插
9. 灌液:打开开关,使液体缓缓流入	
10. 观察:密切观察筒内液面下降速度和患者反应	如液面下降过慢或停止,多因肛管前端孔道被阻塞,可移动肛管或挤捏肛管,使堵塞肛管孔的粪块脱落 如患者感觉腹胀或有便意,可嘱其张口深呼吸,放松腹部肌肉,同时降低灌肠筒(袋)的高度以减慢流速或暂停灌肠片刻,减轻腹压 如患者出现脉速、面色苍白、出冷汗、剧烈腹痛、心慌气促,可能发生肠道剧烈痉挛或出血,应立即停止灌肠,与医生联系,给予及时处理
11. 拔管:待灌肠液即将流尽时夹管,用卫生纸包裹肛管轻轻拔出,弃于医用垃圾桶内。擦净肛门,脱下手套,消毒双手	避免拔管时空气进入肠道,灌肠液和粪便随管流出
12. 保留:协助患者取舒适的卧位,嘱其尽量保留液体 5 min 后再排便	以利于粪便充分软化而容易排出 降温灌肠时液体要保留 30 min,排便后 30 min 测量体温并记录

续表

操 作 步 骤	要点与说明
13. 协助排便:对不能下床的患者,给予便盆,将纸巾、呼叫器放于其易取处。扶助能下床者如厕排便	
14. 整理记录	
(1) 整理用物:排便后及时取出便盆,擦净肛门,协助患者穿裤,整理床单位,开窗通风	保持病房的整洁,去除异味
(2) 采集标本:观察粪便性状,必要时留取标本送检	
(3) 按相关要求分类处理用物	防止病原微生物传播
(4) 洗手,记录	在体温单大便栏目处记录灌肠结果,如灌肠后解便 1 次为1/E,灌肠后无大便记为 0/E 记录灌肠时间,灌肠液的种类、量,患者反应等

(4) 评价:①患者排出肠道内的积气和粪便,或者高热患者体温下降;②操作程序正确、熟练;③护患沟通有效,患者能配合操作,护士关爱患者。

(5) 注意事项:①妊娠、急腹症、严重心血管疾病、消化道出血等患者严禁灌肠;②伤寒患者灌肠时溶液不得超过 500 mL,液面不得超过肛门 30 cm;③肝性脑病患者禁用肥皂水灌肠,以减少氨的产生和吸收;充血性心力衰竭和水钠潴留患者禁用 0.9% 氯化钠溶液灌肠;④准确掌握灌肠液的温度、浓度、流速、压力和量。

【护考提示】
1. 大量不保留灌肠常用的灌肠液有哪些? 它们的用量和温度如何?
2. 大量不保留灌肠的注意事项。

2. 小量不保留灌肠 小量不保留灌肠适用于腹部或盆腔手术后及危重患者、年老体弱者、儿童及孕妇等。

(1) 目的:①软化粪便,解除便秘;②排除肠道内的气体,减轻腹胀。

(2) 操作前准备:

①评估患者并解释:评估患者的年龄、临床诊断、病情、意识状态、心理状况、排便情况、理解配合能力、肛门皮肤黏膜情况,有无禁忌证;向患者及其家属解释灌肠的目的、方法、注意事项和配合要点。

②患者准备:同大量不保留灌肠。

③环境准备:同大量不保留灌肠。

④护士准备:同大量不保留灌肠。

⑤用物准备:治疗车上层放置一次性灌肠包(或注洗器,量杯,肛管,温水 5～10 mL,止血钳,一次性垫巾或橡胶单和治疗巾,手套,润滑剂,卫生纸)、水温计、棉签、弯盘、手消毒液,医嘱执行本;治疗车下层放置便盆、便盆巾、生活垃圾桶、医用垃圾桶;根据医嘱准备的灌肠液(常用溶液有"1、2、3"溶液(50%硫酸镁 30 mL、甘油 60 mL、温水 90 mL);甘油 50 mL 加等量温水;各种植物油 120～180 mL。溶液温度为 38 ℃);根据需要备屏风。

（3）操作步骤：见表14-5。

表 14-5　小量不保留灌肠操作步骤

操作步骤	要点与说明
1. 核对：携用物至患者床旁，核对患者床号、姓名、腕带及灌肠液	确认患者
2. 安置体位：协助患者取左侧卧位，双腿屈膝，将裤腿拉至膝部，将患者臀部移近床沿。臀下垫橡胶单与治疗巾	利用重力作用使灌肠液顺利流入乙状结肠
3. 接管润管：测量灌肠液温度，将弯盘置于臀边，戴手套，用注洗器抽吸灌肠液，连接肛管，润滑肛管前段，排气，夹管	减小插管时的阻力和对黏膜的刺激
4. 插管：左手垫卫生纸分开臀部，暴露肛门，嘱患者深呼吸，右手将肛管从肛门轻轻插入 7～10 cm(儿童 4～7 cm)	使患者放松，便于插入肛管
5. 灌液：固定肛管，松开血管钳，缓慢注入溶液，注毕夹管，取下注洗器后再吸取溶液，松夹后再行灌入。如此反复直至灌肠液全部注入完毕	注入速度不得过快过猛，以免刺激肠黏膜，引起排便反射，导致溶液难以保留 如用小容量灌肠筒，液面距肛门低于30 cm 注意观察患者反应
6. 拔管：血管钳夹闭肛管尾端或反折肛管尾端，用卫生纸包住肛管轻轻拔出，放入弯盘内，擦净肛门，脱手套	
7. 保留：协助患者取舒适卧位。嘱其尽量保留灌肠液 10～20 min 再排便	充分软化粪便，利于排便
8. 协助排便：对不能下床的患者，给予便盆，将卫生纸、呼叫器放于其易取处。扶助能下床者如厕排便	
9. 整理记录 （1）整理床单位，清理用物 （2）洗手，记录	 在体温单大便栏目处记录灌肠结果，如灌肠后解便 1 次为 1/E，灌肠后无大便记为 0/E 记录灌肠时间，灌肠液的种类、量，患者反应等

（4）评价：①患者排出肠道内的积气和粪便；②操作程序正确、熟练；③护患沟通有效，患者能配合操作，护士关爱患者。

（5）注意事项：①灌肠时灌肠液注入的速度不得过快；②每次抽吸灌肠液时应反折肛管尾段，防止空气进入肠道，引起腹胀。

【护考提示】
小量不保留灌肠的常用灌肠液及温度。

3. 保留灌肠　保留灌肠将药液灌入到直肠或结肠内,通过肠黏膜吸收达到治疗目的。

（1）目的:①镇静、催眠。②治疗肠道感染。

（2）操作前准备:

①评估患者并解释:评估患者的年龄、临床诊断、病情、意识状态、心理状况、排便情况、理解配合能力、肛门皮肤黏膜情况,有无禁忌证。向患者及家属解释保留灌肠的目的、方法、注意事项和配合要点。

②患者准备:了解保留灌肠的目的、方法、注意事项及配合方法,排尽大小便。

③环境准备:同大量不保留灌肠。

④护士准备:同大量不保留灌肠。

⑤用物准备:治疗车上层放置注洗器、治疗碗(内盛遵医嘱备的灌肠液)、肛管(20号以下)、温开水 5～10 mL、止血钳、润滑剂、棉签、手套、弯盘、卫生纸、橡胶或塑料单、治疗巾、小垫枕、手消毒液、医嘱执行本;治疗车下层放置便盆、便盆巾、生活垃圾桶、医用垃圾桶。依据医嘱准备溶液,灌肠液量不超过 200 mL。溶液温度 38 ℃。镇静、催眠用 10%水合氯醛;抗肠道感染用 2%小檗碱,0.5%～1.0%新霉素或其他抗生素溶液。根据需要备屏风。

（3）操作步骤:见表 14-6。

表 14-6　保留灌肠操作步骤

操 作 步 骤	要点与说明
1. 核对:携带用物至患者床旁,核对患者床号、姓名、腕带及灌肠液	确认患者 以晚上睡眠前灌肠为宜,因为此时患者活动减少、药液易于保留吸收
2. 安置体位:根据病情选择不同的卧位	慢性细菌性痢疾病变部位多在直肠或乙状结肠,取左侧卧位 阿米巴痢疾病变多在回盲部,取右侧卧位
3. 抬高臀部:将小垫枕、橡胶单和治疗巾垫于患者臀下,使臀部抬高约 10 cm	抬高臀部防止药液溢出,利于药物保留,提高疗效
4. 插管:戴手套,润滑肛管前段,排气后轻轻插入肛门 15～20 cm,缓慢注入药液	
5. 拔管:药液注入完毕,再注入温开水 5～10 mL,抬高肛管尾端,使管内溶液全部注完,拔出肛管,擦净肛门,脱手套,消毒双手,嘱患者尽量保留药液超过 1 h	使药液被充分吸收,达到治疗目的 注意观察患者反应
6. 整理记录 （1）整理床单位,清理用物 （2）洗手,记录	记录灌肠时间,灌肠液的种类、量,患者反应

（4）评价:①患者临床症状减轻或消失;②操作程序正确、熟练;③护患沟通有效,患者能配合操作,护士关爱患者。

（5）注意事项:①保留灌肠前嘱患者排便排尿,有利于药液吸收;②保留灌肠时,应选择稍细的肛管并且插入要深,注入药液量少且速度慢,压力要小,以减少刺激,使灌入的药液能保留较长时间,利于肠黏膜吸收;③肛门、直肠、结肠手术的患者及排便失禁的患者,不宜进行保留灌肠。

【护考提示】
1. 保留灌肠时常用的溶液。
2. 保留灌肠时肛管插入的深度。
3. 保留灌肠的注意事项。

(二)口服高渗溶液清洁肠道法

高渗溶液进入肠道后在肠道内形成高渗环境,增加肠道内水分,从而软化粪便,刺激肠蠕动,加速排便,达到清洁肠道的目的。适用于直肠、结肠检查和手术前肠道准备。

1. 甘露醇法　患者术前 3 日进半流质饮食,术前 1 日进流质饮食。术前 1 日下午 2:00—4:00 口服甘露醇溶液 1500 mL(20% 甘露醇 500 mL+5% 葡萄糖 1000 mL 混匀)。一般服用后 15～20 min 即可反复自行排便。

2. 硫酸镁法　患者术前 3 日进半流质饮食,每晚口服 50% 硫酸镁 10～30 mL;术前 1 日进流质饮食,下午 2:00—4:00 口服 25% 硫酸镁 200 mL(50% 硫酸镁 100 mL+5% 葡萄糖盐水 100 mL),再口服温水 1000 mL。一般服后 15～30 min 即可反复自行排便,3 h 内可排便 2～5 次。

(三)简易通便法

通过简便易行、经济有效的措施,帮助患者解除便秘。常用于老年体弱、久病卧床的患者。

1. 开塞露法　使用时将开塞露封口端剪去,先挤出少许液体润滑开口处。患者取左侧卧位,护士将开塞露的前端轻轻插入患者肛门后将药液全部挤入直肠内,保留 5 min 后排便。

2. 甘油栓法　操作时,护士戴手套,一手捏住甘油栓底部,轻轻插入患者肛门至直肠内,抵住肛门处轻轻按摩,保留 5 min 后排便。

(四)肛管排气法

肛管排气法是将肛管经肛门插入直肠,以排出肠腔积气的方法。

1. 目的　解除肠腔积气,减轻腹胀。

2. 操作前准备

(1)评估患者并解释:

①评估患者的年龄、临床诊断、病情、意识状态、肠胀气程度、心理状况、理解配合能力、肛门及周围皮肤情况。

②向患者及家属解释肛管排气的目的、方法、注意事项和配合要点。

(2)患者准备:了解肛管排气的目的、过程及注意事项,配合操作。

(3)环境准备:同大量不保留灌肠。

(4)护士准备:同大量不保留灌肠。

(5)用物准备:

①治疗车上层放置肛管、玻璃接头、橡胶管、玻璃瓶(内盛水 3/4 满,瓶口系带)、润滑油、棉签、胶布(1 cm×15 cm)、清洁手套、卫生纸适量、手消毒液、医嘱执行本等。

知识拓展
14-2

②治疗车下层放置生活垃圾桶、医用垃圾桶。

③根据需要备屏风。

3. 操作步骤　肛管排气法操作步骤见表14-7。

表 14-7　肛管排气法操作步骤

操 作 步 骤	要点与说明
1. 核对：携用物至患者床旁，核对患者床号、姓名、腕带	确认患者
2. 安置体位：协助患者取左侧卧位，暴露肛门，注意及时遮盖	有利于肠腔内气体排出 保暖，保护患者自尊
3. 连接排气装置：将玻璃瓶系于床边，橡胶管一端插入玻璃瓶液面下，一端与肛管相连	防止空气进入直肠内，加重腹胀 观察气体排出情况
4. 插管：戴手套，润滑肛管，嘱患者深呼吸，将肛管轻轻插入直肠 15～18 cm，用胶布将肛管固定于臀部，橡胶管留出足够长度，用别针固定在床单上	减少肛管对直肠的刺激 便于患者翻身
5. 观察：观察排气情况及患者反应，如排气不畅，帮助患者更换体位或按摩腹部	若有气体排出，可见瓶内液面下有气泡逸出
6. 拔管：保留肛管不超过 20 min，拔出肛管，擦净肛门，脱下手套	长时间留置肛管，会降低肛门括约肌的反应，甚至导致肛门括约肌永久性松弛 需要时，2 h 后再行肛管排气
7. 整理记录 （1）协助患者取舒适的体位，并询问患者腹胀有无减轻 （2）整理床单位，清理用物 （3）洗手，记录	记录排气时间及效果，患者反应

4. 评价

（1）患者腹胀症状减轻或消失。

（2）操作程序正确、熟练。

（3）护患沟通有效，患者能配合操作，护士关爱患者。

【护考提示】

1. 肛管排气法插入直肠的深度。

2. 肛管排气法中肛管保留的时间。

（张彩风）

直通护考
在线答题

项目十五　冷、热护理技术

能力目标

1. 能掌握冷热疗法的禁忌证，乙醇或温水拭浴、热湿敷、热水袋的使用方法。
2. 能阐述冷热疗法的作用、影响冷热疗效的因素。
3. 能说出冰毯、化学冰袋的使用方法。

扫码看PPT

项目导言

　　冷热疗法是临床常用的物理治疗方法。通过冷或热作用于人体的局部或全身，达到止血、镇痛、消炎、消肿、降温、增进舒适和减轻症状的目的。护士应了解冷热疗法的相关知识，掌握正确的冷热疗方法，及时有效地评估患者情况，防止不良反应发生，以确保患者安全，达到治疗目的。

任务一　冷疗技术

案例引导

　　患者，女，15岁，急性扁桃体炎。查体：颜面潮红，皮肤灼热，T 39.8 ℃，P 102次/分，R 24次/分，意识清醒。

　　请问：

　　1. 如果你是护士，应采取何种护理措施？

　　2. 操作中应注意什么？

一、冷疗法的目的

（一）控制炎症扩散

冷疗法可使局部血流量减少，降低细胞新陈代谢的速度和微生物的活力，炎症早期应用冷疗法，可以限制炎症的扩散。冷疗法适用于炎症早期。

（二）减轻组织肿胀和疼痛

冷疗法可抑制组织细胞的活动，降低神经末梢的敏感性，从而减轻疼痛；冷疗法可使血管收缩，血管壁通透性降低，渗出减少，从而减轻组织肿胀压迫神经末梢引起疼痛。适用于急性损伤早期（48 h 内），如脚扭伤、烫伤等。

（三）减轻局部充血或出血

冷疗法可使局部血管收缩、血管通透性降低，局部组织充血减轻；同时，冷疗法可使血流速度减慢、血流量减少、血液黏稠度增加，促使血液凝固，从而控制出血。适用于扁桃体摘除术后、鼻出血和软组织损伤的早期等。

（四）降低体温

冷疗法直接与皮肤接触，通过传导散热方式，使体温降低。适用于高热、中暑患者降温等。

（五）保护脑细胞

头部使用冷疗法可降低脑细胞的代谢，减少其耗氧量，提高脑组织对缺氧的耐受性，从而减少脑细胞的损害。适用于脑损伤、脑缺氧等情况。

二、影响冷疗法效果的因素

（一）方法

冷疗法分湿冷法和干冷法。由于水的传导力和渗透力比空气强，因此湿冷法比干冷法的效果好。临床应用时，护士要根据患者的病情及治疗需要选择合适的冷疗方法，同时注意防止冻伤。

（二）面积

冷疗效果与用冷面积成正比。应用面积越大，则冷疗效果越强；反之则越弱。但用冷的面积越大，患者的耐受力越差，容易引起全身反应。如大面积冷疗时，患者血管收缩，并且周围皮肤的血液分流至内脏血管，患者血压升高。因此，为患者使用大面积冷疗法时，应密切观察患者局部及全身反应，以保证治疗安全、有效。

（三）时间

冷疗法需要达到一定时间才产生效应。一般为 15～30 min。在一定时间内其效应是随着时间的增加而增强。但如果时间过长，则会产生继发效应而抵消治疗效应，甚至引起不良反应，如寒战、冻伤等。

（四）部位

冷疗的部位不同，所产生的效应也不同。皮肤较厚的区域，如手、脚对冷的耐受力强，冷疗法的效果较差；而皮肤较薄的区域，如躯体皮肤对冷较敏感，冷疗法效果较好。皮肤浅层冷感受器比热感受器多，所以浅层皮肤对冷较敏感。此外，血液循环好的部位可增强冷疗法效果。因此，高热患者降温时要将冰袋放在颈部、腋下、腹股沟等体表大血管通过处。

（五）温度差

冷疗的温度与体表温度相差越大，机体对冷刺激的反应越强。其次，冷疗效应受环境温度影响，如室温过低，冷疗效应增强。

（六）个体差异

不同年龄、性别、身体状态对冷的耐受性不同,反应也不同。婴幼儿的体温调节中枢发育不完全,对冷刺激的反应较强烈;老人体温调节功能减退,对冷刺激的反应较迟钝;女性对冷刺激反应较男性敏感;昏迷、瘫痪、血管硬化、感觉迟钝、血液循环障碍的患者,对冷的敏感性降低。因此为患者用冷疗法时要慎重,防止发生冻伤。

三、冷疗法的禁忌证

（一）局部血液循环障碍

冷疗可使血管收缩,加重血液循环障碍,导致局部组织缺血、缺氧而变性坏死,因此,休克、全身微循环障碍、大面积组织受损的患者不宜用冷疗。

（二）慢性炎症或深部化脓病灶

冷疗可使局部血管收缩,血流量减少,影响炎症吸收。

（三）对冷过敏

对冷过敏者使用冷疗后可出现荨麻疹、关节疼痛、肌肉痉挛等现象。

（四）组织损伤、破裂或有开放性伤口处

冷疗可降低血液循环,增加组织损伤,导致组织营养不良,影响伤口愈合。尤其是大面积组织损伤,应禁止用冷疗。

（五）禁用冷疗的部位

（1）枕后、耳郭、阴囊处用冷易引起冻伤。

（2）心前区用冷易引起反射性心率减慢、心房或心室颤动、房室传导阻滞等。

（3）腹部用冷易引起腹痛、腹泻。

（4）足底用冷可使末梢血管收缩而影响散热,或反射性地引起一过性的冠状动脉收缩。

【护考提示】

　　1. 冷、热疗法的作用(适应证)。

　　2. 冷、热疗法的禁忌证。

四、冷疗的方法

冷疗法按应用方式可分为干冷法和湿冷法;按应用面积可分为局部冷疗法和全身冷疗法。局部冷疗法有冰袋、冰囊、冰帽及冷湿敷等;全身冷疗法有乙醇或温水拭浴法和冰毯使用法。

（一）冰袋、冰囊的使用

1. 目的　降温、止血、消肿、控制炎症扩散、减轻疼痛。

2. 操作前准备

（1）评估患者并解释:

①评估患者的年龄、病情、体温、治疗情况;局部皮肤及循环情况,如颜色、温度,有无硬结、淤血、开放伤口、感觉障碍及对冷过敏等;意识状态、活动能力及合作程度等。

②解释冰袋、冰囊的使用目的、方法和注意事项。

(2) 患者准备:了解使用冰袋、冰囊的目的、方法、注意事项及配合要点,取舒适体位。

(3) 环境准备:室温适宜,酌情关门窗,无对流风直吹患者。

(4) 护士准备:着装整洁、修剪指甲、洗手、戴口罩。

(5) 用物准备:冰袋、冰帽或冰囊(图 15-1),布套、毛巾、帆布袋、冰块、木槌、勺、脸盆及冷水等。

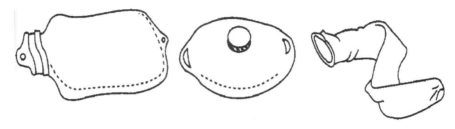

图 15-1　冰袋、冰帽、冰囊

3. 操作流程　见表 15-1。

表 15-1　冰袋、冰囊的使用操作流程

操作流程	流程说明	操作要点
1. 护士准备	着装整洁、修剪指甲、洗手、戴口罩	
	(1) 备冰:将冰块装入帆布袋,用木槌敲碎成小块,放入脸盆内用水冲去棱角	避免冰块棱角引起患者不适及损坏冰袋
2. 用物准备	(2) 装袋:小冰块装袋 1/2～2/3 满	便于冰袋与皮肤接触
	(3) 排气:排尽空气,夹紧袋口	空气可加速冰的融化
	(4) 检查:擦干、倒提、查有无漏水后装入布套	可避免与患者皮肤直接接触
3. 环境准备	室温适宜,酌情关门窗,无对流风直吹患者	
4. 核对解释	携用物至床旁,核对并向患者及其家属解释目的	确认患者并取得配合
5. 放置冰袋	(1) 高热降温时,冰袋置于前额(图 15-2)、头顶部(图 15-3)或大血管经过处,如颈部两侧、腋窝、腹股沟等处	放置于前额时,可将冰袋悬挂吊起,减轻局部压力,同时使底部与前额皮肤接触
	(2) 扁桃体摘除术后置冰囊于颈前颌下(图 15-4)	
	(3) 鼻出血者置冰囊于鼻根部	
6. 观察病情	询问患者感觉,观察其局部皮肤颜色及冰袋或冰囊情况	
7. 取下冰袋	用冷 30 min 后撤掉冰袋或冰囊,协助患者取舒适体位,整理床单位	防止产生继发效应 长时间使用者需间隔 1 h 后再重复使用
8. 整理记录	将冰袋或冰囊倒空、倒挂、晾于阴凉处,冰袋布套清洁后晾干备用;洗手,记录用冷部位、时间、效果及反应	防止冰袋内面粘连

4. 评价

(1) 冰袋无漏水、布套干燥。

(2) 患者舒适安全、无冻伤发生、达到冷疗目的。

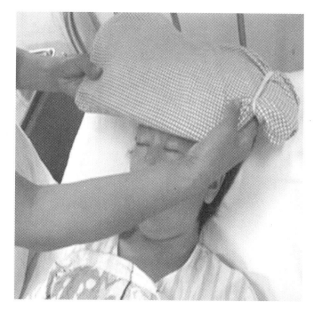

图 15-2　冰袋置于前额降温

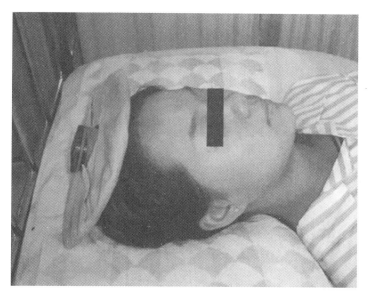

图 15-3　冰帽置于头顶部降温

5. 注意事项

（1）冰袋外必须加布套，严禁直接接触患者皮肤。

（2）观察用冷部位的皮肤颜色及血液循环情况，如出现皮肤出血、苍白、青紫、麻木等，应立即停止冷疗。

（3）使用过程中随时观察冰袋有无漏水，冰块是否融化以便及时更换。

（4）用冷时间不可超过 30 min，当体温降至 39 ℃以下可停止冷疗，测量体温并记录。

（二）冰帽、冰槽的使用

1. 目的　用于头部降温，防止脑水肿，降低脑细胞代谢率，提高脑细胞对缺氧的耐受性，从而减轻脑细胞损害。

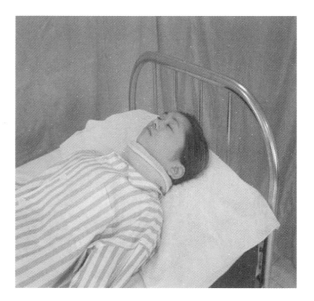

图 15-4　冰囊置于颈前颌下降温

2. 操作前准备

（1）评估患者并解释：

①评估患者的意识状态、年龄、病情、活动能力、合作程度、体温、头部皮肤情况及治疗情况。

②解释冰帽、冰槽的使用目的和配合方法及注意事项。

（2）患者准备：患者取舒适体位。

（3）环境准备：室温适宜，酌情关门窗，无对流风直吹患者，必要时围上屏风或拉床帘遮挡。

（4）护士准备：着装整洁、修剪指甲、洗手、戴口罩。

（5）用物准备：冰帽（图 15-5）、帆布袋、冰、木槌、盆及冷水、勺、木桶、肛表、海绵垫等。

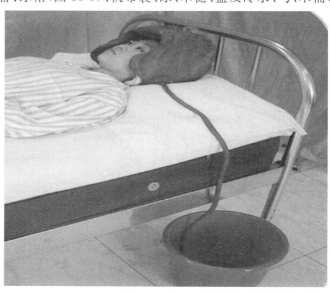

图 15-5　冰帽

3. 操作流程　见表 15-2。

表 15-2　冰帽、冰槽的使用操作流程

操作流程	流程说明	操作要点
1. 护士准备	着装整洁、修剪指甲、洗手、戴口罩	
2. 用物准备	冰帽、帆布袋、冰、木槌、盆及冷水、勺、木桶、肛表、海绵垫等	
3. 环境准备	室温适宜,酌情关门窗,无对流风直吹患者,必要时围上屏风或拉床帘遮挡	
4. 核对解释	备齐用物至床旁,核对患者床号、姓名,向患者及其家属做好解释	取得患者配合
5. 放置冰帽（冰槽）	（1）在患者后颈部和双耳郭垫海绵垫保护,用冰槽的患者双耳道塞不脱脂棉球,双眼用凡士林纱布遮盖	防止冻伤 防止水流入内耳,保护角膜
	（2）将患者头部置于冰帽或冰槽内,将冰帽或冰槽的引水管放置木桶中,注意观察水流情况	
6. 观察病情	观察患者体温、局部皮肤反应、病情变化。每隔30 min 测量肛温一次,肛温应维持在 33 ℃左右,不宜低于 30 ℃	防止发生心室颤动等并发症
7. 撤用物	30 min 后撤掉冰帽或冰槽,协助患者取舒适体位,整理床单位	
8. 整理记录	冰帽处理方法同冰袋,将冰槽内的水倒空,消毒备用;洗手,记录用冷部位、时间、效果及反应	

4. 评价

（1）护士操作规范,方法正确。

（2）患者舒适安全,未发生不良反应。

5. 注意事项

（1）观察患者头部皮肤情况,尤其注意耳郭部位有无青紫、麻木及冻伤。

（2）密切监测肛温,每 30 min 测量一次,肛温不宜低于 30 ℃。

（3）随时观察患者心率,防止发生心房、心室颤动或房室传导阻滞等。

（4）观察冰帽或冰槽有无漏水,冰帽或冰槽内冰块融化后,应及时添加。

（三）冷湿敷法

1. 目的　降温、早期软组织挫伤或扭伤的消肿、止痛。

2. 操作前准备

（1）评估患者并解释:

①评估患者的意识状态、年龄、病情、活动能力、合作程度、体温、局部皮肤情况。

②解释冷湿敷的目的和配合方法及注意事项。

（2）患者准备:患者取舒适体位。

（3）环境准备:室温适宜,酌情关门窗,无对流风直吹患者,必要时围上屏风或拉床帘遮挡。

（4）护士准备:着装整洁、修剪指甲、洗手、戴口罩。

（5）用物准备:小盆内盛放冰水、敷布 2 块、敷钳 2 把、小橡胶单及治疗巾、毛巾、凡士林、纱布等。

3. 操作流程 见表 15-3。

表 15-3 冷湿敷法操作流程

操作流程	流程说明	操作要点
1. 护士准备	着装整洁、修剪指甲、洗手、戴口罩	
2. 用物准备	小盆内盛放冰水、敷布 2 块、敷钳 2 把、小橡胶单及治疗巾、毛巾、凡士林、纱布等	涂凡士林可减缓冷传导，既可防止冻伤又可保持用冷效果
3. 环境准备	室温适宜，酌情关门窗，无对流风直吹患者，必要时围上屏风或拉床帘遮挡	
4. 核对解释	备齐用物至床旁，核对患者床号、姓名，向患者及家属做好解释	取得患者配合
5. 冷湿敷患处	将敷布浸入冰水盆中，双手各持一把敷钳将敷布拧至不滴水（图 15-6），抖开敷在患处。每 2～3 min 更换一次敷布，持续 15～20 min	如冷敷部位为开放性伤口，需按无菌技术操作
6. 观察病情	观察局部皮肤情况及患者反应	防止发生心室颤动等并发症
7. 整理记录	治疗完毕撤去敷布和纱布，擦去凡士林，整理床单位，清理用物；洗手，记录冷湿敷部位、时间、效果及反应	

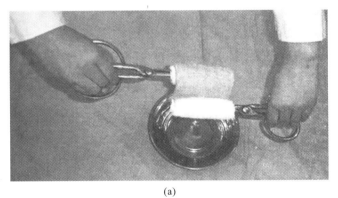
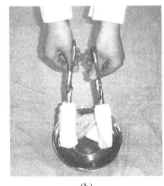

(a)　　　　　　　　　　　　　　　　(b)

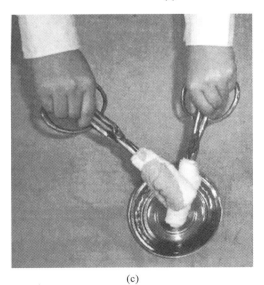
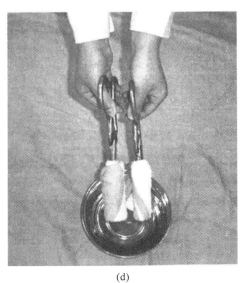

(c)　　　　　　　　　　　　　　　　(d)

图 15-6 冷湿敷法

4. 评价 用冷的时间正确、达到冷疗目的、患者无不适。

5. 注意事项

（1）随时观察患者局部皮肤情况及全身反应。

（2）敷布拧到不滴水为宜，并及时更换敷布。

（3）如冷敷部位为开放性伤口，需按无菌技术操作，冷敷后按外科换药法处理伤口。

（四）温水拭浴或乙醇拭浴法

1. 目的 为高热患者降温。

2. 操作前准备

（1）评估患者并解释：

①评估患者的意识状态、年龄、病情、活动能力、合作程度、体温、皮肤情况，有无乙醇过敏史。

②解释温水或乙醇拭浴的目的、方法、注意事项。

（2）患者准备：患者取舒适体位。

（3）环境准备：室温适宜，酌情关门窗，必要时围上屏风或拉床帘遮挡。

（4）护士准备：着装整洁、修剪指甲、洗手、戴口罩。

（5）用物准备：盆内盛温水 2/3 满或 25%～35% 的乙醇 200～300 mL，温度 32～34 ℃；小毛巾或大纱布垫 2 块，大毛巾，热水袋及布套（内装 60～70 ℃热水），冰袋及布套（内装冰块）；必要时备便器、清洁衣裤、大单等。

3. 操作步骤 见表 15-4。

表 15-4 温水拭浴或乙醇拭浴操作流程

操 作 流 程	流 程 说 明	操 作 要 点
1. 护士准备	着装整洁、修剪指甲、洗手、戴口罩	
2. 用物准备	盆内盛温水 2/3 满或 25%～35% 的乙醇 200～300 mL，温度 32～34 ℃；小毛巾或大纱布垫 2 块，大毛巾，热水袋及布套（内装 60～70 ℃热水），冰袋及布套（内装冰块）；必要时备便器、清洁衣裤、大单等	
3. 环境准备	室温适宜，酌情关门窗，必要时围上屏风或拉床帘遮挡	
4. 核对解释	备齐用物至床旁，核对患者床号、姓名，向患者及家属做好解释	取得患者配合
5. 拭浴	（1）冰袋置头部，热水袋置足底 （2）协助患者脱去上衣，松开裤带 （3）将大毛巾垫于拭浴部位下，小毛巾浸入温水或乙醇中，拧至不滴水缠于手掌成手套式（图 15-7），以离心方向拍拭，每侧肢体 3 min，再用大毛巾拭干皮肤 （4）拍拭顺序：①双上肢：颈外侧→肩→上臂外侧→前臂外侧→手背；侧胸→腋窝→上臂内侧→肘窝→前臂掌侧→掌心。②背部：患者侧卧，背部→腰部→臀部，协助患者穿衣。③双下肢：髋部→下肢外侧→足背；腹股沟→下肢内侧→内踝；股下→下肢后侧→腘窝→足跟，协助患者穿裤	冰袋有利于降温并防止头部充血而致头痛，足底热水袋促进下肢血管扩张，有利于散热并减轻头部充血 腋窝、肘窝、手心、腹股沟处稍用力拍拭并延长拍拭时间，以促进散热 拭浴过程不超过 20 min

续表

操 作 流 程	流 程 说 明	操 作 要 点
6. 观察病情	观察患者有无面色苍白、寒战、脉搏及呼吸异常等	如有异常,立即停止拭浴,及时处理
7. 撤袋	拭浴结束撤热水袋,拭浴后 30 min 测量体温,当体温低于 39 ℃时,撤冰袋	
8. 整理记录	协助患者取舒适体位,整理床单位,清理用物;洗手,记录拭浴部位、时间、效果及反应	

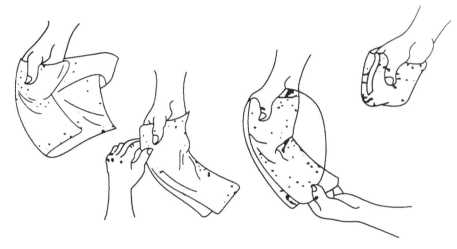

图 15-7　拭浴

4. 评价

（1）患者体温下降,达到预期效果。

（2）患者无畏冷、寒战等不良反应。

（3）护士操作正确,与患者及其家属沟通有效,得到理解与配合。

5. 注意事项

（1）密切观察患者的反应,如出现面色苍白、寒战、脉搏及呼吸异常等应立即停止操作,并报告医生给予处理。

（2）腋窝、肘窝、手心、腹股沟处稍用力拍拭并延长拍拭时间,以促进散热。

（3）禁拍拭患者后颈、胸前区、腹部与足底等部位,以免发生不良反应。血液病患者和新生儿禁用拭浴法降温。

任务二　热 疗 技 术

一、热疗法的目的

（一）促进炎症消散和局限

热疗法可使血管扩张,血液循环加快,增强新陈代谢和白细胞的吞噬功能。因而炎

知识拓展
15

症早期用热疗法,可促进炎症渗出物的吸收和消散;炎症后期用热疗法,可促进白细胞释放蛋白溶解酶,溶解坏死组织,促进炎症局限。

(二) 缓解疼痛

热疗法可降低痛觉神经的兴奋性,改善血液循环,加速组织胺等致痛物质排出,减轻水肿,解除局部神经末梢的压力;热疗法可使肌肉、肌腱、韧带松弛,增强肌肉组织的伸展性,增加关节的活动范围,减少肌肉痉挛和关节强直,从而解除或减轻疼痛。

(三) 减轻深部组织充血

热疗法可使体表血管扩张,血流量增加,使平时大量呈闭锁状态的动静脉吻合支开放,导致全身循环血量重新分布,皮肤血流量增多,深部组织血流量减少,从而减轻深部组织充血。

(四) 保暖

热疗使局部血管扩张,促进血液循环,使患者感到温暖舒适。适用于年老体弱者、早产儿、末梢循环不良者、危重患者。

二、影响热疗法效果的因素

(一) 方法

热疗法分湿热法和干热法。由于水的传导力和渗透力比空气强,因此湿热法比干热法的效果好。临床应用时,护士要根据患者的病情及治疗需要选择合适的热疗方法,同时注意防止烫伤。

(二) 面积

热疗效果与用热面积成正比。应用面积越大,则热疗效果越强;反之则越弱。但用热面积越大,患者的耐受力越差,越容易引起全身反应。

(三) 时间

热疗法需要达到一定时间才产生效应,一般为 15~30 min。在一定时间内其效应是随着时间的增加而增强。但如果时间过长,则会产生继发效应而抵消治疗效应,甚至引起不良反应,如烫伤等。

(四) 部位

热疗的部位不同,所产生的效应也不同。皮肤较厚的区域,如手、脚对热的耐受力强,热疗效果较差;而皮肤较薄的区域,如躯体皮肤对热较敏感,热疗效果较好。此外,在血液循环好的部位进行热疗可增强效果。

(五) 温度差

热疗的温度与体表温度相差越大,机体对热刺激的反应越强。热疗效果受环境温度影响,如室温过低,散热快,则热疗效果低。

(六) 个体差异

不同年龄、性别、身体状态对热的耐受性不同,反应也不同。婴幼儿的体温调节中枢发育不完全,对热刺激的反应较强烈;老人体温调节功能减退,对热刺激的反应较迟钝;昏迷、瘫痪、血管硬化、感觉迟钝、血液循环障碍的患者,对热的敏感性降低。

三、热疗法的禁忌证

（一）软组织扭伤或扭伤早期

凡扭伤、挫伤后48 h内禁用热疗法，用热可使血管扩张，通透性增高，加重皮下出血、肿胀和疼痛。

（二）急性腹痛未明确诊断前

热疗法可减轻疼痛，但易掩盖病情，从而贻误诊断和治疗。

（三）面部危险三角区感染

面部危险三角区血管丰富，面部静脉无静脉瓣，且与颅内海绵窦相通，用热会使血管扩张，导致细菌和毒素进入血液循环，使炎症扩散，造成颅内感染和败血症。

（四）各种脏器出血

热疗法可使局部血管扩张，增加脏器的血流量和血管的通透性而加重出血。

（五）恶性肿瘤病变部位

热疗法会加速癌细胞生长及新陈代谢而加重病情，同时使肿瘤扩散转移。

（六）金属移植物

金属是热的良好导体，用热易造成烫伤。

四、热疗法技术

（一）热水袋的使用方法

1. 目的　保暖、舒适、解痉、镇痛。

2. 操作前准备

（1）评估患者并解释：

①评估患者的意识状况、年龄、病情、活动能力及治疗情况；评估患者局部皮肤状况，如颜色，有无硬结、开放伤口等，有无感觉障碍、对热的耐受性如何等；评估患者的心理反应、合作程度。

②向患者解释使用热水袋的目的及注意事项。

（2）患者准备：了解热水袋的使用目的、方法和配合要点，体位舒适。

（3）环境准备：室温适宜，酌情关门窗，必要时围上屏风或拉床帘遮挡。

（4）护士准备：着装整洁、修剪指甲、洗手、戴口罩。

（5）用物准备：热水袋及布套、水温计、量杯内盛热水、毛巾等。

3. 操作流程　见表15-5。

表15-5　热水袋的使用操作流程

操作流程	流程说明	操作要点
1. 护士准备	着装整洁、修剪指甲、洗手、戴口罩	
2. 用物准备	热水袋及布套、水温计、量杯内盛热水、毛巾等	
3. 环境准备	室温适宜，酌情关门窗，必要时围上屏风或拉床帘遮挡	

续表

操作流程	流 程 说 明	操作要点
4. 核对解释	备齐用物至床旁,核对患者床号、姓名,向患者及家属解释使用热水袋的目的及注意事项	取得患者配合
5. 准备热水袋	灌热水至1/2～2/3容量,放平驱气(图15-8),擦干倒提,检查无漏水后装入布套内备用	
6. 观察病情	观察患者皮肤颜色及患者反应	如有异常,停止使用热水袋,及时处理
7. 撤袋	撤热水袋,30 min后测量体温	
8. 整理记录	协助患者取舒适体位,整理床单位,清理用物;洗手,记录使用热水袋的部位、时间、效果及反应	用毕,热水袋应倒挂晾干,向袋内吹气、旋紧袋盖,放于阴凉处

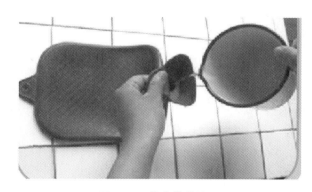

图 15-8 热水袋的使用

4. 评价

(1)患者感觉舒适、安全,达到热疗的效果。

(2)护士操作方法正确,无烫伤等不良反应发生。

5. 注意事项

(1)使用热水袋过程中,应经常观察患者皮肤颜色,如出现皮肤潮红、疼痛,应立即停止使用,并在局部涂凡士林,以保护皮肤。

(2)热水袋如需持续使用,应及时更换热水。

(3)炎症部位热敷时,热水袋灌水至1/3容量,以免压力过大引起疼痛。

(4)婴幼儿、老年人、昏迷、末梢循环不良、感觉迟钝、麻醉未清醒患者等使用热水袋时,水温应调至50 ℃以内,热水袋布套外再加一块毛巾包裹,以防烫伤。

(二)烤灯的使用方法

1. 目的 消炎、消肿、解痉、镇痛,促进创面干燥结痂,保护肉芽组织生长。

2. 操作前准备

(1)评估患者并解释:

①评估患者年龄、病情、治疗情况、意识状态、活动能力、合作程度等;评估患者伤口、局部皮肤状况;评估患者对热的耐受程度,有无感觉障碍等。

②向患者解释使用烤灯的目的、方法、注意事项及配合要点。

(2)患者准备:了解烤灯的使用目的、方法和配合要点,体位舒适。

（3）环境准备：室温适宜，酌情关门窗，必要时围上屏风或拉床帘遮挡。

（4）护士准备：着装整洁、修剪指甲、洗手、戴口罩。

（5）用物准备：烤灯或红外线灯等。

3. 操作流程 见表 15-6。

表 15-6 烤灯的使用操作流程

操作流程	流程说明	操作要点
1. 护士准备	着装整洁、修剪指甲、洗手、戴口罩	
2. 用物准备	烤灯或红外线灯等	
3. 环境准备	调节室温适宜，酌情关门窗，必要时围上屏风或拉床帘遮挡	
4. 核对解释	备齐用物至床旁，核对患者床号、姓名，向患者及家属解释使用烤灯的目的、方法、注意事项及配合要点	取得患者配合
5. 暴露患处	协助患者取舒适卧位，暴露治疗部位	注意保暖
6. 照射局部	调节灯距，一般为 30～50 cm，温度以患者感觉温热为宜。照射时间为 20～30 min(图 15-9)	照射患者胸部以上部位时，患者应戴有色眼镜或用纱布遮盖患者眼睛，以保护患者眼睛
7. 观察	观察照射部位局部皮肤情况	皮肤出现桃红色均匀红斑为合适剂量，如出现紫红色应停止照射，局部涂凡士林保护皮肤
8. 整理记录	协助患者取舒适体位，整理床单位，清理用物；洗手，记录使用烤灯热疗的部位、时间、效果及反应	

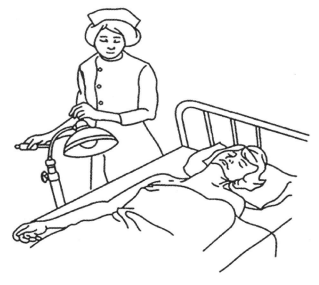

图 15-9 烤灯的使用

4. 评价

（1）患者感觉舒适、安全，达到热疗的效果。

（2）护士操作方法正确,无烫伤等不良反应。

5．注意事项

（1）照射完 15 min 内不要外出,防止感冒。

（2）照射过程中随时观察患者局部皮肤反应,以皮肤出现桃红色的均匀红斑为宜,如出现紫红色,应立即停止照射,局部涂凡士林保护皮肤。

（3）照射面部、颈部及前胸部时可用湿纱布遮盖眼部或戴有色眼镜,以保护患者眼睛。

（4）烤灯功率选择:照射胸、腹、腰、背部时,选择 500～1000 W;照射手、足部时选择 250 W;曲颈灯功率为 40～60 W。

（5）照射过程中应使患者保持舒适的体位,嘱患者如有过热、心慌、头晕等感觉,应及时告知护士。

（三）热湿敷

1．目的　消炎、消肿、解痉、镇痛。

2．操作前准备

（1）评估患者并解释:

①评估患者年龄、病情、治疗情况、意识状态、活动能力、合作程度等;评估患者局部皮肤状况,如颜色,有无硬结、开放伤口等;评估患者对热的耐受程度,有无感觉障碍等。

②解释使用热湿敷的目的、方法、注意事项及配合要点。

（2）患者准备:了解热湿敷的目的、方法和配合要点,体位舒适。

（3）环境准备:室温适宜,酌情关门窗,必要时围上屏风或拉床帘遮挡。

（4）护士准备:着装整洁、修剪指甲、洗手、戴口罩。

（5）用物准备:治疗盘内,敷布 2 块、敷钳 2 把、弯盘、纱布、凡士林、棉签、小橡胶单及治疗巾、棉垫、水温计。治疗盘外,小盆内盛热水（水温 50～60 ℃）,酌情备大毛巾、热水袋、屏风及换药用物等。

3．操作流程　见表 15-7。

表 15-7　热湿敷操作流程

操作流程	流程说明	操作要点
1．护士准备	着装整洁、修剪指甲、洗手、戴口罩	
2．用物准备	治疗盘内:敷布 2 块、敷钳 2 把、弯盘、纱布、凡士林、棉签、小橡胶单及治疗巾、棉垫、水温计。治疗盘外:小盆内盛热水（水温 50～60 ℃）,酌情备大毛巾、热水袋、屏风及换药用物等	
3．环境准备	室温适宜,酌情关门窗,必要时围上屏风或拉床帘遮挡	
4．核对解释	备齐用物至床旁,核对患者床号、姓名,向患者及其家属解释热湿敷的目的、方法、注意事项及配合要点	取得患者配合
5．暴露患处	协助患者取舒适卧位,暴露治疗部位,在其下垫小橡胶单、治疗巾,热敷部位涂凡士林,上盖一层纱布	保护皮肤和床单位 涂凡士林可减缓热传导,并使热疗效果持久

续表

操 作 流 程	流 程 说 明	操 作 要 点
6. 热湿敷	将敷布浸入热水中,用敷钳拧至不滴水,放在手腕内侧试温,以不烫手为宜,敷于患处,盖上棉垫。每3~5 min更换一次敷布,持续 15~20 min	若患部不忌压,可在敷布上放置热水袋,再盖上一大毛巾以维持温度
7. 观察	观察热湿敷部位局部皮肤及全身情况	如患者感到烫热,可揭开敷布一角以散热,防止烫伤
8. 整理记录	清理用物、擦去凡士林,洗手;记录热湿敷部位、时间、效果及反应,整理床单位	

4. 评价

(1) 患者感觉舒适、安全,达到热疗的效果。

(2) 护士操作方法正确,无烫伤等不良反应。

5. 注意事项

(1) 热敷后 15 min 方可外出,以防感冒。

(2) 伤口部位做热敷时,应按无菌操作进行,热敷后按外科换药法处理伤口。

(3) 热敷过程中随时观察患者局部皮肤颜色和全身情况,尤其是老人、婴幼儿和危重患者使用时须严防烫伤。

(4) 注意水温的调节,水温过高容易烫伤,水温过低达不到治疗效果。

(四) 热水坐浴

1. 目的　消炎、消肿、镇痛、促进引流,用于会阴部、肛门疾病及手术后。

2. 操作前准备

(1) 评估患者并解释:

①评估患者年龄、病情、治疗情况、意识状态、活动能力、合作程度等;评估患者局部皮肤、伤口情况;评估患者对热的耐受程度,有无感觉障碍等。

②向患者解释使用热水坐浴的目的、方法、注意事项及配合要点。

(2) 患者准备:了解热水坐浴的目的、方法和配合要点,体位舒适。

(3) 环境准备:室温适宜,酌情关门窗,必要时围上屏风或拉床帘遮挡。

(4) 护士准备:着装整洁、修剪指甲、洗手、戴口罩。

(5) 用物准备:坐浴椅、消毒坐浴盆、40~45 ℃热水、水温计、药液(遵医嘱)、毛巾、无菌纱布等。必要时备屏风和换药用物。

3. 操作步骤　见表 15-8。

表 15-8　热水坐浴操作流程

操 作 流 程	流 程 说 明	操 作 要 点
1. 护士准备	着装整洁、修剪指甲、洗手、戴口罩	
2. 用物准备	坐浴椅上置消毒坐浴盆(图 15-10)、40~45 ℃热水、水温计、药液(遵医嘱)、毛巾、无菌纱布等	
3. 环境准备	调节室温适宜,酌情关门窗,必要时围上屏风或拉床帘遮挡	

续表

操作流程	流 程 说 明	操 作 要 点
4. 核对解释	备齐用物至床旁,核对患者床号、姓名,向患者及家属解释热水坐浴的目的、方法、注意事项及配合要点	取得患者配合
5. 暴露患处	协助患者取舒适卧位,暴露治疗部位	
6. 坐浴	将药液倒置盆至1/2容量,测量水温(40～45 ℃),先用无菌纱布蘸药液清洗会阴部皮肤,待臀部皮肤适应水温后,坐入浴盆,坐浴时间为15～20 min	适应水温,防烫伤
7. 观察	观察患者局部皮肤及全身情况	若患者出现面色苍白、脉搏加速、眩晕应立即停止坐浴
8. 整理记录	清理用物、擦干臀部,洗手;记录热水坐浴部位、时间、效果及反应,整理床单位	

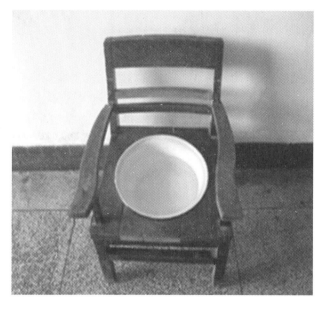

图 15-10　坐浴椅、坐浴盆

4. 评价

(1)患者感觉舒适、安全,达到热疗的效果。

(2)护士操作方法正确,无烫伤等不良反应。

5. 注意事项

(1)坐浴前排尿、排便,因热水可刺激肛门、会阴部易引起排尿、排便反射。

(2)坐浴部位若有伤口,应备无菌浴盆及药液,坐浴后按无菌技术处理伤口。

(3)患者月经期、阴道出血、盆腔急性炎症、妊娠后期及产后2周均不宜热水坐浴,以免引起感染。

(4)坐浴过程中,注意观察患者生命体征,如出现面色苍白、脉搏加速、眩晕应立即停止坐浴,告知医生,及时处理。

直通护考
在线答题

（郭伊莉）

项目十六　标本采集

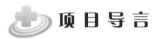

能力目标

1. 能掌握标本采集的原则、各种标本采集的方法及注意事项。
2. 能阐述标本采集的目的。
3. 能说出标本采集的意义。

项目导言

标本采集是指采集患者少许的血液、体液(胸腔积液、腹腔积液)、分泌物(痰、鼻咽部分泌物)、排泄物(尿、粪)、呕吐物以及脱落细胞(食管、阴道的细胞)等样本,通过物理、化学或生物学等实验室技术和方法进行检验,作为判断患者有无异常存在的依据,检验结果在一定程度上可以反映出机体正常的生理现象和病理变化。

任务一　标本采集的意义和原则

一、标本采集的意义

随着现代医学技术的发展,诊断疾病的方法越来越多,但是各类标本的检验结果仍是非常基本的临床诊断依据之一。标本采集的意义:明确疾病诊断;制订防治措施;预测病情进展;观察病情。标本检验结果直接影响到疾病的诊断、治疗和抢救。因此,为了取得准确、可靠的检测结果,护士必须掌握各种标本采集的基本知识和方法。

二、标本采集的原则

(一)遵医嘱采集标本

各种标本的采集应遵照医嘱执行。由医生开出检验申请单,字迹清楚,目的明确,申请人签全名。若护士对检验申请单有疑问,应及时核实,无误后方可执行。

(二)做好充分准备

1. 护士准备　操作前应修剪指甲,着装整洁,洗手,戴口罩、帽子和手套,必要时穿隔离衣。

2. 患者准备 采集标本前向患者及其家属解释留取标本的目的和要求,以取得合作。

3. 物品准备 根据检验目的选择合适的容器,在选择好的容器外面贴上标签,标明患者的姓名、性别、年龄、科室、床号、住院号、检验项目、送检日期和时间。

4. 护士应明确 采集标本前应明确检验项目和目的、采集标本量、采集标本的方法及注意事项。

（三）严格查对

严格查对是保证标本采集无误的重要环节之一。采集前应由两人核对医嘱,核对申请项目、标本容器,患者的姓名、床号、住院号等。采集完毕和送检前应再次查对。

（四）正确采集标本

标本的采集方法、时间、部位及采集量要准确,以保证标本的质量。细菌培养标本应放入无菌容器内,采集时严格执行无菌操作技术,以防污染,不可混入防腐剂、消毒剂及其他药物,以免影响检验结果。最好在使用抗生素之前采集,如已使用,应在血药浓度最低时采集,并在检验单上注明。如做妊娠试验要留晨尿等。

（五）及时送检

采集好的标本要及时送检,不可放置时间过久,以免影响检验结果。特殊标本(如血气分析标本、检查阿米巴原虫标本等)应注明采集时间,立即送检。运送途中应妥善放置,避免过度振荡,防止标本被污染、破坏和变质。不能及时送检的标本,应与检验部门联系,采取正确的保存方法。

【护考提示】
1. 标本采集的原则。
2. 各种标本采集的方法和注意事项。

任务二　常用标本采集技术

案 例 引 导

患者,女,66岁,患有2型糖尿病。10日前出现不明原因发热。查体:T 39 ℃,P 96 次/分,R 24 次/分,BP 138/84 mmHg。检验医嘱:查血常规、血糖,测定肝肾功能、电解质以及做血培养,立即!

请问:

1. 血标本采集的正确顺序是什么?

2. 若怀疑患者患有"亚急性细菌性心内膜炎",血培养标本的采血量应为多少?

一、静脉血液标本采集法

血液是判断机体各种生理功能和病理变化的重要指标之一，是临床最常用的检验项目。血液标本的采集法有毛细血管采集法、静脉血标本采集法和动脉血标本采集法三种。

（一）毛细血管采集法

毛细血管采集法常用于血常规检查，常用采血部位为耳垂和手指末梢，此采血方法由检验人员执行，具体方法略。

（二）静脉血标本采集法

临床上采集的静脉血标本分三大类，即全血标本、血清标本和血培养标本。

1. 目的

（1）全血标本：测定血液中某些物质的含量，如肌酐、血糖、尿素氮等。

（2）血清标本：测定血清酶、脂类、电解质和肝功能等。

（3）血培养标本：查找血液中的病原体（如伤寒杆菌培养等）。

2. 操作前准备

（1）评估患者并解释：

①评估患者目前的病情、治疗、用药情况、意识状态、心理状态、合作程度、对疾病与采血的认识程度、患者的穿刺部位皮肤及静脉情况。

②向患者解释抽静脉血标本的目的、方法和注意事项。

（2）患者准备：采血部位保持清洁，患者明确血液标本采集的目的及注意事项。

（3）环境准备：保持环境整洁，光线充足，清除床旁桌上多余物品，以方便操作。

（4）护士准备：护士着装整洁、洗手、戴口罩，必要时戴无菌手套。

（5）用物准备：注射盘内放皮肤消毒剂、止血带、棉签、弯盘、5 mL 或 10 mL 一次性注射器（按采血量选用）或真空采血针（图 16-1）、真空采血管（图 16-2）、一次性治疗巾、手套、检验单等。按检验的目的备标本容器，全血标本备抗凝管；血清标本备干燥试管；血培养标本备血培养瓶。必要时备酒精灯和火柴。

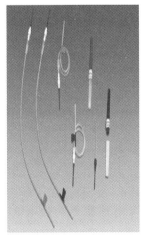

图 16-1　真空采血针

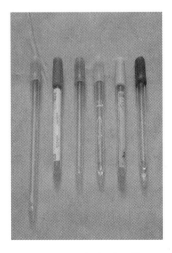

图 16-2　真空采血管

3. 操作流程　见表 16-1。

表 16-1　静脉血标本采集法操作流程

操作流程	流程说明	操作要点
1. 护士准备	护士着装整洁、洗手、戴口罩,必要时戴无菌手套	
2. 用物准备	注射盘内放皮肤消毒剂、止血带、棉签、弯盘、5 mL 或 10 mL 一次性注射器(按采血量选用)或真空采血针、真空采血管、一次性治疗巾、手套、检验单等。按检验的目的备标本容器,必要时备酒精灯和火柴	全血标本备抗凝管;血清标本备干燥试管;血培养标本备血培养瓶
3. 环境准备	环境整洁,光线充足,清除床旁桌上多余物品	
4. 核对解释	核对患者的床号、姓名、腕带、检验单、标本容器,向患者及其家属解释静脉采血的目的和配合方法及采血后注意事项	确认患者并取得配合
5. 选择血管	选择合适的静脉	
6. 消毒皮肤	在穿刺点上方约 6 cm 处扎止血带,常规消毒皮肤,嘱患者握拳	严格执行标准预防要求、无菌操作
7. 采集标本	(1) 注射器采血:按静脉注射法穿刺,见回血后,抽取所需血量,松开止血带,嘱患者松拳,拔针用棉签按压穿刺点至不出血。取下针头,将血液注入采血容器,同时留取几种血标本时,注入血液顺序如下 　①血培养标本:血培养瓶为密封瓶,除去其铝盖中心部分,消毒瓶盖待干,更换针头将血液注入瓶内,轻轻摇匀(图 16-3) 　②全血标本:取下针头,将血液沿管壁缓慢注入盛有抗凝剂的试管内,立即轻轻旋转摇动试管 8～10 次 　③血清标本:取下针头,将血液沿管壁缓慢注入干燥试管内 　(2) 真空采血器采血: 　①手持真空采血针,按静脉注射法穿刺,见回血后,将真空采血针另一端针头刺入真空采血管(图 16-4),血液即迅速流入真空采血管内,自动留取至所需血量,取下真空采血管 　②如需继续采集,须在当前试管采血的同时选择好下一支需采血的试管并及时置换 　③应在最后一管采血量还差 0.3～0.5 mL 时松开止血带、拔针,按压局部 1～2 min	严格无菌操作,不可注入消毒剂、防腐剂及药物而影响结果 　勿将泡沫注入,防止血液凝固 　避免振荡,防止细胞破裂溶血 　采血针软管内血液被采血管剩余负压吸入管内 　注意按压时间,不可按揉,避免出现皮下血肿
8. 再次核对	再次查对床号、姓名和检查项目	
9. 整理	按《医疗废物管理条例》处置用物,脱手套,洗手;协助患者取舒适卧位,整理床单位	采血针放入锐器盒内集中销毁
10. 记录、送检	记录,将血标本连同化验单及时送检	特殊标本须注明采集时间

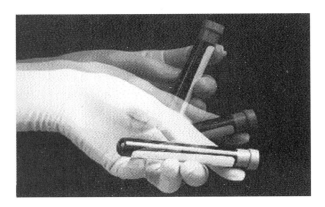

图 16-3　摇匀血液

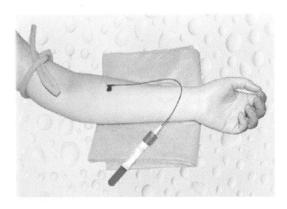

图 16-4　真空采血器采血

4．评价

（1）护患沟通有效，患者能主动配合。

（2）标本采集正确，及时送检并符合检验项目要求。

（3）严格按照无菌操作采集标本。

5．注意事项

（1）严格执行无菌操作和查对制度。

（2）正确选择血标本采集时机：晨起患者处于安静状态，为大部分标本采集的最佳时间。为避免体位和运动等因素对检验结果的影响，静脉血液标本最好在起床后 1 h 内采集。做生化检验应在清晨空腹时采血，并事先通知患者禁食以免影响检验结果。细菌培养标本尽可能在患者使用抗生素前或伤口局部治疗前、高热寒战期采集。

（3）严禁在输液、输血的针头处采集血液标本，以免影响检验结果。

（4）一般血培养标本采血 5 mL。如为亚急性细菌性心内膜炎患者，因血中细菌数目较少，为提高细菌培养阳性率，应采血 10～15 mL。

（5）同时抽取几个项目的血标本时，一般先注入培养瓶，再注入抗凝管，最后注入干燥管，动作要快、准确。

（三）动脉血标本采集法

动脉血标本采集是根据医嘱从患者动脉中采集血标本并送检的过程。常用采血部位有桡动脉、股动脉。

知识拓展

16

1. 目的　常用于血气分析。

2. 操作前准备

（1）评估患者并解释：

①评估患者病情、意识状态、治疗情况，如氧疗或呼吸机使用情况；评估患者肢体活动能力、动脉充盈度及管壁弹性等；评估患者穿刺部位皮肤情况，如有无水肿、结节、瘢痕、伤口等；评估患者心理状态、需求、沟通理解及合作能力等。

②向患者解释动脉血标本采集的目的和配合方法及注意事项。

（2）患者准备：了解动脉血标本采集的目的、方法、临床意义、注意事项和配合要点，取舒适卧位并暴露穿刺部位。

（3）环境准备：室温适宜，酌情关门窗，无对流风直吹患者，必要时围上屏风或拉床帘遮挡。

（4）护士准备：着装整洁、修剪指甲、洗手，戴口罩、手套。

（5）用物准备：皮肤消毒物品一套、2 mL 或 5 mL 一次性注射器或动脉血气针（图16-5）、肝素适量、治疗巾、无菌纱布、无菌手套、无菌橡胶塞、小沙袋。生活垃圾桶、医用垃圾桶、锐器回收盒等。

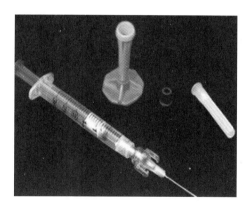

图 16-5　动脉血气针

3. 操作流程　见表 16-2。

表 16-2　动脉血标本采集法操作流程

操作流程	流程说明	操作要点
1. 护士准备	着装整洁、修剪指甲、洗手，戴口罩、手套	
2. 用物准备	皮肤消毒物品一套、2 mL 或 5 mL 一次性注射器或动脉血气针、肝素适量、治疗巾、无菌纱布、无菌手套、无菌橡胶塞、小沙袋，生活垃圾桶、医用垃圾桶、锐器回收盒等	
3. 环境准备	室温适宜，酌情关门窗，无对流风直吹患者，必要时围上屏风或拉床帘遮挡	
4. 核对解释	核对患者的床号、姓名、腕带、检验单、标本容器，向患者解释动脉采血的目的和配合方法及采血后注意事项	取得患者配合
5. 选择动脉	协助患者采取适当体位，一般选用股动脉（穿刺点位于髂前上棘与耻骨结节连线中点）或桡动脉（穿刺点位于前臂掌侧腕关节上 2 cm）	

续表

操 作 流 程	流 程 说 明	操 作 要 点
6. 消毒皮肤	常规消毒皮肤	
7. 采集标本	（1）注射器采血： ①取出并检查注射器，吸肝素 0.5 mL 使注射器内壁沾匀肝素，弃去余液	防止血液凝固
	②用一手食指和中指在已消毒范围内摸到动脉搏动最明显处，固定于两指间，另一手持注射器，在两指间与动脉走向成 90°或 45°角刺入动脉（图 16-6），见鲜红色回血涌入注射器时，右手固定穿刺针的方向和深度，左手抽取所需血量	
	（2）动脉血气针采血： 取出并检查动脉血气针，将血气针活塞拉至所需的血量刻度，血气针筒自动形成吸引等量液体的负压，穿刺方法同上，见有鲜红色回血，固定血气针，血气针会自动抽取所需血量	血气分析采血量一般为 0.5～1.0 mL
8. 拔针处理	（1）采血毕，迅速拔出针头，用无菌纱布块按压穿刺点 5～10 min，必要时用沙袋压迫止血	
	（2）拔出针头后立即将针头刺入橡胶塞，完全封闭针尖斜面	隔绝空气 （避免凝血）
	（3）用手搓动注射器使血液与肝素混匀	
9. 再次核对	再次查对床号、姓名和检查项目	
10. 整理	按《医疗废物管理条例》处置用物，脱手套，洗手；协助患者取舒适卧位，整理床单位	采血针放入锐器盒内集中销毁
11. 记录、送检	将标本连同化验单及时送检	在 30 min 之内送检

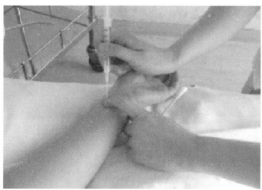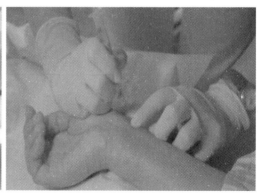

图 16-6　采集动脉血标本

4. 评价

（1）护患沟通有效，患者能主动配合。

（2）标本采集正确，及时送检并符合检验项目要求。

（3）严格按照无菌操作采集标本。

5. 注意事项

（1）严格执行查对制度和遵守无菌操作原则。

（2）股动脉穿刺点在腹股沟股动脉搏动明显处。穿刺时，患者取仰卧位，下肢伸直略外展外旋，以充分暴露穿刺部位。新生儿宜选择桡动脉穿刺，因股动脉穿刺垂直进针时易伤及髋关节。

（3）拔针后局部用无菌纱布或小沙袋加压止血，以免出血或形成血肿。

（4）有出血倾向者慎用动脉穿刺法采集动脉血标本。

二、尿标本采集法

尿液是血液经肾小球滤过、肾小管和集合管的重吸收及分泌产生的终末代谢产物，受机体各系统功能的影响，其理化性质和有形成分会发生改变。尿标本分为尿常规标本、尿培养标本、12 h 或 24 h 尿标本三类。

（一）目的

1. 尿常规标本　尿常规标本可检查尿液的色泽、透明度、比重、相对密度、尿蛋白、尿糖定性、尿细胞和管型等。

2. 尿培养标本　取未被污染的尿液做细菌培养或细菌药物敏感试验，以明确诊断。

3. 12 h 或 24 h 尿标本　12 h 或 24 h 尿标本可做尿的各种定量检查，如 17-羟类固醇、肌酐、肌酸及尿糖定量或尿浓缩查结核杆菌等。

（二）操作前准备

1. 评估患者并解释

（1）评估患者的临床诊断、目前病情和治疗情况；尿标本采集目的、种类或项目。

（2）向患者解释尿标本采集的目的和配合方法及注意事项。

2. 患者准备　了解尿标本采集的目的、方法、注意事项，并积极配合。会阴部分泌物多时，应先进行外阴清洗。

3. 环境准备　病室宽敞明亮、安静、安全、隐蔽。

4. 护士准备　着装整洁、修剪指甲、洗手、戴口罩、手套。

5. 用物准备　根据检验目的的不同准备。

（1）尿常规标本：备一次性尿标本容器（图 16-7），必要时备便盆或便壶。

（2）尿培养标本：备无菌导尿包用物、无菌带盖标本容器、清洁手套。

（3）12 h 或 24 h 尿标本：备 3000～5000 mL 清洁带盖的集尿瓶、防腐剂。

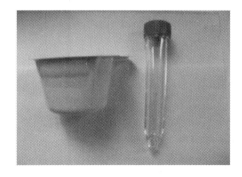

图 16-7　一次性尿标本容器

（三）操作流程

尿标本采集法操作流程见表 16-3。

表 16-3 尿标本采集法操作流程

操 作 流 程	流 程 说 明	操 作 要 点
1. 护士准备	着装整洁、修剪指甲、洗手,戴口罩、手套	
2. 用物准备	(1)尿常规标本:备一次性尿标本容器,必要时备便盆或便壶 (2)尿培养标本:备无菌导尿包用物、无菌带盖标本容器、清洁手套 (3)12 h 或 24 h 尿标本:备 3000~5000 mL 清洁带盖的集尿瓶、防腐剂	
3. 环境准备	病室宽敞明亮、安静、安全、隐蔽	
4. 核对解释	备齐用物至床旁,核对患者床号、姓名、腕带,告知采集的目的和配合方法	取得患者配合
5. 留取尿标本	(1)尿常规标本: ①能自理的患者,给予标本容器,嘱其留取晨起第一次尿于容器内,除测定尿比重需留 100 mL 以外,其余检验留取 30 mL 左右即可 ②行动不便的患者,协助其在床上使用便器,留取足量尿液于容器中送检 ③留置导尿的患者,于集尿袋下方引流孔处打开橡胶塞收集尿液 (2)尿培养标本: ①中段尿留取法:屏风遮挡,协助患者平卧,垫好便器,按导尿术清洁、消毒外阴和尿道口。嘱患者自行排尿,弃去前段尿,护士用试管夹夹住试管,接取中段尿 5~10 mL。留尿前后均应将试管口在酒精灯火焰上消毒 ②导尿术留取法:按照导尿术插入导尿管将尿液引出,留取尿标本 (3)12 h 或 24 h 尿标本: ①备好容器,贴上标签,注明采集的起止时间 ②留 12 h 尿标本,应从 7 pm 排空膀胱后留取尿液至次晨 7 am 留取最后一次尿液 ③留 24 h 尿标本,嘱患者于 7 am 排空膀胱后留取尿液至次晨 7 am 留取最后一次尿液 ④留取最后一次尿液后,将 12 h 或 24 h 的全部尿液盛于集尿瓶内,测总量	晨尿浓度较高,检验结果较准确 留取标本时勿触及容器口 留取第一次尿时即应加防腐剂 在患者膀胱充盈时留取 注意消毒外阴及尿道口后留取,防止细菌污染标本 充分混匀,从中取适量(一般为 40 mL)用于检验,其余弃去
6. 整理	协助患者穿裤,给患者安置舒适卧位,整理床单位和用物,脱手套,洗手	
7. 记录、送检	记录尿液总量、颜色、气味等,标本及时送检	

(四)评价

(1)护患沟通有效,患者能主动配合,无泌尿系统感染发生。

(2)标本留取方法正确,未被粪便、消毒液等污染,送检及时。

（五）注意事项

（1）留取尿培养标本时,应严格执行无菌操作,防止标本污染,影响检验结果。

（2）会阴部分泌物过多时,应先清洁或冲洗,再收集标本。

（3）女性患者月经期不宜留取尿标本,以免影响检验结果。

（4）留取 12 h 或 24 h 尿标本,集尿瓶应放在阴凉处,根据检验项目要求在瓶内加防腐剂（表16-4）。

表 16-4　常用防腐剂的用法

名　称	作　用	用　法	临床应用
甲醛	固定尿中有机成分,防腐	每 30 mL 尿液加 40% 甲醛 1 滴	艾迪计数
甲苯	保持尿中化学成分不变	第一次尿倒入后,每 100 mL 尿液中加 0.5%～1.0% 甲苯 2 mL,使之形成薄膜覆盖于尿液表面,防止细菌污染。如果测定尿中钠、钾、氯、肌酐、肌酸等则需加 10 mL	尿蛋白定量、尿糖定量检查
浓盐酸	保持尿液在酸性环境中,防止尿中激素被氧化	24 h 尿标本中共加入 5～10 mL 浓盐酸	17-酮类固醇、17-羟类固醇等

三、粪便标本采集法

粪便标本采集是指采集患者新鲜粪便并送检的过程。粪便标本包括常规标本、细菌培养标本、潜血标本和寄生虫或虫卵标本。

（一）目的

1. 常规标本　常规标本用于检查粪便的一般性状、颜色、细胞等。

2. 细菌培养标本　细菌培养标本用于检查粪便中的致病菌。

3. 潜血标本　潜血标本用于检查粪便中肉眼不能观察到的微量血液。

4. 寄生虫或虫卵标本　寄生虫或虫卵标本用于检查粪便中的寄生虫、幼虫以及虫卵。

（二）操作前准备

1. 评估患者并解释

（1）评估患者的病情、临床诊断、意识状态、自理能力、排便情况、需求、沟通理解及合作能力。

（2）向患者解释粪便标本采集的目的、方法、注意事项。

2. 患者准备　理解采集标本的目的、方法,并积极配合。

3. 环境准备　病室宽敞明亮、安静、安全、隐蔽。

4. 护士准备　着装整洁、修剪指甲、洗手,戴口罩、手套。

5. 用物准备

（1）常规标本:检便盒（内附棉签或检便匙）（图 16-8）、清洁便盆等。

（2）细菌培养标本:无菌培养瓶、无菌棉签、消毒便盆等。

（3）潜血标本:检便盒（内附棉签或检便匙）、清洁便盆等。

（4）寄生虫或虫卵标本：检便盒（内附棉签或检便匙）、透明胶带、载玻片（查找蛲虫）、清洁便盆等。

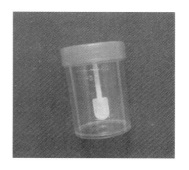

图 16-8　检便盒

（三）操作流程

粪便标本采集法操作流程见表 16-5。

表 16-5　粪便标本采集法操作流程

操作流程	流程说明	操作要点
1. 护士准备	着装整洁、修剪指甲、洗手，戴口罩、手套	
2. 用物准备	常规标本和潜血标本备检便盒（内附棉签或检便匙）、清洁便盆等。细菌培养标本备无菌培养瓶、无菌棉签、消毒便盆等。寄生虫或虫卵标本备检便盒、透明胶带、载玻片（查找蛲虫）、清洁便盆等	
3. 环境准备	病室宽敞明亮、安静、安全、隐蔽	
4. 核对解释	备齐用物至床旁，核对患者床号、姓名、腕带，向患者及家属做好解释	取得患者配合
5. 操作准备	查对医嘱，核对检验单，按要求在容器外贴好标签	防止发生差错
6. 采集标本	（1）常规标本：嘱患者排便于清洁便盆内，用检便匙取中央部分或异常部分约 5 g 放入检便盒送检	水样便应盛于容器中
	（2）细菌培养标本：	
	①嘱患者排便于消毒便盆内，用无菌棉签取中央部分或异常部分 2～5 g 放入无菌培养瓶内，塞紧瓶塞送检	用无菌长棉签直接采取标本进行培养，可提高阳性率
	②如患者无便意时，可用无菌长棉签蘸无菌等渗盐水，插入肛门 6～7 cm 处，沿一方向边旋转边退出棉签，放入无菌培养试管中，塞紧送检	
	（3）潜血标本：按常规标本留取	
	（4）寄生虫或虫卵标本：	
	①检查寄生虫卵：嘱患者排便于清洁便盆内，用检便匙取不同部位带血或黏液粪便 5～10 g 送检	服用驱虫药后或做血吸虫孵化检查，留取全部粪便送检
	②检查阿米巴原虫：先将便盆加热至接近人的体温后再排便，便后连同便盆立即送检	阿米巴原虫在低温环境下失去活力而难以查到
	③检查蛲虫：嘱患者睡觉前或清晨未起床前，将透明胶带贴在肛门周围处。取下粘有虫卵的透明胶带贴在载玻片上或将透明胶带对合送检	蛲虫常在午夜或清晨爬到肛门处产卵

续表

操 作 流 程	流 程 说 明	操 作 要 点
7.整理	协助患者穿裤子,给患者安置舒适卧位,整理床单位和用物,脱手套	
8.记录、送检	洗手、记录,标本及时送检	

（四）评价

（1）护患沟通有效,患者主动配合,操作过程不污染环境。

（2）标本留取方法正确,送检及时。

（五）注意事项

（1）采集潜血标本时嘱患者检查前 3 日禁食肉类,动物肝、血和含铁丰富的食物,3日后采集标本,以免造成假阳性。

（2）检查阿米巴原虫时应在采集标本前几日,停服钡剂、油质或含金属的泻剂,以免金属制剂影响阿米巴虫卵或胞囊的显露。

（3）采集粪便标本时避免大小便混合,以免影响检验结果。

四、痰标本采集法

痰标本采集是指采集患者从肺或深部咳出的痰液并送检的过程。痰标本分为常规痰标本、24 h 痰标本和痰培养标本三种。

（一）目的

1. 常规痰标本　常规痰标本可检查痰液一般性状,查找细菌、虫卵或癌细胞等。

2. 24 h 痰标本　24 h 痰标本用于检查 24 h 的痰量,并观察痰液的性状,以协助诊断疾病。

3. 痰培养标本　痰培养标本用于检查痰液中的致病菌并可做药物敏感试验。

（二）操作前准备

1. 评估患者并解释

（1）评估患者的年龄、病情、意识状态、治疗和用药情况;评估患者的生命体征、自理能力,咳嗽、咳痰情况;评估患者的心理状况、需求、沟通理解及合作能力。

（2）向患者解释进行该检验项目的目的及注意事项。

2. 患者准备　了解痰标本采集的目的、方法和配合要点,能配合漱口、清洁口腔。

3. 环境准备　病室整洁安静、光线明亮、温湿度适宜。

4. 护士准备　着装整洁、修剪指甲、洗手,戴口罩、手套,必要时穿隔离衣、戴防护目镜。

5. 用物准备

（1）常规痰标本:检验盒（痰盒）（图 16-9）等。

（2）24 h 痰标本:广口大容量痰盒等。

（3）痰培养标本:无菌痰盒漱口液等。

（4）无力咳痰或不合作者:集痰器（图 16-10）、吸痰用物（吸引器、吸痰管）、一次性手套。如收集痰培养标本须备无菌用物等。

257

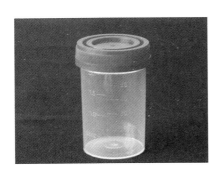

图 16-9　检验盒（痰盒）

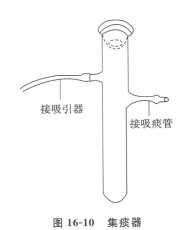

接吸引器　接吸痰管

图 16-10　集痰器

（三）操作流程

痰标本采集法操作流程见表 16-6。

表 16-6　痰标本采集法操作流程

操作流程	流程说明	操作要点
1. 护士准备	着装整洁、修剪指甲、洗手，戴口罩、手套	
2. 用物准备	检验单，常规痰标本备痰盒，24 h 痰标本备广口大容量痰盒，痰培养标本备无菌痰盒、漱口液，必要时备集痰器、吸痰用物（吸引器、吸痰管）、手套等	
3. 环境准备	整洁安静、光线明亮、温湿度适宜	
4. 核对解释	核对检验项目、标本容器及患者床号、姓名、腕带，向患者解释痰标本采集的目的和方法	确认容器选择正确，容器完好、标签信息与医嘱相符，取得患者配合
5. 收集标本	（1）常规痰标本： ①能自行排痰者：嘱患者晨起未进食前先漱口，深呼吸数次后，用力咳出气管深处痰液（第一口痰液）置于检验盒（痰盒）中 ②无力咳痰或不合作者：协助患者取适当体位，由下向上叩击背部，使痰液松脱。戴无菌手套后将集痰器分别连接吸引器和吸痰管吸痰，置痰液于集痰器中 （2）24 h 痰标本： ①在容器内先加一定量的水，注明留痰时间 ②嘱患者晨起漱口后（7 am）第一口痰开始留取，至次晨漱口后（7 am）第一口痰作为结束，将 24 h 痰液全部吐入容器内 （3）痰培养标本：清晨起床后先用漱口液漱口，再用无菌生理盐水漱口，深呼吸数次后用力咳出气管深处的痰液，吐入无菌集痰器内，昏迷患者可用无菌吸痰法采集	最好留取晨起第一口痰液 帮助患者咳痰 集痰器开口高的一端接吸引器，低的一端接吸痰管 避免痰液黏附在容器壁 不可将漱口液、唾液、鼻涕等混入 清晨痰量多，含菌量大，避免混入口腔中细菌
6. 安置患者	按需协助患者漱口或做口腔护理	
7. 整理	按《医疗废物管理条例》处置用物、脱手套	

续表

操作流程	流程说明	操作要点
8. 记录送检	洗手、记录,连同化验单及时送检	计算 24 h 痰量时,应减掉加入水的量

（四）评价

（1）护患沟通有效,患者主动配合,操作过程不污染环境。

（2）标本留取方法正确,送检及时。

（五）注意事项

（1）如用于检查癌细胞,应用 10% 甲醛溶液或 95% 乙醇溶液固定痰液后立即送验。

（2）收集痰液时间宜选择在清晨,因此时痰量较多,痰内细菌也较多,可提高阳性率。

（3）如患者伤口疼痛无法咳嗽,可用手掌或软枕压迫伤口,减轻肌张力,减轻咳嗽时的疼痛。

（4）做 24 h 痰量和分层检查时,应嘱患者将痰吐在无色广口瓶内,需要时可加少许苯酚以防腐。

五、咽拭子标本采集法

（一）目的

从咽部和扁桃体取分泌物做细菌培养或病毒分离,有助于白喉、化脓性扁桃体炎、急性咽喉炎等疾病的诊断。

（二）操作前准备

1. 评估患者并解释

（1）评估患者的一般情况、理解能力和合作能力;评估患者对咽拭子标本采集的认识、心理反应,进食时间等。

（2）向患者解释咽拭子标本采集的目的、方法、注意事项及配合要点。

2. 患者准备　了解咽拭子标本采集的目的、方法和配合要点,体位舒适。

3. 环境准备　保持环境整洁,清除床旁桌上多余物品,方便操作。

4. 护士准备　着装整洁、修剪指甲、洗手,戴口罩、手套。

5. 用物准备　咽拭子培养试管（图 16-11）、酒精灯、火柴、压舌板、无菌生理盐水、检验单等。按要求在容器外贴上标签。

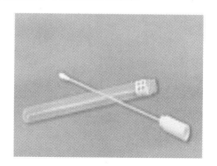

图 16-11　咽拭子培养试管

（三）操作流程

咽拭子标本采集法操作流程见表 16-7。

表 16-7　咽拭子标本采集法操作流程

操作流程	流程说明	操作要点
1. 护士准备	着装整洁、修剪指甲、洗手、戴口罩、手套	
2. 用物准备	咽拭子培养试管、酒精灯、火柴、压舌板、无菌生理盐水、检验单等。按要求在容器外贴上标签	

续表

操 作 流 程	流 程 说 明	操 作 要 点
3. 环境准备	保持环境整洁，清除床旁桌上多余物品，方便操作	
4. 核对解释	核对检验单、患者床号、姓名、腕带，向患者及其家属解释咽拭子标本采集的目的、方法、注意事项及配合要点	取得患者配合
5. 暴露患处	取舒适卧位，点燃酒精灯，嘱患者张口，发"啊"音	必要时用压舌板轻压患者舌部
6. 取样本	（1）用培养试管内长棉签蘸无菌生理盐水后，迅速擦拭两侧腭弓、咽、扁桃体上的分泌物	动作轻而敏捷，以防患者呕吐
	（2）将试管口在酒精灯火焰上消毒，然后将棉签插入试管中，塞紧	注意无菌操作，防止标本污染
7. 整理	协助患者漱口，按医疗废物处理条例处置用物，脱手套	
8. 记录送检	将标本连同检验单及时送检	

（四）评价

（1）护患沟通有效，患者主动配合。

（2）护士操作熟练、规范，无菌观念强，未给患者造成不必要的损伤与不适。

（五）注意事项

（1）注意棉签不要触及其他部位，防止污染标本，影响检验结果。

（2）避免在进食后 2 h 内留取标本，以防止呕吐。

（3）采集真菌培养标本，应在口腔溃疡面上采取分泌物。

（4）患者疑似有呼吸道传染病，采集其标本时采取标准预防措施，避免交叉感染。

（郭伊莉）

直通护考
在线答题

Note

·模块四·
危重患者护理技术

项目十七　危重患者的抢救与护理

 能 力 目 标

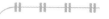

扫码看PPT

1. 能说出危重患者的病情评估定义、意义。
2. 能学会病情观察的基本方法、常用抢救技能。
3. 能运用护理程序的基本理论指导危重患者的护理。

 项 目 导 言

危重患者是指病情严重,病情变化快,随时可能出现危及生命征象的人。大致可分为年老体弱型、神志不清型、高热谵妄型和休克型患者四类。

危重患者的共同特征有病情重、身体虚弱;病情变化快,有时在几分钟内即可死亡;多有不同程度的意识障碍;一般都是卧床患者;一般都有体温、脉搏、呼吸或血压的变化;多有食欲不振或不能进食。

危重患者护理是临床护理工作的重点与难点,高质量的护理是提高危重患者抢救成功率,降低死亡率、病残率的保证。因此,要求护士要有丰富的专业知识、高度的责任感、严谨的工作作风、敏捷的思维、娴熟的操作技术,完成危重患者的病情评估,准确掌握人工呼吸及胸外心脏按压、给氧、吸痰等基本操作程序,与医疗团队配合,保证抢救工作有效进行。满足患者生理生活需要、安全需要,有效预防并发症,使患者达到康复的最佳状态。

任务一　危重患者的病情评估及支持性护理

 案 例 引 导

张某,男,60岁,高血压心脏病,呼吸道感染并呼吸衰竭,于 2018 年 9 月 25 日由心内科转入 ICU,经气管切开呼吸道辅助呼吸、对症治疗好转,已脱呼吸机,拟于 10 月 12 日转回心内科,但 12 日上午 7 时出现心率下降,每分钟 35 次,心电监护仪报警,医生、护士立即实施吸痰,吸出血性痰痰,呼吸机辅助呼吸,2 h 后患者自主呼吸恢复。

Note

请问：

    1. 此案例说明了什么问题？

    2. 此类患者有哪些共同特点？

一、危重患者的病情评估

（一）危重患者病情评估的概念及意义

病情评估是有计划、有目的、有系统地收集患者资料的过程。根据收集到的资料信息，对护理对象和相关事物做出大概的护理评估和推断，从而为护理活动提供基本依据。

危重患者病情评估是指通过询问病史、体格检查、临床试验检查、医技部门辅助检查等途径，对患者的生理、心理、病情严重程度、全身状况等做出的综合评估。通过对患者评估，全面把握患者基本的现状和诊疗服务的需求，为制订适宜于患者的诊疗方案提供依据和支持，及时发现和预见病情变化，为抢救赢得时间，降低医疗风险。

（二）危重患者的评估方法

危重患者的评估按是否借助仪器和技术手段，分为直接评估法和间接评估法。直接评估法是观察者直接运用自己的感官对研究对象的行为进行感知的观察方法，包括视诊、听诊、触诊、叩诊、嗅诊，是观察患者最基本的方法。间接评估法是利用仪器或技术间接地对现象和行为进行观测，从而获取资料的观察，包括与医生、家属交流、交接班、阅读病历、检查报告、借助仪器如心电图和血糖检测仪等。在此重点介绍直接评估法。

1. 视诊　视诊是用视觉观察患者全身和局部状态的检查方法。全身视诊可观察患者发育、营养、体形或体质、意识、表情、体位、姿势和步态等。局部视诊可了解患者身体各部分的改变，如皮肤、黏膜、眼、耳、鼻、口、舌、头颈、胸廓、腹形、肌肉、骨骼、关节外形等。特殊部位的视诊需借助于某些仪器如耳镜、鼻镜、检眼镜等帮助检查。

2. 听诊　听诊是利用耳直接或借助听诊器或其他仪器听取患者身体各个部位发出的声音，如血管音、皮下气肿音、肌束颤动音、关节活动音、骨折面摩擦音等。根据声音的特性与变化（如声音的频率高低、强弱、间隔时间，杂音等）来诊断相关脏器有无病变，如心、肺、腹部的听诊。

3. 触诊　触诊一般是用手指通过触、摸、按、压被检查局部，以了解体表（皮肤及皮下组织等）及脏器（心、肺、肝、脾、肾、子宫等）的物理特征，如大小、轮廓、硬度、触痛、移动度及液动感等。

4. 叩诊　叩诊是指用手叩击或手掌拍击被检查部位体表，使之振动而产生声音，根据振动和声音的音调特点来判断被检查部位的脏器大小、形状、位置等有无异常的诊断方法。如确定肺下界、心界大小、有无腹水及腹水的量等。

5. 嗅诊　以嗅觉判断发自患者的异常气味与疾病之间关系的一种诊断方法。患者的气味可来自皮肤、黏膜、呼吸道、胃肠道、呕吐物、排泄物、分泌物、脓液和血液等，根据所患疾病不同，其特点和性质也不一样。

（三）病情评估的内容

1. 一般情况的评估

（1）发育与体型：是否正常，应以年龄、智力、体格成长变化状态（包括身高、体重、肌肉和脂肪量、肢体长短、头颈和躯干形态及第二性征）及其相互间的关系来综合判断。成人头部的长度为身高的 1/8～1/7、坐高约为下肢长度、胸围为身高的 1/2。体型是身体各部发育的外观表现,包括骨骼肌肉的成长与脂肪分布状态等。临床上把成人的体型分为三种:①正力型:又称匀称型,表现为身体各个部分结构匀称适中,见于多数正常成人。②无力型:又称瘦长型,表现为体高肌瘦、颈细长、肩窄下垂、胸廓扁平、腹上角小于 90°。③超力型:又称矮胖型,表现为体格粗壮、颈粗短、面红、肩宽平、胸围大、腹上角大于 90°。

（2）饮食与营养状态:饮食在疾病治疗中占有重要地位,并在对疾病诊断、治疗中发挥一定作用。因此,应注意观察患者饮食量、食欲、进食后反应、饮食习惯,有无特殊嗜好或偏食等。营养状态与食物的摄入、消化、吸收和代谢密切相关,其好坏可作为鉴定健康和疾病程度的标准之一,通常采用肥胖和消瘦进行描述。

（3）面容与表情:疾病与情绪变化可引起面容与表情的变化。正常人表情自然,神态安怡。当某些疾病困扰,或当疾病发展到一定程度时可出现某些特征性面部表情,称为面容。临床上常见的面容包括:①急性病容:表情痛苦、面色潮红、兴奋不安、鼻翼煽动、口唇疱疹等,一般见于急性感染性疾病。②慢性病容:面色灰暗或苍白,面容憔悴,目光暗淡等,常见于慢性消耗性疾病,如恶性肿瘤、严重结核病等。③二尖瓣面容:表现为面颊紫红,口唇青紫,心慌气短,一般见于风湿性心脏病患者。④贫血面容:表现为面色苍白、唇舌色淡,神疲乏力,心慌气短等,见于各种类型的贫血患者。此外,还有甲状腺功能亢进面容、满月面容、脱水面容等。

（4）体位:身体在休息时所处的状态。详见项目五。

（5）姿势与步态:姿势即指一个人的举止状态,依靠骨骼、肌肉的紧张度来保持,并受健康状态及精神状态的影响。健康成人躯干端正,肢体动作灵活。患病时可出现特殊的姿势,如腹痛时患者捧腹而行,腰部扭伤时身体活动度受限。步态是指一个人走动时所表现的姿态,年龄、是否受过训练等因素可以改变一个人的步态。常见的异常步态有间歇性跛行、慌张步态、醉汉步态、摇摆步态、交叉步态等。

（6）皮肤与黏膜:可反映某些全身疾病的情况。主要观察皮肤与黏膜的颜色、温度、湿度、弹性及有无出血、水肿、皮疹、皮下结节、囊肿等。

2. 生命体征的评估　对生命体征的评估贯穿于患者护理的全过程,在患者病情观察中占有重要地位,是急危重症患者的快速评估的重点内容之一。当机体患病时生命体征的变化最为敏感,若体温不升、脉搏细速常提示出血性休克,体温过高排除感染因素外,夏季应考虑是否由中暑所致。详见项目三。

3. 意识状态的评估　意识状态是大脑活动的表现,是对环境的知觉状态。正常人表现为意识清楚,反应敏捷、准确,语言流畅、准确,思维合理,情感活动正常,对时间、地点、人物的判断力和定向力正常。任何原因引起大脑高级神经中枢功能损害时,都可出现意识障碍。一般可分为以下四种。

（1）嗜睡:最轻的意识障碍。患者处于持续睡眠状态,但能被语言或轻度刺激唤醒,醒后能正确、简单而缓慢地回答问题,但反应迟钝,去除刺激后又很快入睡。

（2）意识模糊:较嗜睡程度重,表现为思维和语言不连贯,对时间、地点、人物的定向力完全或部分障碍,可有错觉、幻觉、躁动不安、精神错乱等。

（3）昏睡:患者处于熟睡状态,不易唤醒。压迫眶上神经、摇动身体等强刺激可以将其唤醒,醒后答话含糊不清或答非所问,停止刺激后又进入熟睡状态。

（4）昏迷:最严重的意识障碍。按其程度可分为浅昏迷和深昏迷。浅昏迷者大部分意识丧失,无自主运动,对声、光刺激无反应,对疼痛刺激可有痛苦表情及躲避反应。瞳孔对光反射、角膜反射、吞咽反射、咳嗽反射、眼球运动等可存在。呼吸、心率、血压无明显改变。深昏迷者意识完全丧失，对各种刺激无反应。全身肌肉松弛，肢体呈弛缓状态，深浅反射均消失，偶有深反射亢进和病理反射出现。机体仅能维持基本的呼吸和循环，呼吸不规则，大小便失禁或潴留。

医学上评估患者昏迷程度的指标现今用的最广的是格拉斯哥昏迷量表（GCS）。有睁眼反应、语言反应和运动反应三个方面，三个方面的分数总和即为昏迷指数。GCS 评分法最高分为 15 分，表示意识清楚；12～14 分为轻度意识障碍；9～11 分为中度意识障碍；8 分以下为昏迷；分数越低则意识障碍越重。选评判时的最好反应计分。注意运动评分左侧右侧可能不同，用较高的分数进行评分。改良的 GCS 评分应记录最好反应、最差反应和左侧、右侧运动评分。

4. 瞳孔的评估 瞳孔变化是颅脑疾病，昏迷、药物中毒等疾病的病情变化的重要指征。正常瞳孔呈圆形、位置居中、边缘整齐，两侧等大、等圆。瞳孔直径 2～5 mm，小于 2 mm 为瞳孔缩小，常见于有机磷农药、吗啡、氯丙嗪中毒。大于 5 mm 为瞳孔散大，一侧瞳孔散大、固定，常提示患有同侧颅脑病变所致的小脑幕裂孔疝；双侧瞳孔散大，常见于颅内压增高、颅脑损伤、颠茄类药物中毒及濒死状态。

5. 心理状态的评估 患者的心理状态是一般心理状态和患病时的心理状态的整合。如一般心理状态中的注意力、情绪、认知、动机和意志状态，与患病的适应状态的统一。危重患者往往对所处环境没有控制力并无力改变，就会产生失助感。这是一种无能为力、无所适从、听之任之、被动的情绪反应。这种失助感还可以泛化而导致失望和抑郁等临床表现。患者呈现出淡漠、缄默不语或自卑自怜、怨恨，或在回首往事留恋人生，或在默默告别人世。因此，护士应根据患者的性别、年龄、病种、文化背景、社会阅历等因素，综合患者对健康的理解、对疾病的认知、处理和解决能力、对疾病和住院的反应、价值观、信念等方面来观察其语言和非语言行为、思维能力、认知能力、情绪状态、感知情况等是否处于正常状态，具体分析，具体对待，充分调动患者积极的心理因素，消除和防止不良的心理反应，使其机体尽早康复。

6. 特殊检查或药物治疗的评估 临床实际工作中，为了进一步明确疾病的诊断，常常要做各种特殊检查，如造影检查、胃镜检查、各种穿刺检查等。护士不仅是许多诊疗操作的执行者，而且应该对可能出现的结果、不良反应等进行严密的观察。倾听患者主诉、防止并发症的发生。如冠状动脉造影后应根据采用的方法对患者的局部止血情况进行观察。胸腔穿刺的患者，应注意有无呼吸困难、面色苍白、皮下气肿等情况。乙状结肠镜检查后的患者，应注意有无便血或脉搏细速等情况。放置引流袋的患者应注意引流管是否通畅，有无扭曲、受压、引流不通畅等情况。

药物治疗是临床常用的治疗方法，应注意观察治疗效果及毒性反应。用药时及用药后应严密观察病情，以防发生意外。如心脏病患者用洋地黄类药物治疗时，应观察有无头痛、黄视、心律失常等中毒反应。用胰岛素治疗的患者，应注意观察有无乏力、出汗、头晕、脉速、饥饿及神志不清等低血糖反应。用利尿药者，应注意尿量。

7. 其他方面的评估 如患者的自理能力，可通过日常活动能力量表来评估；患者的病残程度，可通过生活能力状态量表来评定。

对于危重患者，根据患者病情变化采用定期评估、随机评估两种形式，以便及时调整治疗方案，以保证患者安全。

二、危重患者的支持性护理

危重症护理是综合护理措施的统一，是高技术性护理与基础护理技术的综合应用。

知识拓展

17-1

护士不仅要注重高技术性护理,也要做好基础护理,其目的是满足患者的基本生理需要、舒适安全需要,预防并发症。

1. 危重患者的病情监测　由于危重患者病情严重而复杂,随时可能发生变化,如果抢救及时,护理得当,患者可能转危为安,反之,即可发生生命危险。危重患者病情监测的内容很多,最基本的是中枢神经系统、循环系统、呼吸系统、肾功能及体温的监测。

(1)中枢神经系统监测:包括一般监测、意识水平监测、脑血流监测、颅内压监测、脑电图、脑(氧)代谢监测和脑死亡的判定。

(2)循环系统监测:包括心率、心律、无创或有创动脉血压、心电功能、血流动力功能监测如中心静脉压、肺动脉压、肺动脉楔压、心排量和心脏指数等。

(3)呼吸系统监测:包括肺功能监测和呼吸运动监测。肺功能监测包括肺容量的监测、肺通气功能监测、肺换气功能监测、血气分析。其中血气分析是较重要的监测手段之一,护士应了解各项指标的正常值及意义。

(4)肾功能监测:肾脏是人体重要的器官之一,其功能主要是分泌和排泄尿液、废物、毒物和药物;调节和维持体液容量和成分(水分和渗透压、电解质、酸碱度);维持机体内环境(血压、内分泌)的平衡。同时它也是非常易受损的器官之一,因此对它的监测有重要意义。包括尿量,血、尿钠浓度,血、尿的尿素氮,血、尿肌酐,血肌酐清除率等。

(5)体温监测:一项基本的、简便易行的、反映病情缓解或恶化的可靠指标。详见项目三。

知识拓展

17-2

2. 保持呼吸道通畅　鼓励患者进行有效的深呼吸或轻拍其背部,以助其痰液咳出,昏迷患者应头偏向一侧,用吸引器吸出痰液,定时进行雾化吸入预防肺不张、坠积性肺炎等并发症。

3. 加强临床护理

(1)做好基础护理:为避免口腔炎症、口腔溃疡、腮腺炎、中耳炎、口臭的发生,每日进行2～3次口腔护理,以保证患者口腔卫生;加强皮肤护理,做到“六个勤”(勤观察、勤翻身、勤擦洗、勤按摩、勤更换、勤整理);“三短”(头发短、胡须短、指甲短);“九洁”(头发、眼、口、鼻、手、足、会阴、肛门、皮肤清洁);“五到床头”(医、护、饭、药、水)到床头。为了防止角膜干燥、溃疡及结膜炎发生,可涂抗生素眼药膏或盖凡士林油纱布。

(2)肢体活动:病情允许时,为患者做肢体屈、伸、旋、展的运动,每日2～3次。

(3)补充营养及水分:为保证危重患者营养及水分的摄入,维持体液平衡,应设法让患者进食,不能进食者,可采用鼻饲法或完全胃肠外营养。

(4)注意大小便情况:留置导尿者保持引流通畅,如有尿潴留可用无菌法导尿,防止泌尿系统感染。如有便秘应帮助解除。

(5)保持引流管通畅:妥善固定、安全放置引流管,防止出现扭曲、阻塞、受压、脱落等现象。有些导管不得有反流情况出现,以防感染。

(6)确保安全:常见的安全隐患有医嘱执行不及时或不准确;护理业务水平低、病情观察不细致;制度不健全或有章不循;服务态度与沟通不良;麻痹、麻木、盲目地轻信;意外的发生,如非计划脱管、坠床等。要确保安全,必须杜绝不安全因素,采用“安全隐患识别、安全隐患评估、安全隐患处理”的管理方式,如对于意识丧失的患者,应该使用保护具;对于牙关紧闭者,可用张口器、舌钳保护舌不被咬伤。

4. 密切观察患者的心理变化　危重患者会出现各种各样的心理问题,如恐惧、焦虑、悲伤、多疑、绝望等。因此,必须采取有效的护理措施,保持患者的最佳心理状态。

(1)为患者提供良好的环境,减少环境刺激,病室光线宜柔和、安静,尽量减少机器发

Note

出的噪声，工作人员应做到"四轻"，即说话轻、走路轻、操作轻、关门轻。

（2）耐心地做说服工作，工作细心，热情服务，态度要和蔼，要宽容、诚恳。科学讲解病情，尽量减轻患者的痛苦，急患者所急，做到与患者思想沟通，真正做到"交其友，知其心，治其病，安其神"。

（3）尊重患者。对因呼吸机治疗或人工气道而出现语言沟通障碍者，应与患者建立有效的沟通方式，鼓励患者表达自身感受，并让患者了解自己的病情和治疗情况，鼓励患者参与自我护理活动和治疗方案的选择。在操作、检查、治疗时注意保护患者隐私。

（4）尽可能多的采用"治疗性触摸"。这种触摸可引起患者注意，传递关心、支持或接收的信息给患者，可以帮助患者指明疾病部位，确认他们身体一部分的完整性和感觉的存在。

（5）鼓励家属及亲友探视，减少患者因环境刺激或入住 ICU 而造成的孤独、恐惧、焦虑等不良情绪，增强患者治疗的信心。

（6）危重患者的预见性护理是指护士运用护理程序对患者进行全面综合分析与判断，提前预知存在的护理风险，从而采取及时有效的护理措施，避免护理并发症的发生，提高护理质量和患者的满意度。如危重患者常见的护理并发症有压疮、误吸、非计划性管道滑脱、导管相关性感染、下肢静脉血栓等。

知识拓展

17-3

任务二　抢救室的管理和抢救设备

抢救危重患者两个主要环节是急救和重症监护。急救医学的任务分现场急救、运送患者和医院内急诊三部分。重症监护主要以重症监护病房为工作场所，病房内集中了临床各科室的危重患者，先进的监护、救治设备和急救药品以及经过专门培训的医护人员。系统化、科学化的管理是保证成功抢救的必要条件之一。

一、抢救工作的组织管理

抢救工作是一项系统化的工作，对抢救工作的组织管理是使抢救工作及时、准确、有效的保证。

1. 建立责任明确的系统组织结构　应立即指定抢救负责人，组成抢救小组。可分为两种，一种是全院性抢救，一般用于大型灾难等突发情况，由医疗院长组织实施，各科室均参与抢救。另一种是科室内的抢救，由科主任、护士长负责组织实施，各级医护人员必须听从指挥，密切配合，积极参与抢救。抢救时护士可在医生未到前，根据需要予以适当、及时的紧急处理，如止血、包扎、吸氧、吸氮、人工呼吸、胸外心脏按压、建立静脉通道等。

2. 落实各项管理制度，制订抢救方案和抢救护理计划　急诊室工作制度是规范医护人员行为的依据，确保了抢救工作有序进行，如首诊工作制度、急诊预检分诊制度、急诊抢救工作制度、急诊留观制度、急诊监护室制度、涉及法律问题的伤病员处理制度等，使患者能及时、迅速地得到抢救。护士应参与抢救方案的制订，根据患者的护理诊断和抢救方案制订护理计划，落实护理措施，解决患者现存的或潜在的健康问题，达到预期目标。

3. 做好核对工作　各种急救药物的应用须经两人核对，无误后方可使用。执行口头医嘱时,须向医生复述一遍,双方确认无误后方可执行。抢救完毕后由医生及时补写医嘱和处方。抢救中各种药物的空安瓿瓶,输液、输血的空瓶或空袋等应集中放置,以便统计和查对。

4. 及时、准确做好抢救记录　一切抢救工作均应及时准确、详细全面做好记录,且注明执行时间与执行者,并做好交接班,保证抢救工作无误。

5. 参与查房　安排护士参加医生组织的查房、会诊、病历讨论。熟悉危重患者的病情、重点监测项目及抢救过程,做到心中有数,配合恰当。

6. 抢救室内应备有完善的抢救器械和药品　严格执行"五定"制度,即定数量、定位置、定专人管理、定期消毒灭菌、定期保养维修,保证抢救时使用。抢救室内物品一律不得外借,每班交接。护士应熟练掌握抢救器械的性能和使用方法,并能排除一般故障,保证急救器械等设备完好率达到100%。

7. 抢救用物的日常管理　抢救用物使用后应做到"三及时",即及时检查、及时消毒、及时补充。如为传染病患者,应按传染病要求进行消毒处理,严格控制以防交叉感染。

二、抢救设备管理

1. 抢救室　急诊室和病区均应设单独抢救室,病区抢救室应靠近护士站。抢救室要求宽敞、整洁、安静、光线充足。室内设备有"五机""八包",急救药品、抢救床、各种急救设备及输液轨道等。

"五机"即心电图机、洗胃机、呼吸机、除颤仪、吸引器。"八包"即腰穿包、心穿包、胸穿包、腹穿包、静脉切开包、气管切开包、缝合包、导尿包。

2. 抢救床　抢救床最好为多功能床,另备木板一块,以备胸外心脏按压时使用。

3. 抢救车　抢救车应配备各种常用急救药品(表17-1)、急救用无菌用品以及其他急救用物。如各种无菌急救包、各种注射器及针头、无菌敷料、无菌治疗巾、无菌手套、输液器、输血器、开口器、压舌板、舌钳、皮肤消毒用物等。其他非无菌用物如治疗盘、血压计、听诊器、手电筒、止血带、绷带、夹板、宽胶布、多头电源插座等。

表 17-1　常用急救药品

类　　别	常　用　药　物
抗心搏骤停药物	肾上腺素、异丙肾上腺素、阿托品
呼吸兴奋药物	尼可刹米、洛贝林、回苏林
抗休克药物	多巴胺、间羟胺
抗心律失常药物	利多卡因
抗心力衰竭药物	西地兰
抗高血压药物	利血平、酚妥拉明、硝普钠
抗心绞痛药物	硝酸甘油
平喘药物	氨茶碱
利尿脱水剂	速尿、20%甘露醇、25%山梨醇、利尿酸钠
抗过敏药物	异丙嗪、地塞米松
镇痛、镇静、抗惊厥药物	哌替啶、地西泮、异巴比妥钠、苯巴比妥钠、氯丙嗪、硫酸镁
解毒药物	解磷定、美蓝、硫代硫酸钠、纳洛酮
促凝血药物	垂体后叶素、维生素 K_1

4. 急救器械 供氧设备、吸引器、心电图机、心电监护仪、除颤仪、心脏起搏器、简易呼吸器、呼吸机、血压监护仪、血氧饱和度监测仪、超声波诊断仪、电动洗胃机，各种无菌备用的基本手术器械等，均应保证完好。

任务三　常用抢救室技术

急救的最基本目的是挽救生命，护士对常用急救技术掌握的程度直接影响危重患者抢救方案的实施有效与否以及抢救的成败。因此，护士必须掌握必要的急救技术，本任务主要介绍心肺复苏技术、洗胃技术、人工呼吸器的使用。

一、心肺复苏技术

（一）概述

心肺复苏（cardiopulmonary resuscitation，CPR）是对由外伤、疾病、中毒、意外低温、淹溺和电击等各种原因导致的呼吸、心搏骤停，必须紧急采取重建和促进心脏、呼吸功能恢复的一系列措施。

基础生命支持技术又称初期复苏处理或现场急救，主要是通过徒手操作，保持心脏有一定的输出量，为脑和其他重要脏器提供最低限度的氧合血液，延长机体耐受临床死亡的时间。

知识拓展
17-4

（二）呼吸、心搏骤停的原因

1. 心脏因素 冠状动脉粥样硬化性心脏病、急性病毒性心肌炎及原发性心肌病、主动脉瓣病变及二尖瓣脱垂等均可导致室颤、严重的房室传导阻滞而致心搏骤停。

2. 呼吸停止 如气管异物、烧伤或烟雾吸入导致气道组织水肿，溺水和窒息导致气道阻塞，脑卒中，巴比妥类药物使用过量及头部外伤等均可导致呼吸停止。此时气体交换中断，心肌和全身器官组织严重缺氧，可导致心搏骤停。

3. 电解质与酸碱平衡失调 严重低钾血症和高钾血症均可抑制心肌，使心肌收缩力减弱、自律性降低，导致室性传导阻滞、室性自主心律和缓慢室颤而发生心搏骤停；血钠和血钙过低可加重高血钾对心肌的影响，血钠过高可加重缺钾，血钙过高可致传导阻滞、室性心律失常或发生室颤，严重的高血镁也可引起心脏停搏。酸中毒时细胞内的钾外移，使血钾增高，心肌收缩力减弱，可使心搏骤停。

4. 药物中毒或过敏 锑剂、洋地黄类、奎尼丁等药物的毒性反应可致严重心律失常而引起心搏骤停。在体内缺钾的情况下，由上述药物毒性反应引起的心搏骤停常以室颤为多见。快速静脉注射心得安、异搏停、氨茶碱等药物时可致心搏骤停。青霉素、链霉素、某些血清制剂发生严重过敏反应时，也可致心搏骤停。

5. 电击、雷击或溺水 电击伤可因强电流通过心脏而引起心搏骤停。强电流通过头部，可引起生命中枢功能障碍，导致呼吸和心搏停止。溺水多因氧气不能进入肺泡进行正常气体交换而发生窒息，窒息使心肌缺氧而引发室颤。

6. 麻醉和手术意外 如呼吸道管理不善、麻醉剂用量过大、硬膜外麻醉药物误入蛛网膜下腔、肌肉松弛剂使用不当、低温麻醉温度过低、心脏手术等，均可能引起心搏骤停。

（三）心搏骤停的诊断要点

1. 主要依据

（1）意识突然丧失。

（2）大动脉（如颈动脉、股动脉）搏动消失。

2. 其他依据　与上述体征同时出现或随后出现。

（1）心音消失，血压测不出。

（2）呼吸呈叹息样，随后停止，多发生在心搏骤停后 30 s 内。

（3）瞳孔散大。

（4）面色苍白兼有青紫。

（5）伤口不出血。

临床上凭"意识突然丧失"伴"大动脉搏动消失"两个征象即可判断心搏骤停，并应立即进行初步急救。切不可反复用听诊器听心音或用心电示波器观察心搏而延误复苏救护的时机。

（四）心肺脑复苏技术

1. 目的

（1）通过实施基础生命支持技术，建立患者的循环、呼吸功能。

（2）保证重要脏器的血液供应，尽快促进患者心搏、呼吸功能的恢复。

2. 操作前准备

（1）评估患者，判断神志、大动脉搏动、呼吸状况：①检查患者有无反应；②触摸大动脉有无搏动。

（2）摆放患者体位：患者仰卧于硬板床上，头后仰 10°左右，解开上衣。

（3）环境准备：抢救室要求宽敞、整洁、安静、光线充足。

（4）护士准备：衣帽整洁、洗手、戴口罩。

（5）用物准备：见抢救室设备管理相关内容。

3. 操作流程　见表 17-2。

表 17-2　心肺脑复苏技术操作流程

操作流程	流程说明	操作要点
1. 护士准备 2. 用物准备 3. 环境准备	衣帽整洁、洗手、戴口罩	护理传染病患者时需要做好自身防护
4. 操作步骤	（1）确认现场安全	· 确保现场对患者和施救者安全
	（2）识别心搏骤停：双手轻拍患者，并在其耳边大声呼唤，判断患者有无意识。或通过触摸大动脉判断其是否有脉搏。及时拨打 120 呼救	· 检查患者有无反应；触摸大动脉有无搏动 · 触摸动脉搏动时间不少于 5 s，不超过 10 s
	（3）启动应急反应系统：如果患者没有呼吸或者没有正常呼吸（即只有喘息），立刻启动应急反应系统。通过移动通信设备呼叫旁人帮忙（如果适用）	· 如果在院内则第一时间启动院内应急系统；自取或请他人取自动体外除颤仪及其他急救设备

续表

操作流程	流程说明	操作要点
	（4）开始胸外心脏按压：	·睡在软床上的患者,则用心脏
	①安置卧位:患者仰卧于硬板床上,头后仰10°	按压板垫于其肩背下
	左右,解开上衣	
	②救护者姿势:救护者跪于或站在患者一侧	·应根据个人身高及患者位置
	③确定按压部位:胸骨下段,胸骨中线与两乳	高低,采用踏脚凳或跪式等不同
	头连线的相交处即为按压点(图17-1)	体位
	④按压方法:救护者位于患者右侧,以后掌根	·如此有节奏反复进行,不得使
	部放于按压部位,手掌长轴与胸骨长轴平行,另	复苏抢救中断超过5~7 s
	一掌交叉重叠于此掌背上,双臂绷直,双肩在患	·救护者双手不得离开患者胸
	者胸骨上方正中,用手臂垂直向下用力按压(图	部,按压与放松时间大致相等
	17-2、图17-3),而后立即放松,解除压力,让胸廓	·用力均匀,避免肋骨骨折
	自行复位	
	⑤按压频率:成人100~120次/分	
	⑥按压深度:成人5~6 cm;儿童、婴儿至少为	·由于此法使患者颈部高度伸
	胸部前后径的1/3,儿童大约5 cm,婴儿大约4 cm	展,颈部损伤者禁用
	（5）人工呼吸：	
	①开放气道:清除口腔、气道内分泌物或异物,	
	有义齿者取出(图17-4)	
	②开放气道方法：	
	仰面抬颈法:患者平卧,救护者一手抬起患者	
	颈后部,另一手放在额前,将颈部轻轻向前弯曲	
	上提,同时使头后仰(图17-5)	
	仰面举颏法:患者平卧,救护者一手置于患者	·此法产生的颈部张力最小,适
	前额,手掌用力向后压使头后仰,另一手手指放	用于有颈髓损伤者
	在靠近颏部的下颌骨下方,将颏部向前抬起,使	
	患者牙齿几乎闭合(图17-6)	
	托下颌法:患者平卧,救护者用两手同时将左	
	右下颌角托起,一面使其头后仰,一面将下颌骨	
	前移(图17-7)	
	③人工呼吸：	
	口对口人工呼吸法:患者仰卧,松开衣领、裤	频率:每5~6 s一次呼吸
	带;在患者鼻口部盖一单层纱布或隔离膜;救护	胸外心脏按压与人工呼吸的比
	者用压前额的一手的拇指、食指捏紧患者的鼻	例为30:2
	孔,深吸一口气后,双唇紧贴患者口部,然后用力	
	吹气,直至患者胸廓上抬;吹气毕,救护者头稍抬	
	起并侧转换气,同时松开捏鼻孔的手,让患者的	
	胸廓及肺依靠其弹性自动回缩,排出肺内二氧	
	化碳	
	口对鼻人工呼吸法:在保持畅通气道的条件	适用于口周外伤或张口困难的
	下,救护者于深吸气后以口唇紧密封住患者鼻孔	患者
	周围,用力向鼻孔内吹气。吹气时应用手将患者	
	颏部上推,使上下唇合拢,呼气时放开。其他要	
	点同口对口人工呼吸法	

续表

操 作 流 程	流 程 说 明	操 作 要 点
口对口鼻人工呼吸法:救护者双唇包住患儿口鼻部用力吹气		适用于婴幼儿

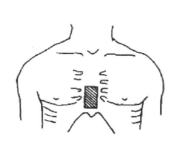

图 17-1　胸外心脏按压的正确部位

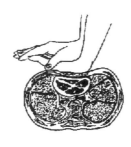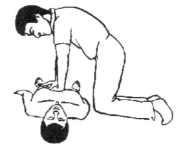

图 17-2　胸外心脏按压的手法和部位

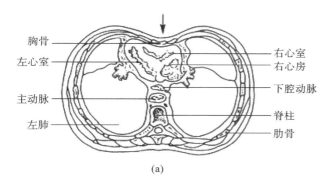

(a)

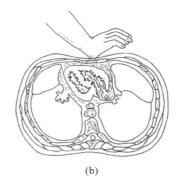

(b)

图 17-3　心脏按压解剖示意图

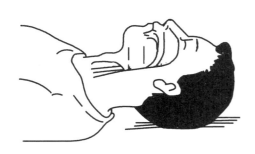

图 17-4　舌后坠堵塞气道

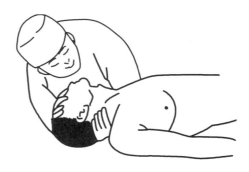

图 17-5　仰面抬颈开放气道法

4. 评价按压效果

（1）胸外心脏按压的有效标志:缺氧情况明显改善;瞳孔由大变小;按压时可扪及大动脉搏动,肱动脉收缩压≥60 mmHg(8 kPa);有知觉反射、呻吟或出现自主呼吸。

（2）心脏按压无效的标志:按压时摸不到大动脉搏动;已出现的有效指标又消失;瞳孔始终散大或进行性散大。

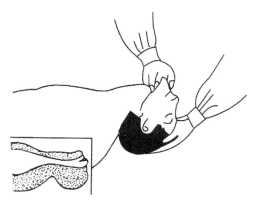

图 17-6　仰面举颏开放气道法　　　　　　　图 17-7　托下颌法

5. 注意事项

（1）心肺复苏的成功率与抢救是否及时、有效有关。若能在心搏骤停 4 min 内进行现场急救，8 min 内进行心脏除颤，则存活率可达 40%。抢救越早，复苏成功率越高。

（2）按压部位要准确，用力合适，防止胸骨、肋骨骨折，严禁按压胸骨角、剑突下及左右胸部。

二、洗胃技术

洗胃法是将胃管插入胃内，反复注入和吸出一定量的溶液，以冲洗并排出胃内容物，减轻或避免吸收中毒的方法。

1. 目的

（1）清除胃内毒物，减少毒物吸收。用于急性食物或药物中毒，服毒后 6 h 内洗胃最有效。

（2）减轻胃黏膜水肿。幽门梗阻患者饭后有滞留现象，引起上腹部胀满、不适、恶心、呕吐等症状，通过洗胃，减轻潴留物对其胃黏膜的刺激，减轻胃黏膜水肿、炎症。

（3）为某些检查或手术做准备。

2. 操作前准备

（1）评估：①评估患者的年龄、病情、医疗诊断、神志、生命体征、口鼻黏膜有无损伤、有无活动义齿、心理状态、耐受能力、配合程度等。②向患者及家属解释洗胃的目的、方法、注意事项及配合要点。

（2）患者准备：了解洗胃的目的、方法、注意事项及配合要点。

（3）环境准备：抢救室要求宽敞、整洁、安静、光线充足。

（4）护士准备：护士衣帽整洁、洗手、戴口罩。

（5）用物准备：

①口服催吐法：治疗盘内置量杯、压舌板、水温计、弯盘、塑料围裙或橡胶单；水桶 2 只（分别盛洗胃溶液、污水）等。洗胃溶液（表 17-3）一般用量为 10000～20000 mL，温度以 25～28 ℃ 为宜。为患者准备洗漱用物（可取自患者处）。

表 17-3　常用洗胃溶液

毒 物 种 类	常 用 溶 液	禁 忌 物
酸性物	镁乳、蛋清水[①]、牛奶	
碱性物	5％醋酸、白醋、蛋清水、牛奶	
氰化物	3％过氧化氢溶液[②]引吐、1∶15000～1∶20000高锰酸钾溶液	
敌敌畏 敌百虫	2％～4％碳酸氢钠溶液	碱性药物[③]
1605、1059、4049(乐果)	1％盐水、1∶15000～1∶20000 高锰酸钾溶液	高锰酸钾溶液[④]
巴比妥类(安眠药) 异烟肼	1∶15000～1∶20000 高锰酸钾溶液	硫酸镁
苯酚(石炭酸)	1∶15000～1∶20000 高锰酸钾溶液	
酚类	1∶15000～1∶20000 高锰酸钾溶液	
发芽马铃薯	温开水或植物油	
DDT(灭害灵)、666	1％活性炭悬浮流言液	液体石蜡
毒蕈、河豚、生物碱	温开水或生理盐水	
灭鼠药	1％～3％鞣酸	
(1) 磷化锌	1∶15000～1∶20000 高锰酸钾溶液、0.5％硫酸铜[⑤]	鸡蛋、牛奶、脂肪及其他油类食物[⑥]
(2) 抗凝血类(敌鼠钠等)	温水洗胃	碳酸氢钠溶液
(3) 有机氟类(氟乙酰铵等)	0.2％～0.5％氯化钙或淡石灰水洗胃	

注:①蛋清水可黏附于黏膜表面,起到保护胃黏膜的作用,并可减轻疼痛。②过氧化氢溶液为氧化剂,可将毒物氧化,改变其性能,从而减轻或去除毒性。③敌百虫遇碱性药物会分解为毒性更强的敌敌畏。④1605、1059、4049(乐果)等禁用高锰酸钾溶液,因可氧化成毒性更强的物质。⑤磷化锌中毒时口服硫酸铜可使其成为无毒的磷化铜沉淀,阻止吸收并促使其排出体外。催吐法用 0.5％～1.0％硫酸铜溶液,每次 10 mL,每 5～10 min 口服一次,配合用压舌板等刺激舌根引吐。⑥磷化锌易溶于油类物质,忌用脂肪性食物洗胃,以免促使磷的吸收。

②胃管洗胃法:治疗盘内备无菌洗胃包(内有胃管、镊子、纱布或使用一次性胃管)、塑料围裙或橡胶单、治疗巾、检查标本容器或试管、量杯、水温计、标签、弯盘、50 mL 注射器、听诊器、手电筒、液体石蜡、胶布、压舌板等,必要时备张口器、牙垫、舌钳放于治疗碗内;水桶 2 只(分别盛洗胃溶液、污水);洗胃溶液。洗胃设备,电动吸引器洗胃法备电动吸引器(包括全瓶及 5000 mL 容量的储液瓶)、三通管、调节夹或止血钳,输液架、输液导管。全自动洗胃机洗胃法另备全自动洗胃机。

3. 操作流程　见表 17-4。

表 17-4　全自动洗胃机洗胃法操作流程

操 作 流 程	流 程 说 明	操 作 要 点
1. 护士准备	衣帽整洁、洗手、戴口罩	护士需要做好自身防护
2. 用物准备	全自动洗胃机等	
3. 环境准备		

续表

操作流程	流程说明	操作要点
4. 操作步骤	（1）接通电源，通电并检查功能良好，连接各种管道	操作前进行
	（2）插胃管：用液体石蜡润滑导管前端，插入胃管长度为前额发际至剑突的距离，由口腔插入 55～60 cm，检测胃管的位置	通过三种方法检查确定胃管在胃内，用胶布固定胃管
	（3）连接洗胃管，将已配制好的洗胃溶液倒入水桶内，胃管的另一端与已插好的患者胃管相连，调节好流速	药管口浸没在洗胃溶液液面下
	（4）吸出胃内容物：按"手吸键"吸出物送检，再按"自动键"，机器即开始对胃进行自动冲洗，直至洗出液无味为止。	冲洗时"冲"灯亮，吸引时"吸"灯亮
	（5）拔管：洗毕反折胃管，拔出	防止管内液体误入气管
	（6）整理：协助患者漱口、洗脸，取舒适体位，整理床单位，清理用物	促进患者舒适
	（7）记录	灌洗液名称、量，洗出液的颜色、气味、性质、量，患者的全身反应

4. 评价效果

（1）洗胃彻底，患者脱离危险。

（2）操作程序正确，无并发症。

5. 注意事项

（1）首先注意了解患者中毒情况，如患者中毒的时间、途径，毒物种类、性质、量等，患者来院前是否呕吐。

（2）洗胃时间越早越好，一般服毒后 6 h 内洗胃最有效。但有些患者就诊时已超过 6 h，仍可考虑洗胃。灌洗液的温度为 25～38 ℃，不可过高或过低。每次灌洗量以 300～500 mL 为宜。

（3）当中毒物质不明时，洗胃溶液可选用温开水或生理盐水。待毒物性质明确后，再采用对抗剂洗胃。

（4）插管时，动作要轻柔，切勿损伤患者食管黏膜，或误入气管。强腐蚀性毒物洗胃会造成一定损害，插管时有可能引起穿孔，一般不宜进行洗胃，食管静脉曲张患者不宜洗胃。

（5）洗胃过程中应随时观察患者面色、生命体征、意识、瞳孔变化，注意观察洗胃的并发症，如急性胃扩张、胃穿孔、水中毒、低钾、酸碱平衡失调、窒息等，一旦发生做好紧急处理并记录。

（6）拔管前可向胃内注入导泻剂如 50％硫酸镁 60 mL 或甘露醇 250 mL，以通过腹泻清除已进入肠道内的毒物。因镁离子对中枢神经系统有抑制作用，对昏迷患者会使其昏迷加重，且甘露醇导泻效果、口感均优于硫酸镁，故常规推荐使用 20％甘露醇进行导泻。

（7）注意患者的心理状态、合作程度及对康复的信心，告知患者及家属有误吸的可能与风险，取得他们理解。介绍洗胃的注意事项，对自服毒物者耐心劝导，做好心理护理。洗胃后注意观察中毒症状有无缓解或控制。

三、人工呼吸器的使用

人工呼吸器是抢救危重患者不可缺少的设备,它是用机械的方法维持和辅助患者呼吸的一种装置,临床使用人工呼吸器常用于各种病因所致的呼吸停止或呼吸衰竭的抢救及麻醉期间呼吸管理。

1. 目的

(1) 维持和辅助患者呼吸。

(2) 纠正低氧血症。

2. 操作前准备

(1) 评估:①评估患者有无自主呼吸及呼吸类型、病情、医疗诊断、神志、生命体征、配合程度等。②评估患者的呼吸状况,呼吸道是否通畅。向患者及家属解释洗胃的目的、方法、注意事项及配合要点。

(2) 患者准备:清醒患者以及家属理解用呼吸器的目的和意义,情绪稳定,主动配合。患者仰卧,去枕,头后仰,如有活动义齿应取下;解开领扣、领带、腰带;清除上呼吸道分泌物或呕吐物,保持呼吸道通畅。

(3) 环境准备:抢救室要求宽敞、整洁、安静、光线充足。

(4) 护士准备:护士衣帽整洁、洗手、戴口罩。熟悉患者病情,掌握应用人工呼吸器的指征,人工呼吸器的性能判断和操作注意事项。

(5) 用物准备:简易人工呼吸器(图17-8)(由球体气囊、呼吸活瓣、面罩、输氧管等组成),纱布、吸引器、吸痰管,一次性手套等。

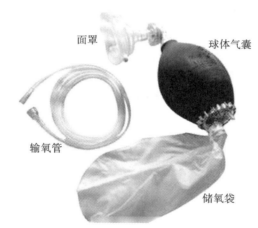

图 17-8　简易人工呼吸器

3. 操作流程　见表 17-5。

表 17-5　简易人工呼吸器操作流程

操 作 流 程	流 程 说 明	操 作 要 点
1. 护士准备	衣帽整洁、洗手、戴口罩	备齐用物,检查简易人工呼吸器
2. 用物准备		
3. 环境准备		
4. 操作步骤	(1) 核对患者床号、姓名	确认患者
	(2) 协助患者取适当体位,先以导管吸尽患者口鼻分泌物、呕吐物及其他异物,擦净患者口鼻部位,面部朝上	必要时用口咽导管通气道
	(3) 连接氧气,将氧气管接于球体气囊的入口处	将简易人工呼吸器整理连接后,安装氧气表,调好流量为 8～10 L/min

续表

操 作 流 程	流 程 说 明	操 作 要 点
	(4) 护士站于患者头顶处,患者头后仰,右手握住呼吸活瓣处,将面罩置于患者口鼻部	可用固定带固定或用衔接管与气管插管相连,使面罩与口鼻紧贴不漏气
	(5) 挤压球体气囊,每分钟 10 次。一次挤压可有 500 mL 左右的空气进入肺内	
	(6) 记录,整理用物	用物消毒,呼吸器保养

4. 评价

(1) 患者体位适宜,呼吸道通畅。

(2) 面罩紧扣口鼻,无湿气。

(3) 挤压呼吸囊节律、频率规范。

(4) 与患者及其家属沟通良好。

5. 注意事项

(1) 使用前检查简易人工呼吸器。

(2) 使用简易人工呼吸器前必须清除患者呼吸道异物及分泌物。

(3) 观察患者胸廓起伏是否与挤压频率一致,患者面部与嘴唇发绀情况是否有变化。

【护考提示】

1. 胸外心脏按压的部位、频率、深度。

2. 胸外心脏按压与人工呼吸的频率。

3. 简易人工呼吸器挤压的频率,一次挤压进入肺内的空气量。

【作业】

患者李某,85 岁,因突发意识障碍 2 h 入院,急诊 CT 示"脑干出血"。入院时患者呈浅昏迷状态,左侧瞳孔直径约为 1 mm,右侧瞳孔直径约为 2 mm,对光反射迟钝。T 39.6℃,P 148 次/分,R 48 次/分,BP 240/140 mmHg,大小便失禁,右侧肢体肌力为 0 级。

请问:

1. 如何观察病情?

2. 如何护理患者?

(王桂华)

·模块五·

临终患者护理技术

项目十八　临终护理

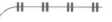

扫码看PPT

能力目标

1. 能说出临终关怀的定义、意义、原则。
2. 能学会应用护理模型实施尸体护理。
3. 能运用临终关怀的护理程序对临终患者及其家属进行护理。

项目导言

生老病死是人生的自然发展过程。临终是人生必然要经过的阶段，如何帮助临终患者舒适、安详、有尊严、无遗憾地度过人生最后时期，同时给予亲属心理、社会及精神上的支持，使他们以健康的方式应对和适应临终及死亡这一必经阶段，是需要医护人员共同关注并解决的问题。

任务一　临终关怀技术

案例引导

患者，女，68岁，因肝癌晚期入院，患者情绪不稳定，多次请求医生为其复查，经常讲"我身体一直很好的，肯定是搞错了"。为减少患者的痛苦，家属希望患者在临终阶段能够得到较好的护理，故护士安排其入住临终关怀病房。

请问：

1. 临终关怀的理念是什么？
2. 面对患者目前的情况，作为护士，你该如何应对？
3. 临终关怀的内容包括哪些？

当生命走到尽头的时候，每个人都希望平静而有尊严地离开这个世界。但临终的过程因人而异。绝大多数人都会需要一根"拐杖"，才能走得更平稳、更安详。这根"拐杖"，可以是家人、社会不离不弃的支持与关爱，也可以是对死亡本身的安然接纳。临终关怀

Note

281

在生理之外，更给予了一份这样的心灵安抚。

一、临终关怀的定义

随着现代医学模式的转变，临终关怀（hospice care）的内涵发生了明显改变，目前认为临终关怀的概念包含两层含义。

（1）临终关怀是一种特殊服务，它是对临终者及其家属所提供的一种全面照顾，包括医疗、护理、心理和社会等各个方面，目标在于使临终患者的生命质量得到提高，珍惜有限的人生时光，减少痛苦，甚至无痛苦地走完人生的最后旅程，并使其家属的身心健康得到维护和增强。

（2）临终关怀是一门以临终患者的生理、心理发展和为临终患者及其家属提供全面照护的实践规律为研究对象的新兴学科。临终关怀作为一种新的医疗服务，弥补现行医疗保健体系忽视临终患者需求的缺陷，符合人道主义精神和人类生命发展的需求，从而使医疗保健体系更趋完美。由于人民生活水平的提高，以及我国人口老龄化的加剧和疾病谱的变化，近年来临终关怀在我国的需求日益增多。临终关怀的对象是诊断明确、治愈无望、预计生命期六个月内的疾病晚期患者。现代医学普遍认为临终关怀可为临终患者提供姑息性和支持性照护的医护措施。它强调的是对临终患者照顾的姑息性（care），而不是治疗性（cure）。其目的是满足临终患者身心的需要，减轻其疾病的症状、延缓其疾病发展，使其能舒适、安详、有尊严地度过人生的最后时期。我国临终关怀事业虽然出现较晚，但发展较快，这是顺应社会经济、文化发展和我国人口老龄化现实要求的。如今，临终关怀作为一个独立的学科，其内容已经被正式列入卫健委制定的《全科医生转岗培训大纲》和《社区护士岗位培训大纲》中，也是一门以临终患者的生理、心理发展和为临终患者及其家属提供全面照护的实践规律为研究对象的新兴学科。

二、临终关怀的发展史

1. 国外临终关怀的发展历史　世界第一家临终关怀机构（英国圣克里斯托弗临终关怀医院），由西斯莉·桑德斯博士于1967年7月在英国伦敦东南方的希登（Sydenham）创建。该机构影响深远，被誉为世界临终关怀运动的灯塔，随后美国、法国、日本、加拿大等60多个国家相继开展临终关怀服务。这个理想的临终关怀模式被世界许多国家直接采用，可以说是临终关怀组织的典范。20世纪70年代后期，临终关怀传入美国，现已有1600个多种发展形式存在的临终关怀组织。目前，60多个国家和地区都开展了临终关怀的理论研究和服务实践。经过40多年的发展，已构建了较为完善的临终关怀护理服务体系，并形成了大量理论和实践成果，给临终患者及其家属带来了福音。

2. 国内临终关怀的发展历史

（1）1988年7月天津医学院率先成立了天津临终关怀研究中心。

（2）1988年10月上海创办了中国第一所临终关怀医院——南汇护理院。

（3）1992年5月，天津召开了首届东西方临终关怀国际研讨会。

（4）1993年5月，在山东烟台成立"中国心理卫生协会临终关怀专业委员会"。

（5）1996年正式创办《临终关怀杂志》。

在临床实践方面，30个省、市、自治区，都纷纷因地制宜地创办了临终关怀服务机构，目前我国有120多家临终关怀机构，几千位从事这项工作的人员。"逐步完善医疗制度保障化，建立完善的临终关怀社会志愿者服务体系，发展有中国特色的临终关怀模式"，是我国临终关怀未来的发展趋势。

三、临终关怀的内容

1. 临终患者及其家属的需求　临终患者的需求包括生理、心理及社会方面的需求；临终患者家属的需求包括对临终患者治疗和护理的要求、心理需求及为其提供殡丧服务的需求。

2. 临终患者的全面照护　控制患者疼痛和不适，提供医疗护理、生活护理、心理护理。

3. 临终患者家属的照护　进行心理疏导和提供情感支持。为临终患者提供优质护理照护，减少家属的疑虑。

4. 死亡教育　死亡教育是就如何认识和对待死亡而对人进行的教育。其主旨在于使人正确地认识和对待人人都不可回避的生死问题，首先是正确地认识和对待自己的生死，同时也正确地认识和对待他人的生死。目的是帮助临终患者树立正确的生死观，正确对待和接受死亡，消除对死亡的恐惧心理。

5. 临终关怀的模式　由于东西方文化背景的不同导致患者对死亡的态度有很大的差异，这就决定了我国的临终关怀项目应具有中国特色。探讨适合我国国情的临终关怀模式和特点是临终关怀的重要内容之一。

四、临终关怀的理念及组织形式

1. 临终关怀的组织形式

（1）独立的临终关怀医院：不隶属于任何医疗护理或其他医疗保健服务机构的临终关怀服务基地。具有医疗、护理设备，一定的娱乐设施，家庭化的危重病房设置，提供适合临终关怀的陪伴制度，配备一定数量的专业人员、服务项目（包括住院临终关怀服务、家庭临终关怀服务和日间临终关怀服务）。以北京松堂关怀医院较具代表性。

（2）综合性医院内附设临终关怀病房：在医院、护理院、养老院、社区保健站、家庭卫生保健服务中心机构内附设的"临终关怀病区""临终关怀病房""临终关怀单元（病室或病床）"或是"附属临终关怀医院"，是目前我国常见的临终关怀机构。以北京朝阳医院临终关怀病区较具代表性。

（3）家庭临终关怀病房：患者住在自己家中，由患者家属提供基本的日常照护，由临终关怀组织提供常规的患者和家属所需要的各种临终关怀服务。李嘉诚基金会实施的全国宁养医疗服务计划，在全国各地的重点医院共建 17 所宁养院，坚持"贫困、癌痛、免费、家居"的服务方针，争取癌痛患者全程无痛，亦属此列。

（4）国外常见的临终关怀模式：独立善终医院、以医院为基础的舒缓住院病区、社区家居探访服务、日间宁养服务、门诊服务、顾问医疗队伍、哀伤辅导服务。

2. 临终关怀的理念

（1）以照料临终患者为中心：临终关怀是针对各种疾病的晚期，治疗不再生效，生命即将结束者。对于这些患者，已经从过去的治疗为主的观点，转向以照顾为主的观点，通过全面的身心照料，提供姑息性治疗，控制症状，解除痛苦，消除焦虑、恐惧，获得心理、社会上的支持，使其在最后的旅程上得到安宁。因此，临终关怀是以治愈为主的治疗转变为以对症为主的照料。

（2）提高临终患者的生命质量：临终关怀不以延长生存时间为重，而以丰富患者有限生命，提高其临终阶段生命质量为宗旨。让患者在有限的时间里，能有清醒的头脑，在可控制的病痛中，接受关怀，享受人生的余晖。

（3）尊重临终患者的尊严和权利：临终患者尚未死亡，只要他没有进入昏迷状态就仍有思维、意识、情感，仍有个人的尊严和权利。临终关怀强调尊重生命的原则，医护人员应注意维护和保持患者的价值和尊严，在临终照料中应允许患者保留原有的生活方式，尽量满足其合理要求，保留个人隐私权利，让患者参与医护方案的制订，选择死亡方式等。

（4）注重临终患者家属的心理支持：临终护理的效果与家属的积极配合密切相关。注重对家属提供心理支持，可使他们保持正常的心态，在患者临终阶段的心理和精神方面起到他人所不能替代的作用。因此，在对临终患者全面照料的同时，提供临终患者家属心理、社会支持，使其获得接受亲人死亡事实的力量，坦然地面对亲人的死亡。临终关怀既为患者生前提供服务，也为其死后提供丧居服务。

五、临终关怀的意义

1. 符合人类追求高生命质量的客观要求 随着人类社会文明的进步，人们对生存质量和死亡质量提出了更高的要求，通过全面的身心照料，提供姑息性治疗，帮助患者控制症状，解除痛苦。

2. 是人类文明的标志 每个人都希望顺利地出生，安详地死亡。

3. 体现了医护职业道德的崇高 医护职业道德核心内容就是尊重患者的尊严和权利，临终关怀不仅对临终患者用科学的方法和手段进行全面照料，同时还提供临终患者家属心理、社会支持，最大限度地帮助他们减轻痛苦，提高生命质量。

【护考提示】
1. 临终关怀的定义。
2. 临终关怀的意义有哪些？

任务二　死亡后护理技术

案 例 引 导

患者，女，58岁，因家庭矛盾口服大量有机磷农药后急诊入院，经医护人员全力抢救未能挽回患者生命，医生开具死亡诊断书。

请问：

1. 护士在医生开具死亡诊断书后应做些什么？

2. 护士如何为死者提供尸体护理？

死亡是人生旅程中的一种自然现象，任何人都是不可避免的。死亡后护理是对死者生前良好护理的再继续，不仅是对死者人格的尊重，而且是对死者家属心灵的安慰，同时也体现了人道主义精神和崇高的护理职业道德。死亡后护理包括对死亡者的尸体护理和对丧亲者的护理。

一、尸体护理

尸体护理是对临终患者实施整体护理的最后步骤,是临终关怀的重要内容之一。做好尸体护理,使死者整洁、易于辨认,同时避免对其他患者造成不良影响。尸体护理应在确认患者已经死亡,医生开具死亡诊断书后尽快进行,护士应以唯物主义死亡观和严肃认真的态度尽心尽职进行尸体护理工作。

（一）目的

（1）使尸体清洁,维护良好的尸体外观,易于辨认。

（2）安慰家属,减少哀痛。

（3）尊重死者。

（二）操作前准备

1. 评估患者并解释

（1）评估患者的诊断、治疗、抢救过程、死亡原因及时间;了解患者的遗愿、民族及宗教信仰;检查尸体清洁程度,有无伤口、引流管等;接到医生开具的死亡诊断书后,进行再次核实并填写尸体识别卡。

（2）通知死者家属并向丧亲者解释尸体护理的目的、方法、注意事项及配合要点。

2. 环境准备　安静、肃穆,必要时屏风遮挡。

3. 护士准备　修剪指甲、衣帽整洁、洗手、戴口罩。

4. 用物准备

（1）治疗盘内备尸单（或尸袋）、衣裤、尸体识别卡3张（图18-1）、血管钳、不脱脂棉球、绷带、剪刀、梳子、松节油等。治疗盘外备擦洗用物、手消毒液,有伤口者需备换药敷料、胶布,必要时备隔离衣和手套。

（2）生活垃圾桶、医用垃圾桶。

（3）屏风。

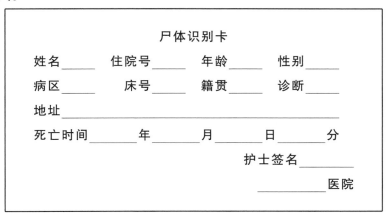

图 18-1　尸体识别卡

（三）操作流程

尸体护理见表18-1。

表 18-1 尸体护理操作流程

操 作 流 程	流 程 说 明	操 作 要 点
1. 护士准备	着装整齐,洗手,戴口罩	· 处理传染病患者尸体时护士需要做好自身防护
2. 备物填卡	携尸体识别卡等用物至床旁,支屏风	· 物品要齐全,注意维护死者隐私
3. 劝慰家属	劝慰家属节哀,请其暂时离开病房	· 若家属不在,应尽快通知家属来院料理后事
4. 停止治疗	撤去一切治疗用物(如输液管、氧气管、导尿管、气管套管或插管等)	· 便于尸体护理,防止尸体受压、皮肤损伤
5. 安置体位	将床放平使尸体仰卧,头下置一枕头,脱去衣裤,双臂放于身体两侧,将棉絮从被套中取出,用被套遮盖尸体	· 防止面部淤血,维护死者隐私
6. 处理伤口	有伤口者更换敷料	· 有引流管应拔出后缝合创口或用蝶形胶布封闭,再用纱布盖上包扎好
7. 清洁尸体	洗脸,如有义齿者代为装上,协助闭上口眼,擦净全身,更衣梳发,用松节油擦净胶布痕迹(图 18-2)	· 装上义齿可避免脸形改变,使脸部稍显丰满 · 保持尸体清洁,无渗液,维持良好尸体外观
8. 填塞孔道	用血管钳将蘸有消毒液的棉球塞于口、耳、肛门、阴道等孔道(图 18-3)	· 防止体液外溢
9. 包裹尸体	穿上尸体衣裤,将一张尸体识别卡系在尸体右手腕部,撤去被套,用尸单包裹尸体(图 18-4),用绷带在胸部、腰部、踝部固定,将第二张尸体识别卡系在胸部尸单上(图 18-5)	· 便于尸体的运送与识别 · 便于尸体认领
10. 运送尸体	移尸体于平车上,用另一大单盖好尸体,运送尸体运至太平间,置于停尸屉内,将第三张尸体识别卡放于停尸屉外面	
11. 处理医疗文件	洗手,整理病历,完成各项记录,按出院手续办理结账	· 体温单上记录死亡时间,注销各种执行单 · 完整的出院护理记录,具有法律效力
12. 整理遗物	整理患者遗物,交给家属	· 若家属不在,应由两人点清贵重物品后列清单,交护士长保管
13. 终末消毒	清洁、消毒死者用过的一切物品	· 非传染病患者按一般出院患者方法处理,传染病患者按传染病患者终末消毒方法处理

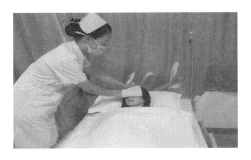

图 18-2　清洁尸体

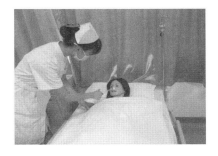

图 18-3　填塞孔道

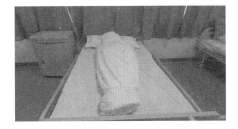

图 18-4　尸单包裹尸体

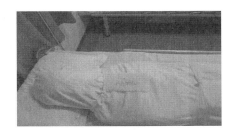

图 18-5　尸体识别卡系在胸部尸单

（四）评价

（1）护士操作规范、正确。

（2）尸体清洁，外观保持良好。

（3）家属对尸体护理表示满意。

（五）注意事项

（1）认真填写尸体识别卡，避免认错尸体。

（2）患者经抢救无效，由医生证明，并确认死亡，方可进行尸体护理，防止尸体僵硬。

（3）维护尸体隐私权，不可暴露尸体。

（4）护士应尊重患者遗愿，满足家属要求，并严肃认真地做好尸体护理。

二、丧亲者护理

1. 做好死者的尸体护理　做好尸体护理能够体现护士对死者的尊重，也是对丧亲者心理的安慰。

2. 鼓励家属宣泄情感　死亡是患者痛苦的结束，而对于丧亲者而言则是悲哀的高峰，必将影响其身心健康和生存质量，护士应认真倾听其诉说，做出全面评估，针对不同心理反应阶段制订不同的护理措施。

3. 心理疏导与支持　提供有关知识，安慰家属面对现实，使其意识到安排好未来的工作和生活是对亲人最好的悼念。

4. 协助建立新的人际关系和培养新的兴趣　劝导和协助死者家属对死者做出情感撤离，逐步与他人建立新的人际关系，并使家属在新的人际关系中得到慰藉。鼓励丧亲者积极参加各种社区活动，通过活动可以抒发家属内心的郁闷，获得心理的安慰。

5. 必要时随访　对死者家属要进行追踪式服务和照护，一般临终关怀机构可通过信件、邮箱、电话、访视等方式对死者家属进行追踪随访，以保证死者家属能够获得来自医护人员的持续性的关爱和支持。

（邓叶青）

知识拓展
18-1

直通护考
在线答题

参 考 文 献

CANKAOWENXIAN

[1] 张健,张明哲,张玉环.基础护理技术实训指导[M].北京:北京理工大学出版社,2017.
[2] 李小寒,尚少梅.基础护理学[M].6版.北京:人民卫生出版社,2017.
[3] 周春美,陈焕芬.基础护理技术[M].北京:人民卫生出版社,2020.
[4] 徐筱萍,赵慧华.基础护理[M].上海:复旦大学出版社,2015.
[5] 李晓松.基础护理技术[M].2版.北京:人民卫生出版社,2011.
[6] 黄弋冰,卢玉彬.护理技能综合实训[M].北京:人民卫生出版社,2016.
[7] 孙桂莉,谢红艳,曾现枝,等.临床基础护理操作[M].西安:西安交通大学出版社,2014.
[8] 季诚,罗仕蓉.基础护理技术[M].4版.北京:科学出版社,2016.
[9] 周更苏,王芳.基础护理学[M].北京:人民卫生出版社,2010.
[10] 尚少梅.护理学基础学习指导[M].4版.北京:北京大学医学出版社,2014.
[11] 张洪君,尚少梅,金晓燕.常用基础护理技能操作[M].北京:北京大学医学出版社,2018.
[12] 王静芬.基础护理学笔记[M].4版.北京:科学出版社,2021.
[13] 曾晓英,全能花.护理学基础实训教程[M].北京:科学出版社,2020.
[14] 林静,孟发芬,陈雪霞.护理学基础实训教程[M].武汉:华中科技大学出版社,2011.
[15] 李云.基础护理学实训指导[M].北京:中国科学技术大学出版社,2017.
[16] 洪震,臧谋红.基础护理学实训指导[M].3版.南京:江苏凤凰科学技术出版社,2018.
[17] 龙亚香,江月英,刘玉华.基础护理技术[M].武汉:华中科技大学出版社,2017.
[18] 王霞,李爱夏,邱智超.基础护理学[M].北京:中国协和医科大学出版社,2018.

体温单(范例)

体 温 单

姓名 ×× 年龄 ×× 性别 女 科别 普外科 床号 22 入院日期 2011-03-26 住院病历号 25631

日　　期	2011-03-26	27	28	29	30	31	04-01
住院天数	1	2	3	4	5	6	7
手术后天数			1	2	3	4	5
时　间	2 6 10 14 18 22	2 6 10 14 18 22	2 6 10 14 18 22	2 6 10 14 18 22	2 6 10 14 18 22	2 6 10 14 18 22	2 6 10 14 18 22

脉搏 (次/分)	体温 (℃)							
180	42							
160	41							
140	40							
120	39							
100	38							
80	37							
60	36							
40	35							

入院——九时四十分
手术——九时三十分

呼吸(次/分)	18 / 18	20 / 18 20	25 20 / 18 18	20 18 / 20 18	/ 18	20	/ 18
血压(mmHg)	130/80	135/85	130/75	125/75	140/90	130/85	125/80
入量(mL)	2000	1900	0	2600	2200	2200	2000
出量(mL)	1000	1000	1200	1100	1300	1400	1400
大便(次/日)	0	0	0	1/E	0	1	1
体重(kg)	68	卧床					
身高(cm)	170						

长期医嘱单(范例)

_____医院

长 期 医 嘱 单

姓名_____ 性别_____ 年龄_____ 科别_____ 病房_____ 床号_____ 住院号_____

开　　始					停　　止			
日期	时间	长期医嘱	医生 签名	护士 签名	日期	时间	医生 签名	护士 签名

临时医嘱单(范例)

_____医院

临时医嘱单

姓名_____ 性别_____ 年龄_____ 科别_____ 病房_____ 床号_____ 住院号_____

日期	时间	临时医嘱	医生签名	执行日期	执行时间	执行护士签名

序号式长期医嘱执行单(范例)

_____医院

长 期 医 嘱 执 行 单

姓名_____ 科别_____ 床号_____ 住院号_____

说明	床号 ①	签名：王某
	日期 3-2	时间：8:00

表格式长期医嘱执行单（范例）

_____医院

长 期 医 嘱 执 行 单

姓名_____ 性别_____ 年龄_____ 科别_____ 病房_____ 床号_____ 住院号_____

青霉素	4月3日								
	10:00								
	王某								

粘贴式式长期医嘱执行单（范例）

_____医院

长期医嘱执行单

姓名_____ 性别_____ 年龄_____ 科别_____ 病房_____ 床号_____ 住院号_____

粘
贴
时
请
沿
此
线